CHALLENGING CONCEPTS IN NEUROLOGY

Cases with Expert Commentary

神经病学典型病例荟萃

主　编　〔英〕克里斯纳·钦塔帕利
纳迪娅·马格达利诺
尼古拉斯·伍德
主　译　赵　伟　赵　鹏　徐志强　赵莲花

U0339592

天津出版传媒集团
天津科技翻译出版有限公司

著作权合同登记号:图字:02-2018-220

图书在版编目(CIP)数据

神经病学典型病例荟萃 / (英) 克里斯纳·钦塔帕利 (Krishna Chinthapalli), (英) 纳迪娅·马格达利诺 (Nadia Magdalinou), (英) 尼古拉斯·伍德 (Nicholas Wood) 主编; 赵伟等主译. — 天津: 天津科技翻译出版有限公司, 2019.4

书名原文: Challenging Concepts in Neurology: Cases with Expert Commentary

ISBN 978-7-5433-3919-4

Ⅰ.①神… Ⅱ.①克… ②纳… ③尼… ④赵… Ⅲ.①神经病学—病案 Ⅳ.① R741

中国版本图书馆 CIP 数据核字 (2019) 第 051500 号

授权单位:Oxford Publishing Limited.
出　　版:天津科技翻译出版有限公司
出 版 人:刘庆
地　　址:天津市南开区白堤路 244 号
邮政编码:300192
电　　话:022-87894896
传　　真:022-87895650
网　　址:www. tsttpc. com
印　　刷:天津市银博印刷集团有限公司
发　　行:全国新华书店
版本记录:787×1092　16 开本　18 印张　300 千字
2019 年 4 月第 1 版　2019 年 4 月第 1 次印刷
定价:98.00 元

(如发现印装问题,可与出版社调换)

译者名单

主　译　赵　伟　赵　鹏　徐志强　赵莲花

主　审　李柱一　空军军医大学唐都医院

王津存　空军军医大学西京医院

译　者（按姓氏汉语拼音排序）

房进平　首都医科大学附属北京康复医院

高海凤　唐山市工人医院

郭思华　汕头大学医学院第一附属医院

黄　镭　清华大学附属北京清华长庚医院

黎炳护　陆军军医大学第三附属医院

梁新明　南阳市中心医院

刘学文　锦州医科大学附属第一医院

桑　川　佳木斯大学附属第二医院

徐志强　郑州大学附属郑州中心医院

由成金　哈尔滨市第一医院

章殷希　浙江大学医学院附属第二医院

赵　鹏　郑州市第一人民医院

赵　伟　天津市泰达医院

赵莲花　天津市泰达医院

专家名单

Kailash P. Bhatia
Professor of Clinical Neurology, Sobell Department for Motor Neuroscience, UCL Institute of Neurology, London, UK; Honorary Consultant Neurologist, National Hospital for Neurology, Queen Square, London, UK

Adolfo M. Bronstein
Professor of Clinical Neuro-otology and Consultant Neurologist, Imperial College London, London, UK; Consultant Neurologist, National Hospital for Neurology and Neurosurgery, Queen Square, London, UK

Martin M. Brown
Professor of Stroke Medicine, Department of Brain Repair and Rehabilitation, Institute of Neurology, University College London, UK

Declan Chard
Senior Clinical Research Associate, NMR Research Unit, Queen Square Multiple Sclerosis Centre, UCL Institute of Neurology, UK; National Institute for Health Research (NIHR), University College London Hospitals, Biomedical Research Centre, UK

Mark J. Edwards
Senior Lecturer, Sobell Department for Motor Neuroscience, UCL Institute of Neurology, London, UK; Honorary Consultant Neurologist, National Hospital for Neurology, Queen Square, London, UK

Sofia H. Eriksson
Consultant Neurologist and Honorary Senior Lecturer, Department of Clinical and Experimental Epilepsy, National Hospital for Neurology and Neurosurgery, London, UK

Angela Gall
Consultant in Rehabilitation Medicine, London Spinal Cord Injury Centre, Royal National Orthopaedic Hospital, Stanmore, UK

Gavin Giovannoni
Professor of Neurology, Blizard Institute, Barts and the London School of Medicine and Dentistry, Queen Mary University London, UK; Royal London Hospital, UK

Henry Houlden
Professor of Neurology, Department of Molecular Neuroscience, Institute of Neurology and National Hospital for Neurology and Neurosurgery, Queen Square, London, UK

Dimitri M. Kullmann
Professor of Neurology, UCL Institute of Neurology, London, UK

Robin Lachmann
Consultant in Inherited Metabolic Disease, Charles Dent Metabolic Unit, National Hospital for Neurology and Neurosurgery, Queen Square, London, UK

Hadi Manji
Consultant Neurologist, National Hospital for Neurology and Neurosurgery, Queen Square, London, UK

Marco Mula
Consultant in Neurology and Epileptology, Department of Neurology, St George's Hospital, London, UK

Edel O'Toole
Professor of Molecular Dermatology and Honorary Consultant Dermatologist, Barts and the London School of Medicine and Dentistry, Queen Mary University London, UK; Royal London Hospital, Barts Health NHS Trust, London, UK

Jalesh N. Panicker
Consultant Neurologist, Department of Uro-Neurology, The National Hospital for Neurology and Neurosurgery and UCL Institute of Neurology, Queen Square, London, UK

Marios C. Papadopoulos
Professor of Neurosurgery, St. George's, University of London, London, UK

Gordon T. Plant
Consultant Neurologist and Neuro-Ophthalmologist, Moorfields Eye Hospital, London; National Hospital for Neurology and Neurosurgery, London; St Thomas' Hospital, London, UK

Paul Riordan-Eva
Consultant Ophthalmic Surgeon, King's College Hospital, London, UK

Martin N. Rossor
Professor of Clinical Neurology, Dementia Research Centre, UCL Institute of Neurology, Queen Square, London, UK

Laszlo K. Sztriha
Consultant Neurologist, King's College Hospital, London, UK

Chris Turner
Consultant Neurologist, MRC Centre for Neuromuscular Diseases, National Hospital for Neurology and Neurosurgery, Queen Square, London, UK

Daniel C. Walsh
Consultant Neurosurgeon, King's College Hospital, London, UK

Graham Warner
Consultant Neurologist, Department of Neurology, Royal Surrey County Hospital, Guildford, UK

编者名单

Sara Ajina
Wellcome Trust Clinical Research Training Fellow, FMRIB Centre, University of Oxford, UK

Krishna Chinthapalli
Clinical Research Fellow, UCL Institute of Neurology, London, UK; Neurology Specialty Registrar, St George's Hospital, London, UK

Suchitra Chinthapalli
Dermatology Specialist Registrar, Royal London Hospital, Barts Health NHS Trust, London, UK

Ruth Dobson
Clinical Research Fellow, Blizard Institute, Barts and the London School of Medicine and Dentistry, Queen Mary University London, UK; Royal London Hospital, UK

Karen M. Doherty
Department of Clinical Neurosciences, Royal Victoria Hospital, Belfast, UK

Diego Kaski
Neurology Registrar, National Hospital for Neurology and Neurosurgery, London, UK; Honorary Clinical Research Fellow, Imperial College London, London, UK

Fiona Kennedy
Clinical Research Fellow, Department of Brain Repair and Rehabilitation, Institute of Neurology, University College London, UK

Benedict D. Michael
NIHR Academic Clinical Lecturer, The Walton Centre NHS Foundation Trust and the Institute of Infection and Global Health, University of Liverpool, UK

Jan Novy
Neurologist, Department of Clinical Neurosciences, CHUV, University of Lausanne, Switzerland

David Paling
Consultant Neurologist, Department of Clinical Neurology, Royal Hallamshire Hospital, Sheffield Teaching Hospitals NHS Trust, Sheffield, UK; Department of Neuroscience, University of Sheffield, UK

Ross W. Paterson
Clinical Research Fellow, Institute of Neurology, Queen Square, University College London, UK

Dipa Raja Rayan
MRC Clinical Research Training Fellow, MRC Centre for Neuromuscular Diseases, UCL Institute of Neurology, London, UK

Ignacio Rubio-Agusti
Consultant Neurologist, Movement Disorders Unit, Hospital Universitario La Fe, Valencia, Spain

Natalie S. Ryan
Clinical Research Fellow, Dementia Research Centre, UCL Institute of Neurology, Queen Square, London, UK

Anna Sadnicka
Clinical Research Fellow, Sobell Department for Motor Neuroscience, UCL Institute of Neurology, London, UK; Honorary Registrar, National Hospital for Neurology, Queen Square, London, UK

Anish N. Shah
Consultant Ophthalmic Surgeon, Jersey General Hospital, Jersey, UK

Vino Siva
Specialist Registrar in Neurosurgery, South Thames/London Neurosurgical Training Programme, London, UK

Jennifer Spillane
Clinical Research Fellow, UCL Institute of Neurology, London, UK

William M. Stern
Neurology Registrar, South London Rotation, London, UK

David J. Stoeter
Intensive Care and Anaesthesiology Specialist Registrar, The Royal Liverpool University Hospital, Liverpool, UK

Jonathan D. Virgo
Medical Ophthalmology Specialist Registrar, Moorfields Eye Hospital, London; St Thomas' Hospital, London, UK

Umesh Vivekananda
Clinical Research Fellow, Department of Clinical and Experimental Epilepsy, UCL Institute of Neurology, London, UK

Joel S. Winston
Clinical Research Fellow, Wellcome Trust Centre for Neuroimaging, UCL, Queen Square, London, UK; Department of Clinical Neurophysiology, National Hospital for Neurology and Neurosurgery, London, UK

Sui Wong
Consultant Neurologist and Neuro-Ophthalmologist, Moorfields Eye Hospital, London; St Thomas' Hospital, London, UK

中文版序言

《神经病学典型病例荟萃》翻译出版,谨表祝贺。本书原版由英国国家医院(NHNN)这一神经病学发源地的专家医者编写出版。英国国家医院曾为世界神经病学最著名的培训中心之一,有着丰富的教学经验,也是众多神经病学家曾经工作战斗过的医院。有幸学习到此等高水平专著,可谓幸事,相信研读后定能学到神经病学的精髓。

本书详细介绍了精心挑选的22个经典病例,涵盖神经内科临床常见病、多发病及疑难病的诊治,内容丰富,结合临床,力求凸显实用性和可操作性,并与时俱进,确保规范性和新颖性,是一本经典的案例教学参考书。

本书特点是,病史叙述清晰且简明扼要,体格检查叙述详细,诊疗思路清晰明了,鉴别诊断扩展思路,特别是诊断思路分析,相关领域专家的评议,确实难得,彰显了本书的特色,达到举一反三,融会贯通的效果,事半功倍,学到严谨的临床思维过程,提高临床诊疗水平。尽管神经科的发展史,很大程度上是影像学的发展史,但强调详细的病史和进行仔细的检查,仍然是神经系统疾病诊断的核心。

李神经会诊中心是国内最大的神经病学专业学习平台,擅长全方位的临床病例教学,赵伟、赵鹏、赵莲花、徐志强、桑川等作为李神经会诊中心资深老师,为李神经会诊中心的发展做出了重要贡献。此书的翻译出版,对李神经会诊中心的发展有很大推动作用,既可锻炼、培养、发现人才,也检验了有志青年专业书籍的翻译能力,兼有示范作用。

此书是所有有抱负的神经学科医生的必备书籍,相信读者能从中获益。同时,其对于指导与提高我国神经内科临床医师的诊疗水平也会有很大的促进作用,故乐为其序以荐之。

王津存

李神经会诊中心

2019.3.19

前　言

英国国立神经病学和神经外科医院为世世代代神经病学家所熟悉，它创建于1860年，是世界上第一所神经病学专科医院。之后，该医院成为世界上最著名的神经病学培训中心之一。到了20世纪50年代，来自55个国家的医生们参加了医院的教学查房，每年有1000多名学生参加由该医院的医生举办的著名的病例示教。这种基于案例的学习自成立以来一直是医院教学工作的核心，本书反映了这一优良的传统。

在1860年之前，神经病学尚未形成一个专业。神经系统疾病的诊断方法在很大程度上是随机的，没有基础结构、过程或方法。在某种程度上，这是由于医院医生的工作，特别是Hughlings、Jackson、Gowers、Bastian和Holmes，建立了一种系统化的临床诊断方法。这种临床解剖的方法包括两个阶段，现在它仍然是普遍采用的诊断过程的核心。在第一阶段，医生使用临床病史和检查标志来定位神经系统病变的部位。在第二阶段，病理类型（病因）由病史的特点确定，例如神经系统疾病的起病形式、急缓、进展情况、人口学和临床相关性及其临床背景。

现代诊查方法日臻成熟，特别是在神经病理学、生物化学、神经影像学和最近的分子生物学和临床遗传学等方面，因此，现在可以做出更加精准的诊断。尽管现代诊查方法已是非常有效的工具，并且经过最近几年大力发展可以做到精确和详细的病因诊断，但获得详细的病史和进行仔细的检查，仍然是神经系统疾病诊断的核心。当代神经病学，病史仍需细究，且是医生关注的重点，查体也需要细致，又要注重最为相关的系统。这样检查可以正确地评价临床提出的问题。那些随心所欲的病史采集、漫无目的的查体及无重点的检查令人反感。很长一段时间以来，神经病学一直被认为是一门单独的诊断性专业，无法治疗，但这已经完全改变了。近年来，对以前无法治疗的疾病的一系列有效措施已经引入临床实践中，这些先进的研究和治疗方案改变了整个学科的面貌。

本书22个案例资料完美地展示了现代诊断和管理方法。每个病例均给出了主要的病史和体征,然后通过有针对性的检查以获得成功的诊断。并对每个病例进行了总结,阐述了最新的治疗。这些病例是现代神经病学应该如何实践的范例。

这些病例是精心挑选的。都是以近几年更新的知识和治疗为主题,并且包括许多有难度的病因诊断。还包括很多容易被忽视的领域,如神经泌尿、神经耳科和神经康复。

每一章都由规培医生和该领域的资深专家共同撰写。在英国国家医院规培的医生均经过或正在接受培训,资深医生是全世界公认的专家。每个病例均采用标准格式,包括非常有用的"学习点""临床提示""专家点评"以及"专家结语"。病例讨论包括鉴别诊断和重要参考资料列表。关于何时进行腰椎穿刺,何时安排复杂的遗传或免疫学检查,都有着有益的指导。在本书中规培医生和专家反映的观点均为高质量的,这是一本具有指导意义的佳作。

编辑Krishna Chinthapalli博士和Nick Wood教授收集到如此精彩的病例,我们向他们表示祝贺,本书展示了神经系统疾病诊断的艺术之美,以及当代检查和治疗的新进展。在医学中,病例教学是临床学习的基本组成部分,本书精辟地阐述了这一方法。它应该是所有有抱负的神经科医生必备的阅读书籍,每一位神经学家都可以愉快地阅读并且从中获益。

Simon Shorvon 教授
伦敦大学神经病学研究所
国立神经病学和神经外科医院
女王广场,伦敦

目　录

病例 1　单眼失明 …… 1
病例 2　复视 …… 11
病例 3　“再也不会做蛋糕” …… 27
病例 4　摆脱眩晕 …… 37
病例 5　一例谵妄患者的延迟诊断 …… 45
病例 6　书写痉挛 …… 57
病例 7　潸然泪下的颈动脉海绵窦瘘 …… 65
病例 8　一个急迫而常见的症状 …… 77
病例 9　肌肉瘫痪 …… 85
病例 10　痛性动眼神经麻痹 …… 93
病例 11　复杂的睡眠障碍 …… 111
病例 12　症状时隐时现,而病灶却越来越大 …… 123
病例 13　进行性听力下降 …… 135
病例 14　呼吸和运动困难 …… 149
病例 15　发作性感觉和运动事件 …… 163
病例 16　遗传性疾病的诊断 …… 175
病例 17　恶化的急性精神异常 …… 185
病例 18　一例罕见的基底部卒中 …… 195
病例 19　“医生,我还能重新走路吗?” …… 205
病例 20　左旋多巴无反应的帕金森综合征 …… 223
病例 21　非惊厥性癫痫持续状态 …… 231
病例 22　威胁生命的药物反应 …… 243
缩略语 …… 257
附录　相关内容分布表 …… 261
索引 …… 263

病例

1 单眼失明

Ruth Dobson

病史

患者女性，29 岁，因左眼视力丧失 2 天就诊。同时患者伴有左侧眶后中重度疼痛，眼球活动时疼痛加剧。既往史无特殊，无服药史，否认酒精（乙醇）过量饮用史及药物滥用。无特殊家族史。

体格检查显示患者左眼视力仅可看清手指个数，右眼视力正常（6/6）。左眼视力下降不能做色视觉检查，右侧色视觉正常。患者左侧瞳孔直接反射迟钝，伴有左侧瞳孔相对性传入性瞳孔障碍（RAPD）。眼底镜检查未见明显异常。双侧眼球运动正常，但运动可诱发左眶后疼痛。患者无复视。其余脑神经检查结果正常。神经系统检查显示四肢肌张力、肌力、感觉均正常。全身检查未见明显异常。

首次常规血液化验（包括全血细胞计数、尿素、电解质、甲状腺功能和炎症标志物）检查结果均正常或阴性。脑部增强 MRI 检查提示左侧视神经强化，符合视神经炎表现（图 1.1），但脑实质内无 T2 高信号病灶。考虑到患者视力严重丧失，进行 Leber 遗传性视神经病变（LHON）的基因检查，结果显示该病 3 个最常见的基因突变均为阴性。

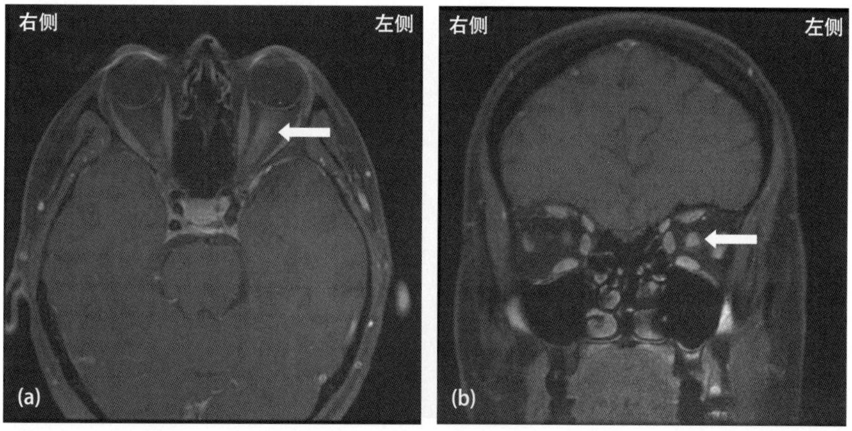

图 1.1 （a）轴位 T1 脂肪饱和图像显示左侧视神经中钆增强。（b）冠状位 T1 脂肪饱和图像显示左侧视神经中钆增强。

注：凡涉及中文版的图和表，版权所属机构和个人可与出版社联系。

诊断考虑为视神经炎。治疗上给予静脉注射甲强龙 1g/d，连续治疗 3 天，患者视觉症状稳定、疼痛缓解。治疗 3 天后，左眼视力恢复至 6/60。告知患者视力会继续改善，无须进一步（激素）治疗。2 个月后随访时，患者视力提高到 6/12，残留 RAPD。

4 个月后，患者因亚急性起病的双下肢无力、感觉障碍并伴有躯干及背部疼痛再次就诊。患者自诉本次就诊的 2 天前出现自足部至躯干上部的麻木感，就诊当天出现手和前臂的麻木感，晨起后，患者还出现明显的下肢无力，并因此跌倒，遂来就医。就诊时，患者未感觉到任何明显的上肢无力，就诊当天患者无排尿，近 2 天也未解大便。患者还描述了一些肩胛间背痛和符合 Lhermitte 综合征的症状（颈部前屈时上下肢出现向下放射的感觉异常）。就诊当天还因频繁呃逆迫使其在清晨睡眠中醒来。

患者既往左侧视神经炎病史，本次查体可见遗留的视神经萎缩。其他颅神经检查未见明显异常。双下肢肌张力增高，双上肢肌张力正常，但伸开双臂可见双侧旋前肌漂移。肘部及手指的屈伸肌均轻度无力（肌力 4 级），双下肢也有对称性锥体束性肌力减弱（髋关节及膝关节肌力 3 级，踝关节及足部肌力 2 级）。患者四肢腱反射呈病理性活跃，右侧交叉内收反射存在。双侧巴氏征阳性。四肢各种形式的感觉均减弱，感觉障碍累及肩部。双上肢肘部的振动觉减弱。患者同时有尿潴留。

全血细胞计数、尿素、电解质、炎症标志物化验结果均无明显异常。抗核抗体弱阳性，但抗双链 DNA 抗体、抗 SSA 抗体、抗 SSB 抗体、抗磷脂抗体、抗着丝粒抗体、抗 Scl-70 抗体均阴性。水通道蛋白抗体（AQP4 抗体; NMO-IgG）强阳性。脑脊液化验结果提示白细胞增高（75×10^6/L，中性粒细胞占 80%）。CSF 蛋白及糖含量正常。CSF 的寡克隆区带结果阴性。

MRI 检查显示颈、胸髓横贯性长节段信号改变，累及脑干（图 1.2）。

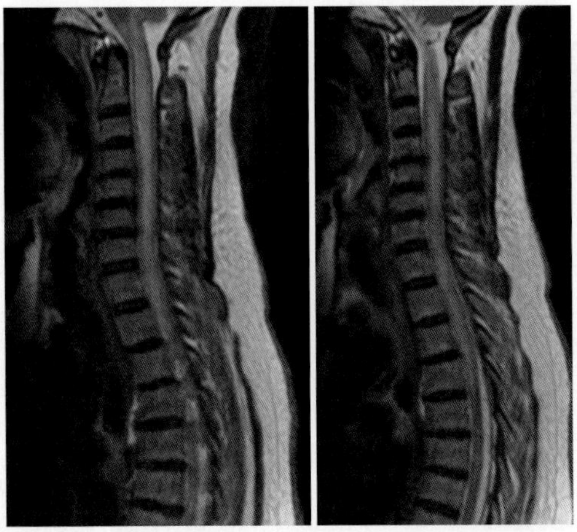

图 1.2 矢状位 T2 相 MRI 显示长节段横贯性颈髓病变。

治疗上给予静脉注射甲强龙（1g/d）连用 3 天。同时给予小剂量氟哌啶醇治疗呃逆，症状部分缓解。然而，患者病情持续恶化，入院后第 5 天肌力进一步减弱（双上肢 3 级，双下肢 2 级）。因此，决定予以血浆置换术抢救治疗（PLEX），经过 5 次血浆置换术后，患者反应良好，上肢肌力部分改善，顽固性呃逆症状缓解。

血浆置换术结束后续以目标剂量为 2.5mg/kg 的硫唑嘌呤进行长期免疫抑制治疗。启动硫唑嘌呤治疗前，检测了巯嘌呤甲基转移酶水平。在硫唑嘌呤滴定至目标剂量时，继续口服泼尼松。患者脊髓炎或视神经炎未再复发。口服泼尼松逐渐减量至停药。

随后患者出院到神经康复中心做进一步康复治疗。患者遗留左眼视觉障碍及痉挛性下肢瘫。偏瘫使患者行走 20m 以上的距离时需要借助拐杖。患者需用巴氯芬以减轻下肢痛性痉挛；此外，还出现了难以忍受的双下肢感觉症状，经阿米替林及加巴喷丁治疗后反应良好。

“ 专家点评：腔内化疗

如果本例患者在首次就诊时就进行抗 AQP4 抗体的检查并获得阳性的结果，很可能及早启动免疫调节治疗，进而防止疾病进一步发作。目前，该抗体的检测技术已广泛应用，推荐对复发或双侧视神经炎、单侧孤立性视神经炎恢复差者，长节段横贯性脊髓炎（LETM）或难以解释的急性脑干或下丘脑综合征伴相应影像改变的患者，常规进行抗 AQP4 抗体检测。然而，目前对于孤立性单侧视神经炎，MRI 上符合多发性硬化样脱髓鞘样的患者，不推荐常规进行该项抗体检测，因为这些患者大多数为血清抗 AQP4 抗体阴性。

临床提示：长节段横贯性脊髓炎

长节段横贯性脊髓炎（累及 3 个或更多椎体节段长度）高度提示视神经脊髓炎（NMO）。可以延伸至脑干，出现难治性呃逆、构音障碍、吞咽障碍或呼吸功能障碍等临床表现。若横贯性脊髓炎患者出现了脑干受累，则需要密切监测上述并发症，早期予以支持治疗，如鼻饲饮食和（或）进入 ICU 接受通气支持治疗。

临床提示：重症视神经炎

重症视神经炎表现为近乎完全或完全的视力丧失，提示有潜在病因为 NMO 或 Leber 遗传性视神经病变（LHON）等。尽管与此有关的视神经炎给予皮质激素治疗可能改善临床症状，但其长期疗效及预后较特发性或多发性硬化性视神经炎更差。

讨论

视神经脊髓炎，又称 Devic 病，是根据临床表现定义的一种累及视神经和脊髓的重症脱髓鞘疾病。虽然以前被认为是多发性硬化的一个亚型（所谓视神经 - 脊髓型 MS），但 AQP4 抗体（NMO-IgG）的发现及对潜在病理过程的进一步理解，宣告其分类为一种独立疾病。

框 1.1 修订的视神经脊髓炎诊断标准[4]

确诊的 NMO：

- 视神经炎
- **急性脊髓炎**
- **以下 3 项中至少有 2 项符合标准**
    - **连续的脊髓 MRI 病灶，长度≥ 3 个椎体节段**
    - **头颅 MRI 结果不符合多发性硬化的影像学诊断标准**
    - NMO-IgG 血清学结果阳性

视神经脊髓炎（NMO）的诊断标准于 1999 年首次提出，2006 年进行了修订（框 1.1）。尽管早期观点认为同时（或几乎同时）出现双侧视神经炎和（或）横贯性脊髓炎，但目前观点认为，超过 90% 的 NMO 患者在间隔数月甚至数年后复发。它目前仍是一种严重疾病，发病 5 年内超过半数的患者有单盲或全盲或需要辅助行走[1]。

NMO 女性常见（女性∶男性为 9∶1）。发病年龄从儿童期至成年期均可出现，平均年龄为 39 岁[2]。与多发性硬化不同的是，其患病率在亚洲人群中更高。NMO 占亚洲人群中枢神经系统脱髓鞘疾病的半数以上。然而，发达国家的 NMO 患者多为白种人[2]。

临床表现及辅助检查

NMO 的核心临床表现为长节段横贯性脊髓炎和重症视神经炎。横贯性脊髓炎至少累及 3 个脊髓节段，并且在脊髓中央呈对称性分布，因此其临床症状及体征趋向于对称分布。横贯性脊髓炎可累及脑干，导致恶心、呃逆，甚至出现构音障碍、吞咽障碍或呼吸功能障碍等症状。若出现低体温、嗜睡和抗利尿激素分泌异常综合征（SIADH）等表现提示下丘脑受累，此类表现较少见（表 1.1）。

NMO 相关的视神经炎症状往往较重，急性期常导致几乎全盲。患者常主诉几天之内出现进行性视觉丧失和颜色饱和度下降感，伴有眼球运动相关的眶后疼痛。MRI 上可见典型的视神经炎视神经强化和符合视神经炎表现的特征性视觉诱发电位（VEP）潜伏期延长甚至缺失（见图 1.3 和表 1.2）。

近 80% 的 NMO 患者表现为复发性病程，而不是既往认为的单相病程。发病后的功能恢复一般较差，神经功能损害随多次复发快速加重。尽管单相病程亚组早期致残更严重，但复发型亚组患者的长期预后更差。

脑脊液检查往往提示白细胞增加（通常＞ 50×10^6/L），其中以中性粒细胞为主。脑脊液蛋白含量可升高，糖含量通常正常。与多发性硬化相

表 1.1 横贯性脊髓炎的鉴别诊断

NMO 相关横贯性脊髓炎	● 可合并视神经炎 ● MRI 可见长节段脊髓 T2 异常信号，至少超过 3 个椎体节段长度 ● MRI 对称性信号改变 ● NMO-IgG 血清学阳性 ● 脑脊液细胞数增加明显（白细胞 $>50\times10^6$/L），中性粒细胞为主 ● 寡克隆带阴性（约 80% 的患者） ● 脑 MRI 病灶不符合 MS 诊断标准（正常或者符合 NMO 经典病灶分布：下丘脑，胼胝体，脑室周围或脑干）
多发性硬化相关横贯性脊髓炎	● 可发生其他神经系统病变（视神经炎，脑干综合征，皮层运动或感觉障碍） ● MRI 可见非对称性 T2 异常信号且病变长度很少超过 2 个椎体节段 ● 脑脊液轻度细胞增加（白细胞 $<50\times10^6$/L），中性粒细胞为主 ● 脑脊液（与血液）不匹配的寡克隆带阳性 ● MRI 表现符合 MS 诊断标准
系统免疫疾病相关脊髓炎	● 可与自身免疫疾病系统性表现有关，如皮疹或关节炎，与脊髓炎并存和既往有自身免疫病症状 ● 血清自身免疫疾病检查结果可阳性 ● 其他辅助检查支持诊断
脊髓前动脉闭塞	● 突然起病 ● 符合脊髓前动脉综合征（下肢截瘫，痛温觉丧失，振动觉和本体觉相对保留） ● 可有血管病危险因素（高血压，糖尿病，吸烟）或外周血管栓塞事件危险因素 ● MRI 可见 T2 薄线样异常信号局限于脊髓前 2/3 伴 DWI 信号改变
脊髓动静脉畸形或动静脉瘘	● 通常逐渐进展，阶梯样恶化 ● 合并上、下运动元受损 ● MRI 可表现长的、斑片状 T2 异常信号病灶呈钆强化 ● 脊髓表面可见迂曲血管 ● 脊髓血管造影可证实诊断
放射性脊髓病	● 放射治疗病史，区域涉及脊髓 ● 进行性加重的脊髓病变伴脊髓萎缩（少见，可呈亚急性表现） ● MRI 可见脊髓萎缩伴 T2 异常信号，慢性病例见邻近椎体病变。
B_{12} 或叶酸缺乏性脊髓病	● 可有未治疗的恶性贫血病史、营养不良或缩胃减肥手术病史（少见情况下，氧化亚氮吸入剂滥用） ● 无痛性肢体无力伴感觉丧失临床病史 ● 血清 B_{12} 水平低，大细胞性贫血，血清同型半胱氨酸高 ● 脊髓 MRI 显示后索和（或）皮质脊髓束长 T2 异常改变
铜缺乏性脊髓病	● 营养不良或缩胃减肥手术病史 ● 血清铜低 ● 脊髓 MRI 显示后索和（或）皮质脊髓束长 T2 异常改变

Data from *N Engl J Med*, 363(6), Frohman EM, Wingerchuk DM, Clinical practice. Transverse myelitis, pp. 564-72, © 2010, with permission from Massachusetts Medical Society.

比，鞘内不匹配的寡克隆区带（脑脊液特异性 IgG）较少见。

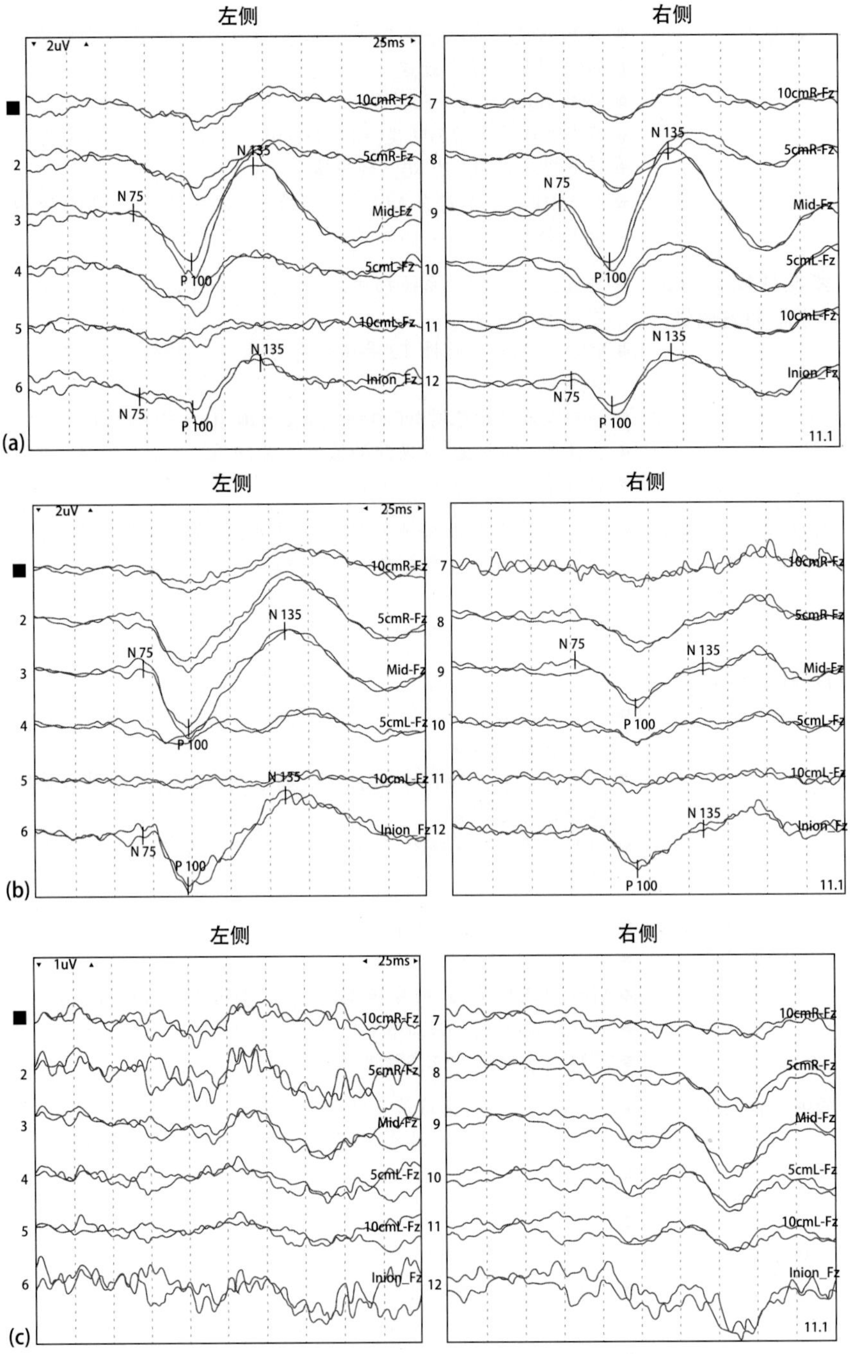

图 1.3 VEP 正常，异常及缺失表现；(a)正常 P100 潜伏期，右侧 104ms，左侧 105ms。(b)右侧 P100 潜伏期延长，右侧 116ms，左侧 98.5ms。(c)双侧 VEP 消失无波形、请注意，此记录中的增益已经增加。

Images courtesy of Richard Pottinger, Royal London Hospital.

表 1.2　视神经病的鉴别诊断

NMO 相关视神经炎	• 疼痛性视觉丧失伴或不伴有视盘炎 • 往往症状较重 • 可单侧或双侧（同时发生或相继出现） • 伴有横贯性脊髓炎 • 静脉注射激素治疗反应较好 • MRI 显示视神经强化，但没有其他符合多发性硬化的特点
多发性硬化相关视神经炎	• 疼痛性视觉丧失 / 颜色饱和度下降伴或不伴有视盘炎 • 症状轻重不一 • 单侧更常见，尽管后期反复可累及对侧眼 • 有其他提示 MS 临床特点 • MRI 显示病灶除了符合诊断 MS 的标准外，可有视神经强化。
Leber 遗传性视神经病	• 严重的、双侧、序贯性无痛性视力丧失，主要累及中心视野 • 男性多见（80%～90%） • 有线粒体 DNA 突变，可做的检测中，超过 90%的病例有三种常见的突变
其他炎症性疾病相关的视神经炎	• 轻重不一 • 可双侧或复发性 • 可有潜在系统性疾病的外周红斑（如 SLE，干燥综合征，结节病，白塞病等） • 慢性复发性炎症性视神经病（CRION）是一种少见的特发性疾病，伴有严重复发性视神经病可进展致失明
感染性视神经病	• 结核性 • 梅毒性 • 莱姆病 • 病毒 / 类感染性疾病
中毒及营养不良性视神经病	• 吸烟可加重营养不良性视神经病变 • 中毒原因包括 CO、甲醇、乙二醇、烟草中毒 • 药物引起的中毒性视神经病，包括乙胺丁醇、异烟肼、胺碘酮、利奈唑胺、甲氨蝶呤、西地那非和英夫利昔单抗等
非动脉性缺血性视神经病	• 无痛性视觉丧失，通常为 50 岁以上人群 • 共存血管病危险因素（高血压，糖尿病，高胆固醇血症，吸烟） • 眼底检查通常正常
动脉缺血性视神经病	• 无痛性视觉丧失，多见于 70 岁以上人群 • 检眼镜可见视盘炎 • 可有符合颞浅动脉炎及风湿性多肌痛的临床表现或病史 • 立即大剂量激素治疗可防止视力进一步丧失

> **专家点评**
>
> 值得注意的是，本病例脑脊液鞘内无寡克隆 IgG 抗体合成，符合 NMO 的典型表现，而视神经炎并存脱髓鞘（CIS，孤立综合征）或 MS 中寡克隆 IgG 抗体少见。若本例首次视神经炎发病时行腰穿检查，当未发现寡克隆带（OCB）时，或许能促使行抗 -AQP4 抗体检查，进而早期启动长期免疫抑制治疗。虽然我们认为多发性硬化有关的 CIS 表现的患者脑脊液化验结果阴性预测价值不大，但 CSF 无 OCB 时总是会促使你考虑其他诊断。
>
> 自从发现 NMO-IgG 或抗 -AQP4 抗体，与这些抗体相关的临床表型就在扩展。NMO-IgG 或抗 -AQP4 抗体阳性，但不一定满足 NMO 的诊断标准，包括：双侧和（或）复发性视神经炎，慢性复发性炎症性视神经病（CRION），复发性长节段横贯性脊髓炎（LETM），合并影像学改变的急性脑干和下丘脑综合征。NMO-IgG/ 抗 -AQP4 血清抗体阳性也与其他系统免疫疾病有关，其中主要是 Sjögren 综合征（干燥综合征）、系统性红斑狼疮（SLE）、重症肌无力（MG）。视神经炎和横贯性脊髓炎与这些疾病相关时常伴有抗 -AQP4 血清抗体阳性。

超过 1/3 的 NMO 患者合并有一种独立的系统性免疫疾病的症状，或合并存在抗 -AQP4 抗体以外的其他循环抗体。其中最常见的共存系统性免疫疾病包括系统性红斑狼疮（SLE）、重症肌无力（MG）、干燥综合征（SS）和甲状腺自身免疫疾病。必须注意的是，SLE 和干燥综合征本身也能导致横贯性脊髓炎及视神经炎，当诊断 NMO 的患者先前存在这些疾病的时候，需格外小心。

MRI 特点

如上所述，长节段横贯性脊髓炎（LETM）是 NMO 的重要影像学特征，也是诊断标准之一。相反，首次发病时的头颅 MRI 通常是正常的（除外急性视神经炎的视神经强化表现）。即使头颅 MRI 存在 T2 高信号病灶，也倾向于非特异性表现，而与多发性硬化（MS）的表现不一致。

然而，随着时间的推移，超过 60% 的 NMO 患者会出现不伴有相应临床症状的头颅 MRI 的 T2 高信号病灶（临床静止病灶）[2]。而有近 10% 的 NMO 患者可出现符合 MS 诊断标准的头颅 MRI 病灶。NMO 的典型颅内病灶分布包括脑室旁、下丘脑、脑干导水管周围区域。目前认为，这些病灶分布反映了脑内独特的富含 AQP4（抗原）的区域分布特点。

> **学习要点：抗 -AQP4 抗体**
>
> 抗 -AQP4 抗体的发现在很大程度上扩展了 NMO 的临床表型（疾病谱）。此抗体是目前 NMO 诊断标准之一，阳性率为 75%~90%。AQP4 水通道蛋白在中枢神经系统广泛分布，但在视神经和脊髓中含量最高，因此可以解释 NMO 中所见到的表型。尽管该抗体的致病性尚未得到最终证实，但间接证据已很有说服力。

AQP4 抗体与免疫发病机制

抗 -AQP4 抗体在 NMO 患者中的阳性率为 75% ~90%。该抗体与 AQP4 水通道蛋白结合，尽管尚缺乏直接致病性证据，但目前认为是致病原因。AQP4 是基于细胞膜的水通道蛋白，其在肾脏的集合管和脑组织中组成型表达，是中枢神经系统中含量最高的水通道蛋白。尽管

AQP4 抗体与肾脏远端集合小管亲和力高，但在 NMO 疾病中肾功能通常是正常的。因此目前认为 AQP4 蛋白对肾脏的水平衡调节功能相对作用小[1]。

视神经和脊髓是 AQP4 蛋白在中枢神经系统中的富集部位[2]，因此这对抗 -AQP4 抗体和 NMO 之间的联系提供了间接而有力的证据。而且该抗体的滴度在 NMO 患者复发时可见升高。然而确实存在临床上患者诊断标准符合 NMO 但血清抗 -AQP4 抗体阴性的情况[3]。由于这种情况较少见，目前尚不清楚此类病例与血清抗体阳性 NMO 患者的临床表现是否存在明显差异。

NMO 患者的中枢神经病灶中可发现 AQP4 受体缺失和血管周围免疫复合物沉积，广泛的脱髓鞘和坏死，同时存在大量的嗜酸性粒细胞及中性粒细胞炎性浸润[2]。

学习要点：NMO 的组织学特点

NMO 与 MS 的一个重要差异是病灶的组织形态学特点。NMO 表现为血管周围 IgG 抗体沉积伴相关补体激活、AQP4 水通道蛋白缺失、嗜酸性粒细胞及中性粒细胞坏死。在 MS 也可见血管周围炎症，但以淋巴细胞浸润、活化的巨噬细胞和小胶质细胞为主。MS 的病灶特点以脱髓鞘病变为主，急性期病灶可见内含鞘磷脂碎片成分的巨噬细胞。

治疗

大剂量静脉注射皮质激素是 NMO 急性发作的一线治疗方案。大多数患者对此治疗有反应。然而，血浆置换术和（或）环磷酰胺也可以用于重症（如有严重视力丧失危险的视神经炎或颈段脊髓受累有神经源性呼吸功能障碍危险的患者）和激素治疗无效的 NMO 患者。

专家点评

本例患者确诊后接受了合适的治疗方案。然而，对于急性发作的 NMO 重症患者，可能需要进行血浆置换术以加速恢复。遗憾的是，目前尚缺乏最有效预防 NMO 及血清 AQP4 抗体阳性相关疾病复发的临床研究。一些病例系列支持长期应用免疫抑制治疗。我们目前赞成先应用激素诱导治疗，再续以硫唑嘌呤或霉酚酸酯（MMF）维持治疗的方案。

因为使用方法和给药方案相对简单，利妥西单抗（CD20 抗体）治疗已成为替代治疗方案（off-license）。以我个人经验觉得利妥西单抗需要联合针对 T 细胞的治疗药物（如硫唑嘌呤、霉酚酸酯或环孢素）。我观察了几例应用利妥西单抗单药治疗 NMO 后出现严重复发的病例。最后，近期有数篇病例报道提示托珠单抗（通过 IL-6 受体阻断 IL-6 信号）可能有一些获益。

远期治疗中，目前推荐免疫抑制剂的维持治疗（不含激素）。迄今为止，尚无大规模 NMO 的随机对照研究。没有证据支持 β 干扰素作为 NMO 的疾病改善疗法，并且一些研究结果提示其可致临床恶化[3]。而硫唑嘌呤 2.5mg/（kg・d）常作为治疗药物，或甲氨蝶呤替代治疗。启动硫唑嘌呤治疗之前需要进行硫嘌呤甲基转移酶（TPMT）水平测定，以避免某些患者 TPMT 基因多态性原因出现骨髓抑制风险。在免疫抑制剂滴定加量至目标剂量期间，通常需要激素治疗控制病情[3]。

鉴于 NMO 被认为可能是抗体介导的疾病，抗 -CD20 单克隆抗体（利妥西单抗）已应用于试验治疗。然而，目前为止，由于本病较少见而且往往病情较重，故只有小样本试验，而且常为开放性研究。其他免疫抑制剂，例如环孢素和霉酚酸酯，可用于难治性 NMO 病例。新型抗 -CD20 单抗药物奥瑞珠单抗和奥法木单抗是否在未来有一席之地，仍有待观察。

专家结语

随着抗 -AQP4 抗体的发现，NMO 从单相病程到重症复发性脱髓鞘疾病，其临床谱系已经大大扩展。它是不同于 MS 的独立疾病。

我想再次重申一点：干扰素对抗 -AQP4 抗体相关疾病没有作用，一些病例系列研究结果提示可能加重 NMO 病情。遗憾的是，目前尚无证据帮助医生决定免疫抑制剂或疾病调整治疗需要进行多长时间。在此希望，将来能对确诊的患者进行队列研究通过中长期随访得出相关证据，证实 NMO 的抗 -AQP4 抗体血清学转阴是否可以作为免疫抑制剂停药的指征。

点评专家：Gavin Giovannoni

（黄镪 译 桑川 审）

参考文献

1. Mata S，Lolli F. Neuromyelitis optica：an update. J Neurol Sci 2011；303（1–2）：13–21.
2. Wingerchuk DM，Lennon VA，Lucchinetti CF，et al. The spectrum of neuromyelitis optica. Lancet Neurol 2007；6（9）：805–15.
3. Matthews LA，Baig F，Palace J，Turner MR. The borderland of neuromyelitis optica. Pract Neurol 2009；9（6）：335–40.
4. Wingerchuk DM，Lennon VA，Pittock SJ，Lucchinetti CF，Weinshenker BG. Revised diag-nostic criteria for neuromyelitis optica. Neurology 2006；66（10）：1485–9.
5. Frohman EM，Wingerchuk DM. Clinical practice. Transverse myelitis. N Engl J Med 2010；363（6）：564–72.

病例

2 复视

Anish N. Shah

病史

患者女性，27 岁，因晨起后发现双眼水平复视就诊于验光师。双眼视力检查正常（均为 6/5）。右眼外展受限，双眼视盘肿胀。验光师建议患者立即到当地医院的急诊科就诊。

入院后，患者补充病史：数周前出现向前弯腰时有持续数秒的视物“黑蒙感”现象。3 个月后出现前额部头痛，咳嗽时加重，因而逐渐增服 OTC 止痛药。此外，有时恶心，但无呕吐及搏动性耳鸣。既往无眼病病史。2 周前有右耳感染病史（外耳道炎），在耳鼻喉科门诊行微抽吸术及抗生素滴剂治疗好转后耳部未再流脓。无听力下降及平衡觉异常。

✪ 学习要点：可疑颅内压升高的神经影像学特点

在急诊科，视盘水肿（视乳头水肿）往往需要紧急进行头颅 CT 平扫检查，但其结果并不能排除很多颅内压升高的病因，如脑静脉窦血栓形成（CVST）、脑膜疾病和部分脑肿瘤。

CT 静脉成像（CTV）和 MR 静脉成像（MRV）可以检测 CVST，但 CTV 能更好地评估横窦所在的骨性通道，因而其更有助于判定和区分先天性发育异常[1]。

增强 CT 可识别脑膜疾病和大部分脑肿瘤，但增强 MRI 检查更有诊断价值。

MRI、CT 或增强影像学也不能排除颅内压升高（脑室扩张是脑积水的特征，但没有脑室扩张并不意味着颅内压是正常的）。

提示颅内压升高的影像学特征包括：空蝶鞍、视神经鞘扩张和视神经乳头突出。因此，传统观念认为特发性颅内压升高（IIH）的头颅影像学检查为阴性的观点是不恰当的。

腰穿操作之前需要除外小脑扁桃体疝。

临床提示：耳部感染与颅内压升高

外耳道炎通常不引起颅内并发症，但少见的坏死性或恶性外耳道炎症除外。

中耳炎在少见情况下可引起颅内并发症，如脑脓肿、横窦血栓形成，后者可引起耳源性脑积水综合征（头痛、视盘水肿、展神经麻痹和耳漏），1931 年，英国神经病学家 Charles Symonds 首次在儿童急性化脓性中耳炎描述了该综合征。抗生素的出现使本病变得少见，但近年来有一些报道表明，该综合征可在无明显化脓炎症的慢性中耳炎和（或）乳突炎的老年患者中出现。

在 Gradenigo 综合征中，中耳部的感染可直接蔓延至岩尖引起同侧面部深处疼痛和展神经麻痹。一旦怀疑颅内压升高患者出现耳部症状，应当完善耳科检查。

6 月前患者开始服用口服避孕药，随后出现体重增加。无其他药物服用史，偶尔饮酒，不吸烟。

生命体征（包括体温等）均在正常范围。体重指数（BMI）升高（32kg/m^2）。首诊医师和神经科医师确定患者右侧展神经麻痹和双侧视盘水肿。其他神经科查体未见异常。急诊非增强头颅 CT 未见明显异常。

患者被收入院以进一步明确疑诊颅内压升高的病因。病房内的腰穿操作未能成功，可在 X 线引导下行腰穿。脑脊液初压升高［放松侧卧位压力 36cmH_2O（1cmH_2O=0.098kPa）］，共放出 15mL 脑脊液。脑脊液生化及常规结果正常。头颅 MRI 正常，CTV 未见脑静脉窦血栓形成。诊断考虑特发性颅内压升高（IIH），开始口服乙酰唑胺（250mg bid）并建议减肥。

随后患者被转往眼科进行评估。结果提示双侧视力正常（6/5）；色觉正常范围，单眼可快速准确识别色盲卡。未见相对性传入性瞳孔障碍（RAPD）。Goldmann 动态视野检查提示双侧盲点扩大和视野严重缩小，左眼更差（图 2.1）。

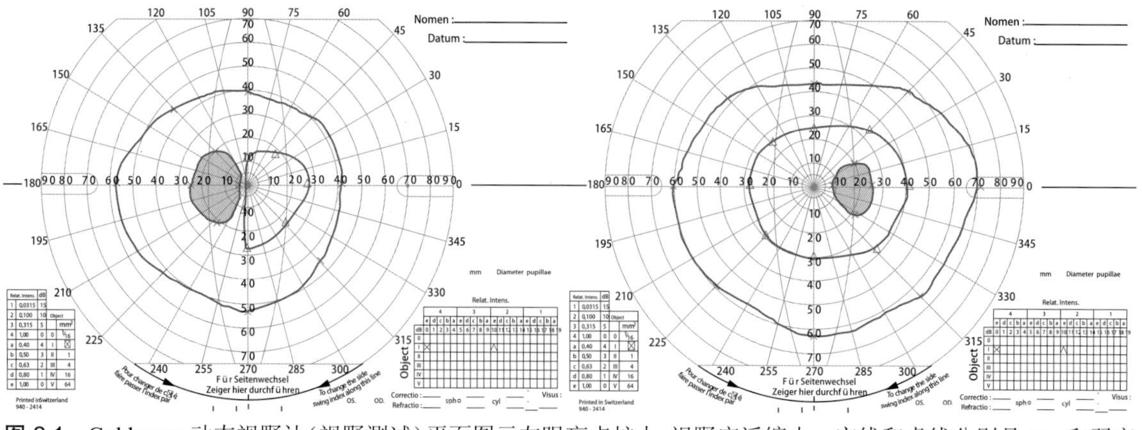

图 2.1 Goldmann 动态视野计（视野测试）平面图示左眼盲点扩大，视野广泛缩小。实线和虚线分别是 14e 和弱亮度的 12e 刺激的等视线（连接相同敏感性各点的线）。

临床提示：色觉检查

获得性色觉缺失是视神经病变的特征性标志，但可出现在疾病不同时期，压迫性或炎症性视神经病变，可作为早期征象，而视盘水肿或青光眼所致视神经功能障碍，却为晚期征象。

1. 红色检测 / 比较法
   - 一种敏感、易于操作的色视觉降低的测试，依次评估和比较每只眼睛观察红色目标的颜色强度变化。
2. 假同色图谱
   - Ishihara 色盲卡用于识别先天性色觉缺陷，特别是红 - 绿色系。然而，它们通常用于检测获得性色觉缺陷。第一个卡（数字 12）是一个测试卡，甚至色盲者也能正确识别。但在严重视力丧失（视力小于 6/60），同时性失认症（视觉图像组合失认症）或功能性视力丧失时，可能无法正确识别，此时测试的其余部分无效。
   - Hardy-Rand-Ritter 卡可能比 Ishihara 卡更敏感，但在英国很少使用
3. 色相排列检测
   - Farnsworth-Munsell（FM）100 色调检测法，是一种全面但非常耗时的 85 个色相子按序排列。
   - Farnsworth D-15 色调检测法，15 个色相子的简化版本。
   - Lantony 去饱和 D – 15 检测，更灵敏的简版，饱和色更低

专家点评：IIH 中的视觉参数

IIH 视力和色觉定期测量通常是正常的，除非有严重的视神经功能障碍（假设没有其他原因降低视力）。只有当存在明显的不对称视神经功能障碍时，才会出现临床上可检测到的 RADD，这在 IIH 中并不常见，视场测试是一种更好地测量 IIH 视神经功能障碍的方法。

遮盖试验显示右眼内斜视（明显会聚性斜视），右眼外展差，为了便于检查绘制量化 Hess 图（图 2.2）。

学习要点：特发性颅内压升高（IIH）的斜视

IIH 患者出现眼球运动障碍可能有以下 3 个原因。

1. 展神经麻痹
   - 颅内高压常见的假性定位体征（很少发生第Ⅳ和第Ⅶ脑神经麻痹，但需要排除其他原因）
   - 腰穿后
2. **视觉性斜视**——大多数正常人都有潜在的眼错位（隐斜），这种现象并不明显，因为大脑可校准眼位，以避免复视和不同视觉图像的叠加（视觉混淆）。如果一只眼睛变得视力低下，潜在的斜视会变得明显（斜视），通常是患眼的分离斜视。
3. **暂时或永久视神经鞘减压术**，通常需要将内直肌与眼球分离以提供进入视神经鞘的通路。

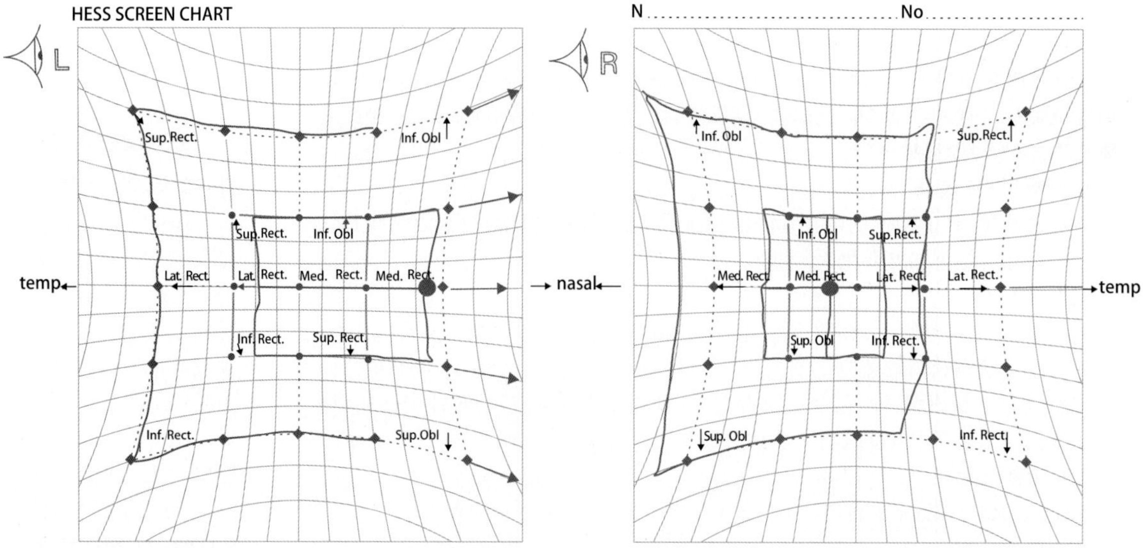

图 2.2 Hess 图检查显示，左、右中心点（黑色实心圆）比正常靠得更近，这表明眼睛有会聚性偏差。在右眼，从中心点到外部方形的侧边也存在异常的短距离（黑线显示患者的反应；虚线是正常反应）。这表明右侧外直肌受损。还存在左眼内直肌的过度代偿（箭头所示）。

Hess 图是由斜视校正师绘制的，需要用眼科诊所设备。它们可以量化和检查眼球运动缺陷，因此可用于检查第三、第四或第六脑神经麻痹的患者。它们也有助于鉴别神经性和限制性（眼眶）异常。它们仅显示一只眼睛对比于另一只眼睛的运动，而不是实际运动范围的指标。Hess 图和 Lees 屏检查提供了相同的信息。

眼前段检查正常。瞳孔放大后的眼底检查显示双侧视盘肿胀（图 2.3），视网膜和视网膜血管正常。

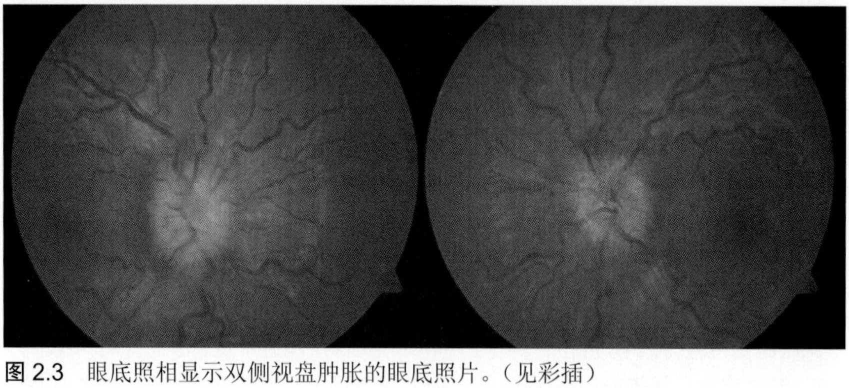

图 2.3 眼底照相显示双侧视盘肿胀的眼底照片。（见彩插）

✪ 学习要点：视盘水肿

当 120 万个视网膜神经节细胞的轴突进入视盘时，它们围绕中央生理性“杯”形成神经视网膜（NRR）。NRR 水肿（“视盘肿胀”）导致视盘表面升高。这可能仅在使用裂隙灯的立体检查中发现。但对于视盘肿胀显著的病例，镜头聚焦视盘和视网膜时，直接检眼镜检查就可发现明显异常。持续数秒钟的“视物黑蒙”通常与姿势改变有关（短暂性视物模糊），是视盘水肿的典型症状。

应用直接检眼镜检查还可发现：

- 视盘边缘模糊不清
- 缺乏或明显，因为在 10%～20% 的正常人群中可以消失，以前记录存在自发静脉搏动（SVP）的消失
- 视盘周围出血或棉絮样斑点（急性改变的征象）
- 视网膜血管出视盘后变得模糊（NRR 肿胀）
- 视盘表面毛细血管扩张（充血），绿光下（无红光）看得最清楚
- 视网膜血管离开视盘之后的血管白鞘现象（以前水肿的征象）

前两点是经典的“教科书”式特点，但接下来的 3 点更可靠，最后一点不常见。

视盘水肿

视盘水肿的原因很多。术语“视盘水肿”应仅保留用于颅内压升高引起的视盘水肿。

视盘升高

视盘升高，边缘模糊，可能被误认为视盘水肿的主要原因如下：

- 先天性“丰满”或“拥挤”的视盘，其特征是体积小，没有生理性杯凹，常伴有远视眼——有时称为“假性视盘水肿”。
- 视盘玻璃膜疣是一种钙化增生，最初不易发现（“埋藏性”表现），但可以导致视盘表面升高，然后随着病程发展逐渐可见（“显性”），产生视盘表面的“块状”外观（它们不应该与年龄相关性黄斑疾病中更常见的视网膜小疣相混淆）。
- 有髓鞘的视网膜神经纤维。

评估视盘肿胀的相关检查

- **荧光素眼底血管造影（FFA）**包括静脉注射荧光素钠（荧光染料）后的系列眼底照相。在视盘水肿中，染料最初使视盘表面上的毛细血管扩张更明显，然后渗漏出视盘，从而在后期图像中产生明显的强荧光。
- **眼底自体荧光（FAF）**与 FFA 相似，但不注射荧光素。显露的视盘玻璃膜疣表现出自体荧光。
- **光相关性体层摄影术（OCT）**测量视网膜神经纤维层（RNFL）厚度，因此可用于监测视盘水肿的严重程度。然而，RNFL 厚度的减少可能是由于萎缩以及水肿的消退引起，因此判断其临床相关性是非常重要的。
- **患有视盘玻璃膜疣**的眼睛在 B 型超声中通常在视神经乳头显示为强回声。
- **眼眶 CT** 扫描也可显示视神经乳头视盘玻璃疣呈高密度病变，但眼眶 CT 很少仅用于此目的。

在腰穿后的几周内，患者主诉头痛和复视缓解，复查视野显示病情改善（图 2.4）。

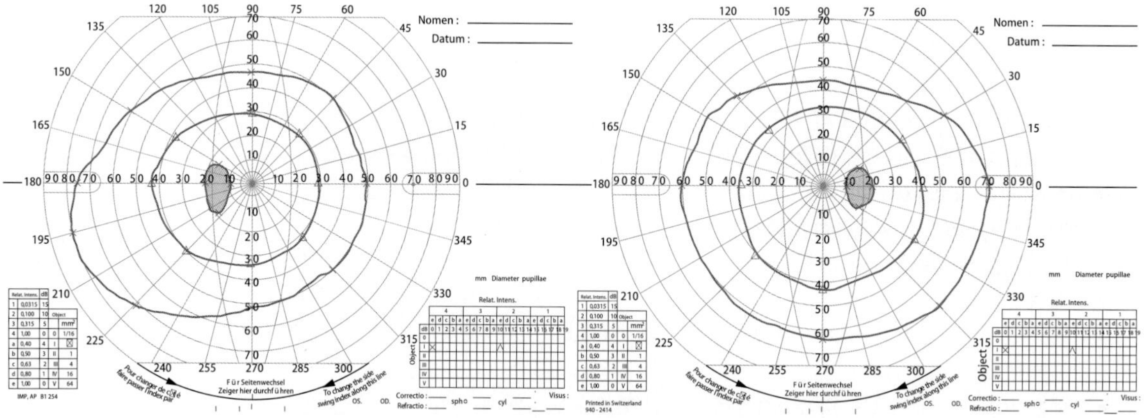

图 2.4 复查 Goldmann 视野显示盲点范围减小和相同等视线的扩张，如图 2.3 所示。

临床提示：视野检查

从患者的角度显示视野。

动态视野检查时，光标通常向心性沿着多条经线移动，被检查者看到光标，以此确定视野中的等敏感边界（等视线）。面对面视野粗测法是动态视野测试的一个例子。最常用的动态视野计是 Goldmann 动态视野计，通常由视觉矫正师手动操作，它提供了标准范围和亮度的白光刺激。可以随时将光标放到视野中的不同点上，所以又可以用作静态视野计。自动动态视野计可用但尚未普遍使用。

自动化静态视野检查的光线刺激范围相同但亮度不同，以确定多个设定点的阈值亮度（在该阈值亮度处，受试者 50 %的时间可看到刺激）。自动设备也提供了受试者应答可靠性的检查。常用的自动视野计是 Humphrey 和 Octopus 视野计。常用的 Humphrey 程序是 24-2，覆盖的是视网膜中央大约 24° 的范围。自动静态视野计比 Goldmann 视野计检查劳动强度小，并且更敏感，但是很难很好操作，因此可能产生虚假结果，特别在身体不适的受试者中。这两种检测都可用于 IIH 的评估。

学习要点：特发性颅内高压的诊断

1. 如果出现症状，这些症状可能仅反映了一种普遍性的颅内高压或视盘水肿。
2. 如果有体征，它们也可能只反映了一种普遍性的颅内高压或视盘水肿。
3. 患者放松状态下的侧卧位测量升高的颅内压。
4. 脑脊液成分正常。
5. 典型 IIH 患者的 MRI 或增强 CT 上无脑积水、占位、结构病变或血管病变的证据，所有其他 MRI 和 MR 静脉造影上无明显异常。
6. 无明确的其他颅内高压原因。

在接下来的数月中，她的头痛和视物模糊症状再次复发，并且对高剂量乙酰唑胺（ 500mg bid ）或口服托吡酯（ 50mg bid ）没有反应。患者减肥失败。重新开始乙酰唑胺（1g bid）以替换托吡酯治疗。复查腰穿后，腰穿初压力升高，32 cmH_2O，再次引流 CSF 后，患者症状得到改善。患者希望怀孕，打算停止口服避孕药。对患者解释：停止服用避孕药可能有助于减肥。也讨论了孕期 IIH 治疗的几个问题。

在进一步的随访中，患者视觉功能稳定，但仍有头痛。建议患者 CSF 分流手术但患者拒绝。

讨论

此病例说明了在颅内压升高的患者中挖掘病史特殊点的重要性，包括体重增加的时间和任何与症状发生相关的脑静脉窦血栓形成（CVST）的危险因素（例如，口服避孕药或中耳感染）。在即将可能怀孕的情况下，患者的药物难治性疾病和拒绝考虑 CSF 分流手术，对其临床管理提出了一些问题。

✪ 学习要点：IIH 的注意事项

1. 药物诱导的颅内高压 已知几种药物可引起颅内高压，特别是四环素类药物，例如用于红斑狼疮或疟疾预防的药物，以及维生素 A 或相关药物，例如用于痤疮的类维生素 A，用于白血病的维 A 酸和非处方维生素补充剂。目前还不清楚这种药物是全部还是仅部分起作用，但停药是治疗的一个重要部分。

2. 暴发性 IIH IIH 可引起迅速进展的严重双侧视力丧失，很可能需要紧急手术。

3. 无痛性 IIH 这种 IIH 可伴轻度头痛或不伴头痛[3]，导致晚期出现严重的双侧视力丧失表现。

4.Chiari 畸形 在 IIH[4-8] 中小脑扁桃体疝的患病率增加。目前还不清楚它是病因、继发性的还是巧合（Chiari 1 畸形），但它是腰穿和分流术的相对禁忌证。

5. 颈静脉阻塞 其颅内高压临床和影像学特征与 IIH 相似，可由血栓形成（例如由于中心静脉导管插入术）或者颅底、颈部或纵隔肿瘤或手术引起的颈内静脉阻塞引起。

6. 弥漫性脑胶质瘤 弥漫性脑胶质瘤可表现为假性脑瘤，但 MRI 可鉴别。

虽然已经提出了许多学说，但是对于 IIH 还没有可接受的病因学理论，其中育龄肥胖妇女占大多数，占所有患者的 90%[15]。在一项 400 多名 IIH 患者的队列研究中，80% 的患者的 BMI 超过 30 kg/m^2，并且 BMI 高于 40 kg/m^2 的患者比 BMI 较低的患者更有可能患有严重的乳头水肿[16]。

对于颅内压升高正在接受检查的患者，诊断的选择非常重要。要避免过早地将该病症标记为 IIH。如果没有明确的特定原因，颅内高压可被诊断为特发性颅内高压（IIH），但当检查无法完成时（例如，如果腰穿存在禁忌证），最好诊断为“不明原因的颅内高压”，或使用没有暗示病因的旧术语假性脑瘤（PTC）。

目前建议，对于不是由于脑积水或占位病变，并且对于已经确定原因

“ 专家点评

IIH 患者还经常患有其他类型的头痛，包括紧张性头痛和偏头痛[2]。这些头痛不一定与颅内压升高有关。仔细询问病史可能有助于区分 IIH 复发和其他新发的头痛疾病相鉴别。

或BMI没有升高的颅内高压疾病应保留PTC诊断。所以IIH保留用在与BMI升高相关但没有阻塞性睡眠呼吸暂停（OSA）的原因不明的颅内高压[15]。这强调在不典型病例中应持续查找潜在因素的必要性，如非肥胖的男性，但是没有涵盖那些非肥胖患者的IIH[17]。相反，CVST引起的颅内压增高或药物源性IIH却反复见于报道[18]。鉴于这些相互矛盾的观点，任何明确的潜在因素（无论是全部或部分起作用），如CVST、药物或OSA，都应明确阐明。需要排除PTC或“不明原因的颅内高压”之后才可诊断IIH，即在广泛、恰当的检查已经排除某种潜在因素之后再诊断。

学者们多次尝试建立IIH[19-22]的诊断标准。重点是确保没有其他可明确的致颅内压升高的病因；脑脊液成分正常；并且症状、体征和影像学异常可用颅内压升高得到充分解释。难度在于所需的检查范围是由临床具体情况决定。例如，非肥胖的年轻成年男性比肥胖的年轻成年女性需要更多的检查[21]。目前普遍认为，所有病例（即使是典型病例）均需进行CT或MR静脉造影检查，以排除CVST[23-27]。

脑静脉窦狭窄不是血栓形成，通常是横窦狭窄（TSS），它被认为是IIH的致病因素，但可能是一种继发现象，巧合或在少数情况下是血栓形成的结果[1，28-32]。目前认为脑静脉窦狭窄不是排除IIH诊断的理由，除非是由CVST所致。

体重显著减轻可以明显改善症状和体征，但随后的体重增加又可导致复发。一项前瞻性研究表明，3个月的低能量饮食可以减轻体重、颅内压、头痛和视盘水肿，在停止低能量饮食后3个月仍可获益[33]。

IIH的临床治疗通常首选乙酰唑胺，乙酰唑胺是一种碳酸酐酶抑制剂，可降低脑脊液的产生[34]。通常应用剂量为250~500mg bid，但也可能多达1g bid。二线药物包括其他利尿剂，如苄氟噻嗪和呋塞米。托吡酯（通常为25~50mg bid，但也可能多达100mg bid）是一种弱碳酸酐酶抑制剂。它对慢性头痛，特别是偏头痛有效，并具有抑制食欲的作用。在一项关于IIH的随机研究中，它与乙酰唑胺一样有效，并且与显著的体重减轻有关[35]。尽管高剂量的皮质类固醇可能对快速进展性视力丧失（“暴发性IIH”）有短期疗效[36]，但是该类药物可使体重增加，所以应避免使用。

传统的IIH治疗方法是反复进行腰穿，但腰穿后颅内压的下降通常只持续数天。罕见情况下，腰穿后的症状缓解可以持续稍长时间，可能是通过打破颅内压升高导致横窦狭窄（TSS），TSS进而增加颅内压的循环[37]。因此，重复腰穿术通常仅用于有CSF分流手术指征的患者，但由于某种原因分流术需要推迟，或者在药物和外科治疗的选择受限时，例如在怀孕期间才选用。

进行性视力丧失、药物不能控制的头痛或不耐受药物治疗是手术的主要适应证。手术的选择取决于症状。CSF分流术在快速进展的双侧视力丧失、颅内压显著升高或头痛明显时起作用。视神经鞘开窗术（ONSF）可用于视力丧失为主，轻度或不伴头痛的情况下，尤其是单侧视力丧失。目前认为ONSF不只是临时降低颅内压的作用。一些研究还发现单侧ONSF可以改善双眼视盘水肿和视野缺损，常可避免对第2个视神经进行手术[38]。目前尚没有前瞻性的对照研究比较CSF分流术和ONSF的效果。

脑脊液分流术包括腰大池－腹腔分流术（LPS）和脑室－腹腔分流术（VPS）。没有前瞻性随机试验对它们进行比较。一些回顾性系列研究表明，它们能够减少视盘水肿，保持视力，改善头痛。然而，LPS后低压头痛、分流梗阻、偏头痛或感染以及获得性小脑扁桃体疝的主要并发症仍相对普遍，超过50%的患者需要行分流修改术，而且1/3的患者需要行多次手术[39]。有一些证据表明，VPS所需的手术次数比LPS少[40]，但住院死亡率可能是VPS的4倍以上[41]。分流术的最新进展包括：抗生素浸渍分流术以降低感染率[42]，可设计瓣膜以控制脑脊液流出[43]，以及立体定向引导以改善VPS放置[44]。

对于ONSF，可以使用内侧或外侧入路暴露视神经方法（例如，内直肌暂时分离或从外侧眶缘切骨），或上内侧入路方法。神经鞘的初始切口应伴有脑脊液流出口，然后切除硬脑膜和蛛网膜开窗[45]。应用电子激光内镜ONSF方法已有所发展[46-49]，但尚未进入临床常规实践。ONSF的并发症包括：医源性视神经损伤导致视力丧失[50]，术后进行性视神经病变[51]，视网膜血管闭塞[52]或脉络膜梗死[53]，以及眼眶结构损伤引起瞳孔功能障碍[52]和眼球运动神经麻痹[54]。目前尚无关于ONSF疗效的前瞻性随机试验，但在许多回顾性研究中发现，该方法在改善或稳定IIH的视盘水肿、视力和视野方面有效[38, 55-58]。一些外科医生已经试图通过在切开前将丝裂霉素C涂在神经鞘上来防止切开的硬脑膜晚期瘢痕形成，据称这也可以减少眼眶瘢痕和粘连[59]。

单侧或双侧TSS，但无血栓形成，是IIH中常见的影像学表现，一些研究发现大多数IIH患者存在此表现[60]，许多研究中确认沿横窦存在相关的压力梯度。有报道通过引流CSF[61-64]或LPS置入[65]降低颅内压后可缓解TSS和压力梯度。一些研究报道了狭窄横窦腔内支架术后IIH症状和体征得到缓解[30]。最近的一项：对143例静脉窦支架置入术患者的回顾性研究发现，大多数患者在头痛、视觉症状、视盘水肿和耳鸣方面都有所改善[32]。到目前为止，英国并没有常规开展这种治疗。

由于减肥手术可以减轻症状，以及带来其他的医学益处，故可用于IIH的治疗。尽管一项研究仅发现了对IIH患者有利的微弱证据，但90%以上的手术患者存在视盘水肿消退和视野缺损的改善。目前还不清楚这些益处在术后持续多长时间，以及它们是否依赖于体重的维持。

由于大多数IIH患者是年轻的育龄女性，因此对怀孕期间的女性治疗时需要特别的考虑。

学习要点：IIH与妊娠

IIH患者妊娠的概率与一般人群相似。IIH可在孕期首次出现，发生于孕期任何时间。由于妊娠会加重IIH，因此需要密切监测。

1. 避孕 口服避孕药（OCP）使用者具有CVST高危风险，在确诊IIH前必须排除。托吡酯加速雌激素和孕激素代谢，从而降低避孕药的功效。雌激素能降低利尿剂的利尿作用。

2. 药物治疗 一些药物会对胎儿造成危险，因此所有IIH患者都应询问是否计划怀孕，并告知她们用药的潜在致畸性。妊娠早期服用托吡酯，会增加腭裂的风险。乙酰唑胺在动物研究中已显示出一定的致畸性，但在人类妊娠中（甚至在妊娠前期应用）是安全的，并且可以在适当分析风险和获益后使用[9,10]。

3. 手术 已经有报道表明LPS手术可以预防怀孕期间的视觉损失[11]。

4. 麻醉和分娩 脊髓麻醉在IIH患者（之前没做LPS）剖宫产中是安全的，并且允许分娩之前脑脊液治疗性引流。之前做了LPS也可以行硬膜外和脊髓麻醉，尽管后一种技术理论上存在分流损伤和由于麻醉剂逃逸到腹腔导致的麻醉不足的风险[12]。对于IIH患者，采用阴道分娩或剖宫产尚无明确证据，因此通常以产科指征选择分娩方案。在阴道分娩的第二阶段颅内压将升高，特别是那些CSF分流的患者。如果表现严重的视盘水肿或明显的视野丧失，则有指征在第二阶段辅助分娩或剖宫产。

5. 流产和终止妊娠 在IIH患者中自然流产的发生率并不比一般人群高[13]。一些妇女在连续怀孕中经历了IIH的严重复发[14]，严重威胁视力的难治性疾病可能需要考虑终止妊娠。

专家结语

虽然IIH似乎是一种特发性疾病，但其诊断在很大程度上取决于阴性结果且没有特征性表现。需要记住的是，尽管与成年肥胖女性有很强的相关性，但IIH是一种排除性诊断，必须在此之前仔细寻找颅内压升高的其他原因。

点评专家：Paul Riordan-Eva

（黄镪 译 徐志强 审）

参考文献

1. Connor SE，Siddiqui MA，Stewart VR，O’Flynn EA. The relationship of transverse sinus stenosis to bony groove dimensions provides an insight into the aetiology of idiopathic intracranial hypertension. *Neuroradiology* 2008；50（12）：999–1004.

2. Friedman DI，Rausch EA. Headache diagnoses in patients with treated idiopathic in-

trac-ranial hypertension. *Neurology* 2002；58（10）：1551–3.

3. De Simone R，Marano E，Bilo L，et al. Idiopathic intracranial hypertension without head-ache. *Cephalalgia* 2006；26（8）：1020–1.
4. Aiken AH，Hoots JA，Saindane AM，Hudgins PA. Incidence of cerebellar tonsillarec-topia in idiopathic intracranial hypertension：a mimic of the Chiari I malformation. *Am J Neuroradiol* 2012；33（10）：1901–6.
5. Banik R，Lin D，Miller NR. Prevalence of Chiari I malformation and cerebellar ecto-pia in patients with pseudotumorcerebri. J *Neurol Sci* 2006；247（1）：71–5.
6. Bejjani GK. Association of the adult Chiari malformation and idiopathic intracranial hypertension：more than a coincidence. *Med Hypotheses* 2003；60（6）：859–63.
7. Kumpe DA，Bennett JL，Seinfeld J，et al. Dural sinus stent placement for idiopathic intracranial hypertension. *J Neurosurg* 2012；116（3）：538–48.
8. Milhorat TH，Chou MW，Trinidad EM，et al. Chiari I malformation redefined：cli-ni-cal and radiographic findings for 364 symptomatic patients. *Neurosurgery* 1999；44（5）：1005–17.
9. Lee AG，Pless M，Falardeau J，et al. The use of acetazolamide in idiopathic intracrani-al hypertension during pregnancy. *Am J Ophthalmol* 2005；139（5）：855–9.
10. Falardeau J，Lobb BM，Golden S，et al.，The use of acetazolamide during pregnancy in intracranial hypertension patients. *J Neuroophthalmol* 2013；33（1）：9–12.
11. Shapiro S，Yee R，Brown H. Surgical management of pseudotumorcerebri in pregnan-cy：case report. *Neurosurgery* 1995；37（4）：829–31.
12. Abouleish E，Ali V，Tang RA. Benign intracranial hypertension and anesthesia for ce-sarean section. *Anesthesiology* 1985；63（6）：705–7.
13. Tang RA，Dorotheo EU，Schiffman JS，Bahrani HM. Medical and surgical manage-ment of idiopathic intracranial hypertension in pregnancy. *Cur Neurol Neurosciep* 2004；4（5）：398–409.
14. Gumma AD. Recurrent benign intracranial hypertension in pregnancy.Eur *J Obstet Gy-necol Reprod Biol* 2004；115（2）：244.
15. Fraser C，Plant GT. The syndrome of pseudotumourcerebri and idiopathic intracranial hypertension.*Curr Opin Neurol* 2011；24（1）：12–17.
16. Szewka AJ，Bruce BB，Newman NJ，Biousse V. Idiopathic intracranial hypertension：rela-tion between obesity and visual outcomes. *J Neuroophthalmol* 2013；33（1）：4–8.
17. Bruce BB，Kedar S，van Stavern GP，et al.，Atypical idiopathic intracranial hyperten-sion：normal BMI and older patients. *Neurology* 2010；74（22）：1827–32.
18. Bruce BB，Biousse V，Newman NJ. Update on idiopathic intracranial hypertension. *Am J Ophthalmol* 2011；152（2）：163–9.

19.Dandy WE. Intracranial pressure without brain tumor：diagnosis and treatment. *Ann Surg* 1937；106（4）：492–513.

20.Friedman DI，Jacobson DM. Diagnostic criteria for idiopathic intracranial hypertension. *Neurology* 2002；59（10）：1492–5.

21.Shaw GY，Million SK. Benign intracranial hypertension：a diagnostic dilemma. *Case Report Otolaryngol* 2012；2012：814696.

22.Smith JL. Whence pseudotumorcerebri？ *J Clin Neuroophthalmol* 1985；5（1）：55–6.

23.Agarwal P，Kumar M，Arora V. Clinical profile of cerebral venous sinus thrombosis and the role of imaging in its diagnosis in patients with presumed idiopathic intracranial hypertension. *Indian J Ophthalmol*；2010：58（2）：153–5.

24.Biousse V，Ameri A，Bousser MG. Isolated intracranial hypertension as the only sign of cerebral venous thrombosis. *Neurology* 1999；53（7）：1537–42.

25.Lin A，Foroozan R，Danesh-Meyer HV，et al. Occurrence of cerebral venous sinus throm-bosis in patients with presumed idiopathic intracranial hypertension. *Ophthalmology* 2006；113（12）：2281–4.

26.Mrfka M，Pistracher K，Schökler B，et al. An uncommon case of idiopathic intracranial hypertension with diagnostic pitfalls.*Acta NeurochirSuppl* 2012；114：235–7.

27.Sylaja PN，AsanMoosa NV，Radhakrishnan K，et al. Differential diagnosis of patients with intracranial sinus venous thrombosis related isolated intracranial hypertension from those with idiopathic intracranial hypertension. J *Neurol Sci* 2003；215（1–2）：9–12.

28.Ahmed RM，Wilkinson M，Parker GD，et al.，Transverse sinus stenting for idiopathic intracranial hypertension：a review of 52 patients and of model predictions. *Am J Neuroradiol* 2011；32（8）：1408–14.

29.Burger BM，Chavis PS，Purvin V. A weed by any other name.*Surv Ophthalmol* 2013；58（2）：176–83.

30.Bussière M，Falero R，Nicole D，et al. Unilateral transverse sinus stenting of patients with idiopathic intracranial hypertension. *Am J Neuroradiol* 2010；31（4）：645–50.

31.Fargen KM，Siddiqui AH，Veznedaroglu E，et al. Concomitant intracranial pressure moni-toring during venous sinus stenting for intracranial hypertension secondary to venous sinus stenosis. *J Neurointerv Surg* 2012；4（6）；438–41.

32.Puffer RC，Mustafa W，Lanzino G. Venous sinus stenting for idiopathic intracranial hypertension：a review of the literature. *J Neurointerv Surg*，2013；5（5）：483–6.

33.Sinclair AJ，Burdon MA，Nightingale PG，et al. Low energy diet and intracranial pressure in women with idiopathic intracranial hypertension：prospective cohort study. *BMJ* 2010；341：c2701.

34.Rubin RC，Henderson ES，Ommaya AK，et al.，The production of cerebrospinal fluid in man and its modification by acetazolamide. *J Neurosurg* 1966；25（4）：430–6.

35.Celebisoy N，Gökçay F，Sirin H，Akyürekli O. Treatment of idiopathic intracranial hypertension：topiramatevs acetazolamide，an open-label study. *Acta Neurol Scand* 2007；116（5）：322–7.

36.Thambisetty M，Lavin PJ，Newman NJ，Biousse V. Fulminant idiopathic intracranial hypertension. *Neurology* 2007；68（3）：229–32.

37.Pickard JD，Czosnyka Z，Czosnyka M，et al. Coupling of sagittal sinus pressure and cer-ebrospinal fluid pressure in idiopathic intracranial hypertension—a preliminary report. *Acta Neurochir Suppl* 2008；102：283–5.

38.Alsuhaibani AH，Carter KD，Nerad JA，Lee AG. Effect of optic nerve sheath fenestration on papilledema of the operated and the contralateral nonoperated eyes in idiopathic intracranial hypertension. *Ophthalmology* 2011；118（2）：412–14.

39.Sinclair AJ，Kuruvath S，Sen D，et al. Is cerebrospinal fluid shunting in idiopathic intracranial hypertension worthwhile？ A 10-year review.*Cephalalgia* 2011；31（16）：1627–33.

40.Tarnaris A，Toma AK，Watkins LD，Kitchen ND. Is there a difference in outcomes of patients with idiopathic intracranial hypertension with the choice of cerebrospinal fluid diversion site：a single centreexperience.*Clin Neurol Neurosurg* 2011；113（6）：477–9.

41.Curry WT，Jr，Butler WE，Barker FG，2nd. Rapidly rising incidence of cerebrospinal fluid shunting procedures for idiopathic intracranial hypertension in the United States，1988–2002. *Neurosurgery* 2005；57（1）：97–108.

42.arber SH，Parker SL，Adogwa O，et al. Effect of antibiotic-impregnated shunts on infection rate in adult hydrocephalus：a single institution' s experience. *Neurosurgery* 2011；69（3）：625–9.

43.Nadkarni TD，Rekate HL，Wallace D. Concurrent use of a lumboperitoneal shunt with programmable valve and ventricular access device in the treatment of pseudotumorcerebri：review of 40 cases. *J Neurosurg Pediatr* 2008；2（1）：19–24.

44.Kandasamy J，Hayhurst C，Clark S，et al. Electromagnetic stereotactic ventriculoperi-tonea lcsf shunting for idiopathic intracranial hypertension：a successful step forward？ *World Neurosurg* 2011；75（1）：155–60；discussion 32–3.

45. Tse DT，Nerad JA，Anderson RL，Corbett JJ. Optic nerve sheath fenestration in pseudotu-morcerebri.A lateral orbitotomy approach. *Arch Ophthalmol* 1988；106（10）：1458–62.

46. Shah RJ，Shen JH，Joos KM. Endoscopic free electron laser technique development

for minimally invasive optic nerve sheath fenestration. *Lasers Surg Med* 2007；39（7）：589–96.

47. Joos KM，Shah RJ，Robinson RD，Shen JH. Optic nerve sheath fenestration with endoscopic accessory instruments versus the free electron laser（FEL）. *Lasers Surg Med* 2006；38（9）：846–51.

48.Joos KM，Mawn LA，Shen JH，Casagrande VA. Chronic and acute analysis of optic nerve sheath fenestration with the free electron laser in monkeys. *Lasers Surg Med* 2003；32（1）:32–41.

49.Joos KM，Shen JH，Shetlar DJ，Casagrande VA. Optic nerve sheath fenestration with a novel wavelength produced by the free electron laser（FEL）. *Lasers Surg Med* 2000；27（3）:191–205.

50.Brodsky MC，Rettele GA. Protracted postsurgical blindness with visual recovery following optic nerve sheath fenestration. *Arch Ophthalmol* 1998；116（1）：107–9.

51.Wilkes BN，Siatkowski RM. Progressive optic neuropathy in idiopathic intracranial hypertension after optic nerve sheath fenestration. *J Neuroophthalmol* 2009；29（4）：281–3.

52.Plotnik JL，Kosmorsky GS. Operative complications of optic nerve sheath decompression. *Ophthalmology* 1993；100（5）：683–90.

53.Rizzo，J.F.，3rd and S. Lessell，Choroidal infarction after optic nerve sheath fenestration. *Ophthalmology*，1994. 101（9）：1622-6.

54.Smith KH，Wilkinson JT，Brindley GO. Combined third and sixth nerve paresis following optic nerve sheath fenestration. J *Clin Neuroophthalmol* 1992；12（2）：85–8.

55.Spoor TC，McHenry JG. Long-term effectiveness of optic nerve sheath decompression for pseudotumorcerebri. *Arch Ophthalmol* 1993；111（5）：632–5.

56.Agarwal MR，Yoo JH. Optic nerve sheath fenestration for vision preservation in idiopathic intracranial hypertension.*Neurosurg Focus* 2007；23（5）：E7.

57.Chandrasekaran S，McCluskey P，Minassian D，Assaad N. Visual outcomes for optic nerve sheath fenestration in pseudotumour cerebri and related conditions. *Clin Experiment Ophthalmol* 2006；34（7）：661–5.

58.Corbett JJ，Nerad JA，Tse DT，Anderson RL. Results of optic nerve sheath fenestration for pseudotumor cerebri. The lateral orbitotomy approach. *Arch Ophthalmol* 1988；106（10）:1391–7.

59.Spoor TC，McHenry JG，Shin DH. Long-term results using adjunctive mitomycin C in optic nerve sheath decompression for pseudotumorcerebri. *Ophthalmology* 1995；102（12）:2024–8.

60.De Simone R，Ranieri A，Bonavita V. Advancement in idiopathic intracranial hypertension pathogenesis：focus on sinus venous stenosis. *Neurol Sci* 2010；31（Suppl 1）：S33–9.

61.Dykhuizen MJ，Hall J. Cerebral venous sinus system and stenting in pseudotumor cerebri. *Curr Opin Ophthalmol* 2011；22（6）：458–62.

62.King JO，Mitchell PJ，Thomson KR，Tress BM. Manometry combined with cervical puncture in idiopathic intracranial hypertension. *Neurology* 2002；58（1）：26–30.

63.Rohr A，Dörner L，Stingele ，et al. eversibility of venous sinus obstruction in idiopathic intracranial hypertension. *Am J Neuroradiol* 2007；28（4）：656–9.

64.Scoffings DJ，Pickard JD，Higgins JN. Resolution of transverse sinus stenoses immediately after CSF withdrawal in idiopathic intracranial hypertension. *J Neurol Neurosurg Psychiatry* 2007；78（8）：911–12.

65.McGonigal A，Bone I，Teasdale E. Resolution of transverse sinus stenosis in idiopathic intracranial hypertension after L-P shunt. *Neurology* 2004；62（3）：514–15.

66.Fridley J，Foroozan R，Sherman V，et al. Bariatric surgery for the treatment of idiopathic intracranial hypertension. *J Neurosurg* 2011；114（1）：34–9.

病例

3 “再也不会做蛋糕”

Natalie S. Ryan

病史

患者女性，57 岁，家庭主妇，因“进展性视觉症状 2 年”就诊于神经内科门诊。自述不能准确判断物体位置及无法看到面前的物品（如她刚刚放在桌上的茶杯）。阅读变得困难，目前需要借助书签逐行阅读。患者不会认指针式钟表时间，仅认识电子钟表。对有图案的衬衫熨烫时困难，因为衬衫上的图案似乎消失在背景中，其不能再分辨衬衫熨烫部位。有一次，患者还熨到了自己的手。患者一直喜欢烘烤蛋糕，但慢慢发现很难按照烹饪配方操作，尤其是很难判断烘焙材料的大小。丈夫发现其做的蛋糕不方正，且经常忘记添加布丁。目前患者缝纫织衣困难，甚至不会叠衬衫。路上开车时很难保持在一个车道上驾驶，甚至有一次试图超越朝她驶来的汽车。难以识别花园里的花，并出现过异常的色觉，如某天当她注视玳瑁猫时发现它变成了紫色。患者计算和拼写的能力似乎变差，偶尔出现找词困难（尽管目前还不明显）。起初患者对日常事件的记忆尚好，但最近几个月略变差。其丈夫并未发现其行为、性格或情绪发生变化。

她既往有轻度甲状腺功能减退并服用左甲状腺素片，无血管危险因素，无痴呆家族史。她一直与丈夫生活在一起，无烟酒嗜好。

患者起初向其验光师咨询了自己的症状。验光师做检查时发现其视野异常并告知其可能患有脑卒中，建议到眼科就诊。眼科医生检查时发现患者存在不同寻常的视野缺损并诊断为心理疾病，但建议她去神经科进一步就诊。

查体配合，简易精神状态检查表（MMSE）评分为 23/30 分。定向力检测失 2 分，回忆力失 1 分，连续减 7 和反向拼写出错，几乎不能仿画两个交互的五边形。进一步的床旁认知功能检测提示双侧肢体应用障碍、计算障碍和视觉定向力障碍。无法完成点计数任务和认出碎片化的字母（见图 3.1），进一步提示视空间和视知觉功能障碍。神经系统检查时眼球运动检查出现眼球跳动和轻度手指肌阵挛，其余未见明显异常。

血常规包括甲状腺功能、维生素 B_{12} 和叶酸在内的检查均正常。头颅磁共振（MRI）扫描显示双侧顶叶轻度萎缩，但海马体积饱满。脑电图显示α节律缺失、广泛慢波，但未见局灶放电和癫痫波。患者行正规的神经心理检测，与发病前评估比较。WAIS-R（韦氏成人智力量表修订版）评分显示言语任务轻度至中度下降（言语智商94）和非语言任务严重下降（行为智商59）。视觉记忆、视知觉和视空间严重受损，存在计算障碍、肢体运动障碍和执行功能障碍；虽然表面上功能正常，但语言记忆、阅读和拼写能力减弱。

患者诊断为后部皮层萎缩（PCA）。由于大部分的PCA均是由阿尔茨海默病（AD）引起，为此给予患者乙酰胆碱酯酶抑制剂多奈哌齐治疗。患者认为多奈哌齐明显改善其全面认知状态，表现在MMSE评分提高了3分。因患者认为开车不安全，自愿停止驾驶，还委任其丈夫持有永久授权书。为处理日常生活，在职业治疗师的帮助下，家庭装饰做了一些改动以弥补其视觉缺陷，例如用鲜明对比颜色（如红色/绿色）标出重要区域，如扶手和电灯开关。在接下来的几年中，患者病情恶化，尤其是视空间功能明显下降。考虑到以上病情变化，在初诊后4年，患者因严重视力受损被转诊至高级眼科。患者的情景记忆逐渐恶化，但性格没有改变。丈夫继续在家里照顾患者，给予少许帮助。他们的残疾证允许他们可以继续定期旅行，并保持良好的生活质量。

讨论

该病例展示了PCA患者的一些临床表现以及这些临床表现对最初诊断的干扰。但该病例也提示，如果通过仔细临床检查和利用适当的检查手段，则很容易识别该综合征，以便给予重要的治疗和补偿策略。

顾名思义，PCA是一种神经变性综合征，首先影响顶叶、枕叶以及枕颞脑区。临床特点是高级视觉处理能力和其他包括读写、计算及行为在内的后部皮质功能的进展性衰退。AD是迄今为止PCA最常见的潜在病因[1]。因此，临床上“双顶叶萎缩型AD”和“视觉变异型AD”有时等同于PCA。然而，包括皮质基底节变性（CBD）、Lewy体痴呆（DLB）、朊病毒病以及皮质下神经胶质增生等[1-3]其他许多不同的疾病也可以引起PCA。所以，PCA往往特指这个独特的临床综合征。有研究比较了伴有PCA的AD和表现为典型遗忘AD的病理分布，发现伴有PCA的AD在初级视觉和视觉相关的区域会存在更严重的淀粉样斑块和神经纤维缠结[4]。其他研究与典型AD比较显示，PCA患者视觉区域神经纤维缠结较多，但淀粉样斑块差异不大，而PCA海马区域淀粉样斑块和神经纤维缠结则相对较少[3]。

由于PCA往往被忽略以及名称描述不一致，其总发病率难以估计。目前PCA的诊断标准都是单个中心根据各自的经验提出[3,5]，而没有正式的共识标准[6]。只有当这些标准明确以后并应用到不同的老年痴呆患者的队列研究中才能明确该综合征的患病率。然而，一项针对所有AD

患者的专科中心研究显示，5%的患者有视觉表现，3%的患者有失用症表现[7]。有研究显示女性 PCA 的患病率更高，但也有研究显示 PCA 的患病率无性别差异。根据目前报道，PCA 出现临床表现的年龄跨度较大（40~86 岁）[3]，但比较一致的是 PCA 出现临床表现的年龄一般较 AD 早，常见于 55~65 岁[5]。尽管发病年龄偏年轻，但目前病例报告结果提示 PCA 不像典型的 AD 有明显的痴呆家族史。只有个案报道了早老素 1 基因突变导致的常染色体显性遗传的家族性 AD[8]和 5-octapeptide 重复插入引起的家族性朊病毒病[9]表现为 PCA。*APOE4* 是散发性 AD 的最强的遗传风险因子，PCA 与 *APOE4* 等位基因频率相关性相似或稍低于典型的 AD[3, 5, 7, 10-12]。最近一项大型研究比较了临床诊断为 PCA 患者和无临床表现但病理诊断为 AD 患者的遗传信息，结果显示 *ApoE4* 是 PCA 的危险因素，而 *CLU*、*BIN1*、和 *ABCA7* 也是增加 PCA 患病风险的潜在位点[13]。有待于进一步进行多中心研究以增加样本量来揭示 PCA 的遗传风险因素，而各个研究队列如果有一致的诊断标准和一致的病理结果将会更有价值。

临床表现

由于出现症状时年龄较小、症状不常见或者是因为该综合征相对罕见以及医生认识不足，PCA 的诊断往往不及时。由于最初的症状大多与视觉相关，患者往往就诊于验光师或眼科医生从而得到眼部检查正常的结果。当症状持续存在，往往又被考虑为焦虑、抑郁甚至是功能性疾病。焦虑常常与最初的认知症状同时出现。在疾病的早期阶段，患者尚有自知力，对所遇到的困难感到痛苦。症状的出现表明高级视觉处理能力受损，此时临床医生应当询问其他后部皮层相关的认知功能，如计算、拼写和行为能力。此外还应询问记忆和语言功能。有时，PCA 的功能障碍具有明显的选择性。然而，也可出现突出的找词困难[14]，随着病情的发展，记忆和全面认知功能也会受到影响。不管怎么样，认知功能下降的模式存在个体差异，目前仍缺乏关于该疾病进展情况的大型前瞻性研究。

PCA 患者一般的神经系统检查往往无明显异常而且视力也通常正常。然而正如该病例一样，高级视觉注意力缺损的存在会影响视野测试，以至于会出现不寻常或不一致性视野缺损。

临床提示：PCA 患者的症状举例

- 阅读困难，如阅读错行；感觉纸上的字在移动或者阅读大字较小字困难（反向大小现象）
- 距离、深度和速度判断困难，如被路基绊倒，上楼梯困难，特别是扶梯
- 驾车困难，例如，刮到后视镜，偏离车道
- 二维平面视为三维空间
- 看光滑的表面时感觉反光、耀眼；在昏暗光线下视物不清
- 家用物品、熟悉的面孔或图片上物体认知困难
- 不认识和理解整个视觉图像的意义，但对各组成部分的认识和理解毫无障碍（视觉组合失认）
- 可见异常视觉现象，例如，看东西灰蒙蒙的，眼花，或对颜色辨别迟钝
- 感知物品有异常颜色
- 视觉错觉，如视地板上的阴影为动物，或出现幻觉
- 在熟悉的路线甚至在自己的家里迷路（地形失向）
- 书写和拼读单词困难
- 计算和认、写数字困难，如处理资金、开具支票及管理家庭财务
- 难以胜任灵巧性任务，例如缝纫、DIY 及系鞋带

专家点评

由于视觉定向障碍，PCA 患者可能很难在视野中定位物体（见下文）。该功能障碍通常导致误抓。与患者面对面坐下，让患者注视你的脸，你的双手放于患者视野范围内的位置，患者会抓不准你的手，而轻轻晃动手指可帮助患者定位到你的手，因为患者更容易找到移动的物品。

在 PCA 患者中，手指肌阵挛相对较常见，也可出现锥体外系症状而且往往不对称。关于 PCA 临床表现与病理相关性的研究较少，因此目前还不清楚如何根据临床表型来判断可能的病理变化。一些伴有不对称的帕金森综合征和失用症的 PCA 患者可能合并有 CBD [15]，而其他患者会合并 AD[16]。帕金森综合征和视幻觉可见于 AD 合并 Lewy 体的患者 [3]，但据报道多达 60%的 AD 患者病理检查存在 Lewy 体 [17]。

认知功能评估是 PCA 临床诊断的关键。视空间和视知觉是最明显的功能障碍，常在进行 MMSE 评分时表现出来，因为患者很难准确地画出相交的五边形，同时阅读和书写句子时也存在困难。视空间功能障碍可以通过描绘图形或点计数检测出来——患者看到的数目比展示的要多。视知觉缺陷可以通过对破碎的或扭曲的物体或字母图片的识别来检测（图 3.1）。他们可能难以辨认熟悉的物体或者对熟悉的物品产生不一样的视觉效果。这种无法通过物体的独特结构加以识别的功能缺陷，称为统觉性视觉失认症。除了视空间和物体视知觉等高级视觉处理功能缺陷外，包括颜色、形态以及运动形式的视知觉在内的基础性视觉功能障碍也可能很明显。

体格检查还会发现以下体征：同时性失认症、眼球运动失用症（难以注视物体）以及视觉共济失调（不能完成视觉导向的运动），三者称为巴林特综合征三联征（Balint' s syndrome）。顶叶受累的体征如失写、失算、左右定向障碍、手指失认症（手指命名困难或无法移动指定的手指）、工作记忆受损或肢体失用等也会出现。工作记忆常用数字广度任务（要求

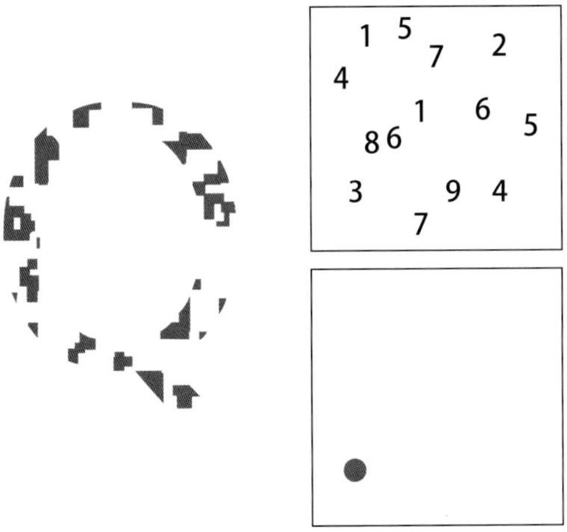

图 3.1 PCA 患者神经心理学检测示例。左侧为一碎片化的字母，用于检测视知觉能力。右侧为数字定位图，用于检测视空间功能。患者需要指出圆点所在的位置是哪个数字。

Reproduced from *Optometry in Practice*, 13(4), Shakespeare TJ, Ryan NS. Petrushkin H, Crutch SJ, Identifying cortical visual in posterior cortical atrophy, pp. 159-62, © 2012, with permission from The College of Optometrists.

患者复述逐步延长的数字串）来评估。失用症可通过要求患者做无意义的手势或者挥手和模仿刷牙、使用螺丝刀等有意义的动作来评估。所谓结构性失用症（复制图画能力受损）和穿衣失用症实际上可能主要是由于视空间觉功能障碍引起，在 PCA 中也很常见。

检查

与其他痴呆综合征一样，PCA 检查的首要目的是排除可逆的潜在病因，其次是确定最可能的神经退行性变病理类型。检查手段需要个体化。对于快速进展、不典型或早发的病例则应进行更深入的检查。

✪ 学习要点：PCA 相关检查

大脑影像

所有痴呆患者均应进行 CT 或 MRI 来排除可逆的原因（如肿瘤或硬膜下血肿）。MRI 特别是获得多个序列时可对 PCA 诊断提供特别有用的信息。

- T1 序列通常表现为大脑后部萎缩但海马体积保留。该表现支持 PCA 的临床诊断，并提示存在神经退行性病变（图 3.2）。
- T2 加权 / FLAIR 序列显示是否有明显的脑血管疾病（脑血管疾病可能与退行性病变并存）并提示需要优化血管危险因素的管理。如果有明显的脑白质高信号，磁敏感加权成像（SWI）/ T2* 有助于发现微出血灶，如果以微出血皮质分布为主，则提示可能存在淀粉样脑血管病。

（待续）

（续）

- 弥散加权成像（DWI）对于起病急而病史不明确的 PCA 患者有助于排除脑梗死。对于急性起病的患者应当进行 DWI 和 FLAIR 扫描，以显示是否存在纹状体、丘脑或皮质的异常高信号以便排除朊病毒疾病。

在 MRI、CSF 检查正常（见下文）以及尚不明确是否存在神经退行性疾病的情况下，功能成像有时可能有助于诊断。单光子发射计算机断层扫描（SPECT）和氟脱氧葡萄糖（FDG）正电子发射断层扫描（PET）显示 PCA 患者顶枕区呈低代谢。FDG-PET 也显示出额叶眼区呈低代谢。

神经心理学

所有怀疑 PCA 的患者均应进行神经心理学检测以明确认知功能情况，每个患者的认知功能均应与病前评分进行比较或与年龄匹配人群的正常数据进行比较。在诊断不明确的情况下（比如明显的焦虑会影响患者的表现），过段时间重新评估可能会更有意义。

脑电图（EEG）

当怀疑克－雅病（CJD）或癫痫时均应进行 EEG（CJD 可出现周期性尖波复合波）检查。EEG 对于神经退行性疾病诊断不明确时也有帮助。对于 AD 患者，在疾病早期 EEG 可能为正常，但其典型 EEG 表现为弥漫性慢波和 α 节律消失或减慢。

腰椎穿刺

对于年轻或快速起病的认知减退的患者均应进行 CSF 检查。基本成分分析可以识别炎症或感染疾病，同时检测特异性蛋白可提示退行性病变。如 14-3-3 蛋白升高与 CJD（该病脑脊液 tau 蛋白也往往升高）相关。淀粉样蛋白 $\beta_{1\text{-}42}$ 降低和 tau 蛋白升高提示 AD。

基因检测

如有精神分裂应伴特定遗传模式家族史者。则提示常染色体显性遗传，可以考虑进行早老素 1 基因突变与朊蛋白基因检测，但基因水平异常在 PCA 中非常罕见。

临床提示：PCA 患者神经心理学检测结果解释

可以预见的是 PCA 患者在任何神经心理学测试的视觉部分均表现不佳。因此，言语智商和行为智商（行为智商通常低于言语智商 30~40 分）之间存在显著差异。一些神经心理学测试，包括视觉回忆、物品命名和执行功能（如轨迹制作和 Stroop 测试），并非针对视觉检测所设计，但需要完整的视觉处理技能来完成这些测试。应当谨慎地解读 PCA 患者进行上述测试的结果，或者优先使用非言语部分的测试（如听觉语言记忆任务和通过语言描述命名）。

治疗

PCA 的治疗应当具有整体性和多学科性。目前尚无有关 PCA 特异性治疗的报道。然而，由于 PCA 患者多数有 AD 的病理学基础，因此给

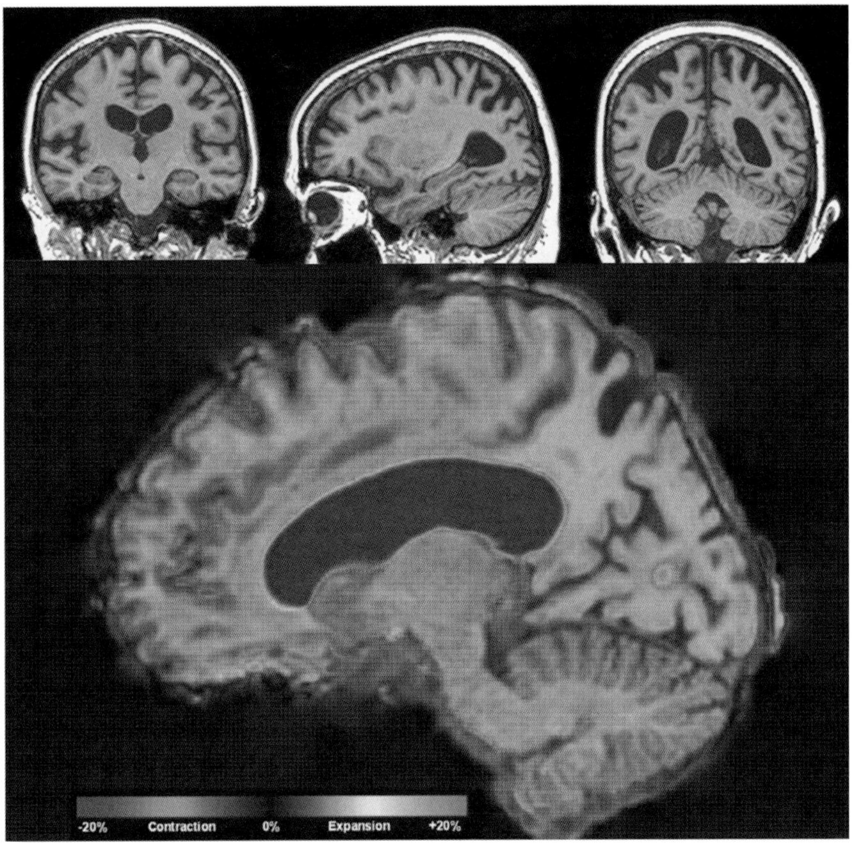

图 3.2 本例 PCA 患者的 MRI 影像。上图是症状出现 4 年后的头部 MRI 扫描冠状位、矢状位和轴位影像。影像可见典型的 PCA 表现即顶枕叶萎缩，海马体积相对保存完好。下图为 2 年后再次扫描的影像并经流体模型配准生成体素压缩图。比例尺显示的是每个体素的体积百分比变化率（-20%~20%），绿色和蓝色代表收缩，黄色和红色代表扩张。两年时间里顶叶和枕叶的萎缩最为严重。（见彩插）
Image courtesy of Tim Shakespeare and Shona Clegg.

予胆碱酯酶抑制剂（多奈哌齐、加兰他敏或卡巴拉汀）对症治疗是合理的。尽管临床上胆碱酯酶抑制剂对 AD 的认知功能只有轻微的改善作用，但几项大型随机对照试验已显示出统计学差异。但对于个体而言即使是小的作用就可以显著改善患者及其照顾者的生活质量。

尽管少数 PCA 患者会出现非 AD 的病理改变，例如 CBD，但是还不能明确如何根据其表现来推断其病理改变类型。因此，从实际操作角度来看，应当对包括伴明显运动功能障碍在内的所有 PCA 患者提供胆碱酯酶抑制剂治疗（除非有明确的生物标志物证据表明非 AD 原因，例如 CJD 等）。随着 PCA 诊断标准的提高和对潜在病理学预测因子了解的增加，PCA 患者很有希望参加专门为其设计的临床试验以评估这些治疗手段的效果。

专家点评

如向 PCA 患者给予胆碱酯酶抑制剂治疗，在判断疾病严重程度和治疗反应时，不要过分依赖认知测试的结果。通常使用的像 MMSE 那样的评估手段大多侧重于记忆和定向力，而对与 PCA 相关的功能缺陷侧重不够。

✪ 学习要点：PCA 的治疗

- 开始胆碱酯酶抑制剂治疗，对于存在胆碱酯酶抑制剂使用禁忌（例如，心脏传导阻滞）、引起副作用或无效的患者使用美金刚（一种 NMDA 受体拮抗剂）。
- 检查是否合并抑郁或焦虑并降低其治疗阈值。避免使用抗胆碱能药物。
- 优化血管危险因素管理，尽量减少并存疾病对认知的影响。
- 关于驾驶。许多 PCA 患者自愿停止驾驶，但如果患者没有该意识则需要建议其停止驾驶；同时患者必须意识到他们有义务向 DVLA（即 Driver and Vehicle Licensing Agency，驾驶员及车辆发证处）告知他们的诊断。
- 考虑转诊至眼科医生，以便患者可以按视力不佳进行登记。
- 确保患者获知可以从中获益的关于资金和社会援助的信息，并在需要时获得确诊后咨询。
- 为视障人士在生活辅助（如语音时钟，有声读物）和家居装饰（例如，保持房间照明良好，尽量减少地板和墙壁上的图案，因为这些图案可能被误解为障碍物）方面提供实用建议。需要职业治疗师的参与。
- 对护工给予支持以及向患者的照料团队提供信息（例如 <http://www.pcasupport.uc.ac.uk>）。
- 在患者能够表达自己愿望的时候提供机会讨论未来规划（例如，签署“永久授权书”）。

专家结语

该病例展示了后部皮层萎缩（PCA）诊断的难点及干扰因素。PCA 的临床表现常为视觉障碍，所以也不难理解这些患者常常先就诊于验光师，继而转诊至眼科医生。临床特征可能非常混乱，在确诊之前患者可能会就诊过许多不同的专科。而且许多患者描述的症状很容易被忽视或误诊。该患者给我们的另一个关键信息是并非所有的阿尔茨海默病都有记忆障碍，事实上很多患者的情节记忆都会保留至疾病的晚期。

点评专家：Martin N. Rossor

（黎炳护 译 赵莲花 审）

参考文献

1. Renner JA，Burns JM，Hou CE，et al. Progressive posterior cortical dysfunction：a clinicopathologic series. *Neurology* 2004；63（7）：1175-80.
2. Victoroff J，Ross GW，Benson DF，et al. Posterior cortical atrophy. Neuropathologic correlations. *Arch Neurol* 1994；51（3）：269-74.

3. Tang-Wai DF，Graff-Radford NR，Boeve BF，et al. Clinical，genetic，and neuropathologic characteristics of posterior cortical atrophy. *Neurology* 2004；63（7）：1168-74.

4. Hof PR，Vogt BA，Bouras C，Morrison JH. Atypical form of Alzheimer’s disease with prominent posterior cortical atrophy：a review of lesion distribution and circuit disconnection in cortical visual pathways. *Vision Res* 1997；37（24）：3609-25.

5. Mendez MF，Ghajarania M，Perryman KM. Posterior cortical atrophy：clinical characteristics and differences compared to Alzheimer’s disease. *Dement Geriatr Cogn Disord* 2002；14（1）：33-40.

6. Crutch SJ，Lehmann M，Schott JM，et al. Posterior cortical atrophy. *Lancet Neurol* 2012；11（2）：170-8.

7. Snowden JS，Stopford CL，Julien CL，et al. Cognitive phenotypes in Alzheimer’s disease and genetic risk. *Cortex* 2007；43（7）：835-45.

8. Sitek EJ，Narozanska E，Peplonska B，et al. A patient with posterior cortical atrophy possesses a novel mutation in the presenilin 1 gene. *PLoS One* 2013；8（4）：e61074.

9. Depaz R，Haik S，Peoc’h K，et al. Long-standing prion dementia manifesting as posterior cortical atrophy. *Alzheimer Dis Assoc Disord* 2012；26（3）：289-92.

10. Balasa M，Gelpi E，Antonell A，et al. Clinical features and APOE genotype of pathologically proven early-onset Alzheimer disease. *Neurology* 2011；76（20）：1720-5.

11. Schott JM，Ridha BH，Crutch SJ，et al. Apolipoprotein e genotype modifies the phenotype of Alzheimer disease. *Arch Neurol* 2006；63（1）：155-6.

12. van der Flier WM，Schoonenboom SN，Pijnenburg YA，et al. The effect of APOE genotype on clinical phenotype in Alzheimer disease. *Neurology* 2006；67（3）：526-7.

13. Carrasquillo MM，Khan Q，Murray ME，et al. Late-onset Alzheimer disease：genetic variants in posterior cortical atrophy and posterior AD. *Neurology* 2014；82（16）：1455-62.

14. Crutch SJ，Lehmann M，Warren JD，Rohrer JD. The language profile of posterior cortical atrophy. *J Neurol Neurosurg Psychiatry* 2013；84（4）：460-6.

15. Tang-Wai DF，Josephs KA，Boeve BF，et al. Pathologically confirmed corticobasal degeneration presenting with visuospatial dysfunction. *Neurology* 2003；61（8）：1134-5.

16. Ryan NS，Shakespeare TJ，Lehmann M，et al. Motor features in posterior cortical atrophy and their imaging correlates. *Neurobiol Aging* 2014；35（12）：2845-57.

17. Hamilton RL. Lewy bodies in Alzheimer’s disease：a neuropathological review of 145 cases using alpha-synuclein immunohistochemistry. *Brain Pathol* 2000；10（3）：378-84.

病例

4 摆脱眩晕

Diego Kaski

病史

患者女性，62岁，因突发眩晕数分钟被送往急诊室，她形容这次头晕为“看到世界在我面前旋转”。症状呈持续性，救护车到达前恶心呕吐数次。步态不稳，需要扶着家具去洗手间，周围物体在持续性运动，仿佛自己在旋转。变换头部位置症状加重，即使头部保持不动，上述症状仍然存在。发病前无流感样症状，无旅行史，无其他任何症状。无听力障碍，面部及四肢无感觉异常及无力表现，无言语不清。

既往有高血压病、高胆固醇血症和银屑病史。有恶性肿瘤家族史，母亲、姐姐和姑姑均患乳腺癌。患者平素一直服用氨氯地平10mg/d，无药物过敏史。职业为退休的法官。社交场合喝酒，从不抽烟。

一般体格检查：T36.8℃，P 96次/分，BP162/80 mmHg（1 mmHg=0.133 kPa），呼吸频率正常。全身出汗，湿冷，紧张地坐在沙发上，闭着眼睛，头部一动不动。神经系统检查：言语清晰，四肢肌力、反射及感觉均正常，双侧巴氏征阴性。共济运动正常。能自行站立，但恶心加重。Romberg征阴性，不能直线行走，向两侧倾斜。步态不稳，步基增宽。

神经耳科检查：直视时自发向右侧水平眼震，向右注视时眼震增强。尽管目前仍为向右眼震，但向左注视时强度下降。另外，眼球运动范围充分。由于眼球震颤存在，眼球扫视运动难以评估，但表现正常。扫视潜伏期、准确度和速度均正常。头脉冲试验[一种前庭－眼反射（VOR）的临床床旁测验（图4.1）]显示左侧异常。Hallpike变位增加了眼震的幅度，但并未引起症状变化或额外的眼球震颤。其余脑神经检查（第五、七、九、十、十一和十二对）无异常。

患者开始输液，并因恶心而静脉注射赛克力嗪。48小时后，症状改善，停止输液。冷热实验正常，纯音听阈正常。鼓励患者下床活动，并于入院第3天出院。

2个月后，患者因刷牙时突发眩晕，被安排看家庭医生。此后患者感到恶心和不平衡。在就诊过程中，抬头看墙上的标示时，再次短暂性眩晕。被诊断为复发性迷路炎，给予桂利嗪口服，并建议卧床休息1周。

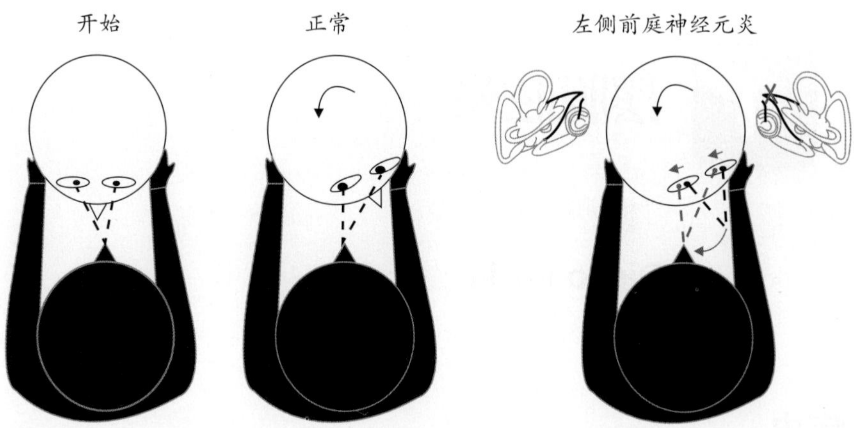

图 4.1 头脉冲试验。这种床边操作测试 VOR 的完整性，VOR 目的是为了在头部移动时保持图像稳定在视网膜上。患者开始面对检查员，整个过程要求患者盯住检查员的鼻子（左图）。然后，检验员向一侧快速小幅度移动头部。正常的反应（中图）是眼球向相反方向移动，但以同样的速度到达头部，因此眼睛一直保持注视着检查员的鼻子。在前庭神经元炎（右图）中，VOR 一侧缺失（本例为左耳），眼睛随着头部移动，离开检查员的鼻子，需要重新扫视才能使其恢复。这是检测到的异常。

一个月后，患者在床上翻身时，再次出现眩晕发作。由于眩晕恶心加重，最终去急诊室就诊。患者站立不稳，诉颈部强直。神经耳科小组进行了检查，未发现自发性眼震。脑神经和一般神经检查均正常。侧方 Hallpike 变位（图 4.2）显示右耳向下时出现向右旋转性眼震，潜伏期 3 秒，持续时间 7 秒。左耳向下时 Hallpike 动作是正常的。诊断符合右后半规管 BPPV，可能与既往前庭神经元炎（VN）发生有关。行 Semont 手法复位操作（图 4.2C），这与 Epley 复位操作相似，同样有效。

> **专家点评**
> 本例患者描述了眩晕的 2 个不同阶段。第一阶段是眩晕和视振荡（眼震）的急性发作，即使头部完全静止，也不伴有其他的中枢神经系统体征。虽然无病毒感染前驱症状，但临床表现与急性前庭神经元炎（VN）最相符，有时称为病毒性迷路炎。眩晕的第二阶段涉及 BPPV 的经典特征 - 周期性（或发作性）眩晕，因头部运动和床上翻身时诱发。

讨论

眩晕是一种运动错觉，因此是一种主观感觉。重要的是要知道，许多患者会用“头晕”这个词来描述各种不适症状，包括站立不稳、眩晕、头晕，甚至头痛。因此，必须理解患者所表达的“头晕”这个词是什么意思。患者可能会觉得这很难，所以我们可能需要提供一些词语来描述他们的感觉——例如，像旋转木马一样旋转，像坐船上摇晃，失去平衡等。

处理急性眩晕患者的思路，比如我们提供的病例，首先考虑常见的诊断，即良性阵发性位置性眩晕（BPPV）、前庭神经元炎、脑干或小脑卒中、前庭性偏头痛和梅尼埃病。

眩晕最常见的原因是 BPPV。其特点是头部位置的改变诱发短暂性旋转性头晕（“旋转”）。发作仅持续数秒钟，但考虑到严重性，患者通常会主观地感觉持续了数分钟。BPPV 的典型诱发因素包括床上翻身、躺下、弯腰或抬头（例如，爬梯子或挂衣服）。发作常伴有恶心（由于发作短暂，通常很少呕吐）和明显的不平衡感。有些患者，不平衡感比眩晕持续

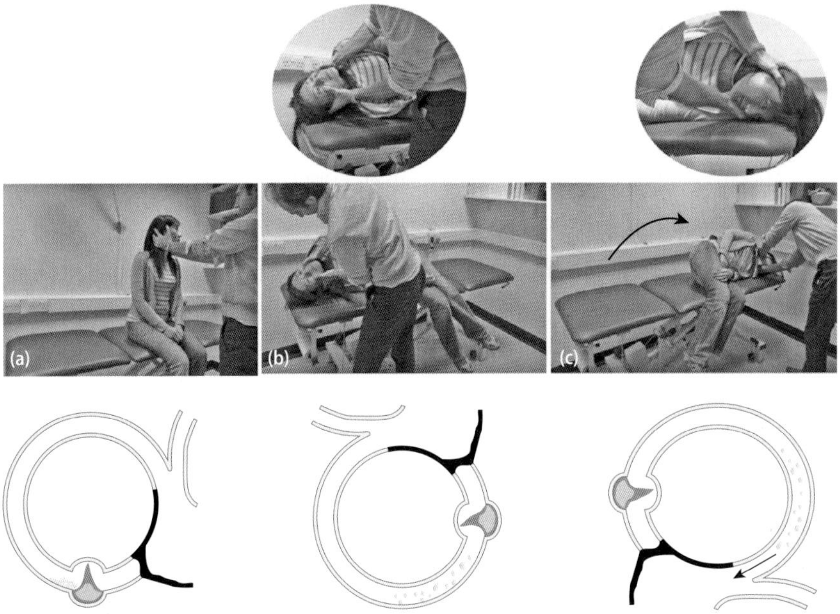

图 4.2　侧方 Dix-Hallpike 变位（上）和耳石运动轨迹（下）。（a）患者开始坐在床的中央，双腿下垂。然后头转离检查侧耳（本例为右耳）。（b）然后患者迅速地侧倾，确保头部不改变位置。注意：鼻子应该是向上的，在这种情况下，很容易看到眼睛（插图）。在 BPPV 存在的情况下，会有向地方向的上跳性和扭转性眼球震颤。患者此位置维持 30 秒。（c）治疗 BPPV（本例为右侧），然后患者迅速从这个位置变换 180° 到另一侧，确保头部不移动。注意：在起始位置，鼻子是朝上的，但在动作结束时，鼻子朝下。反方向变位用于治疗左侧 BPPV。

时间可能会更长。

关于前庭神经元炎专业术语的应用对非专科医生可能含混不清。对于很多非专科人员来说，“眩晕”一词已成为迷路炎的同义词。于是，迷路炎逐渐演变为急性和慢性良性眩晕的代名词。然而，对于专科人员来说，迷路炎是指整个迷路［即前庭（平衡）和耳蜗（听觉）区域］的炎症，在临床实践中是非常罕见的。前庭神经元炎（VN）是指前庭神经的炎症，不伴听力障碍，临床比较常见，但令人困惑的是，也常被称为“迷路炎”。VN 的发生率约为每年 3.5/10 万，不像急诊科或家庭医生转诊函提示的那么常见。

无论用什么术语，这种综合征表现为单次眩晕恶心的急性发作，常伴呕吐及不平衡。眩晕和恶心通常持续数小时至数天，呈持续性，即使头部完全静止（与 BPPV 对比）。VN 的不平衡是“家具－步行”型，相比之下，小脑性卒中是不能站立。

急性 VN 患者眼睛直视前方有自发性眼球震颤。患者描述世界在旋转的原因是因为眼球震颤的存在。VN 的眼球震颤大多是水平的，伴有一些旋转（扭转）成分，并且是单向的，例如，不管是向左、向右或向中心看，均为向右的眼震。如果无其他中枢神经系统症状或体征，自发性和单向眼球震颤通常是外周性。在 VN 中，确定是否前庭－眼反射（VOR）一侧缺失是有价值的（见图 4.1），其是前庭系统的主要功能。在 VN 和大多数其他良性眩晕，听力和耳镜检查是正常的。急性 VN 的诊断可基于上述特征作为临床依据，因此是一种包含性诊断，而不是排除性诊断。

文中提供的该例患者不需要进一步的专科检查。VN 采取保守治疗，卧床休息和止吐药物推荐不超过 3 天，但此后，该处理措施不利于疾病恢复，实际上可能会延迟恢复。VN 的恢复需要大脑对头部运动信号重新代偿。因此，一旦急性眩晕好转，应鼓励患者尽可能多下地活动。在部分国家过度使用类固醇。然而，关于类固醇治疗 VN 的意见是不一致的。虽然从长远来看，早期使用皮质类固醇可能会改善前庭功能试验结果[1]，但一篇系统回顾[2]认为类固醇作用与 VN 长期结局的相关性尚不清楚。值得注意的是，VN 在同一患者中复发是非常罕见的；如果出现复发，应该考虑到 BPPV 或前庭性偏头痛的诊断。由于头晕与心理因素之间存在着复杂的相互作用，对症状的不完全和错误的理解可能导致长期的头晕和功能障碍[3]。

急性眩晕的警示症状包括单侧听力丧失、神经系统症状或体征异常、新发头痛和头部脉冲试验评估的正常 VOR（因为这意味着眩晕不是起源于前庭周围系统）。在这种情况下，临床医生应该考虑到潜在的更严重的病因，如后循环卒中，这是一个重要的鉴别诊断。后循环卒中以头痛（通常为枕部）为表现，并伴有眩晕、呕吐和失衡。急性耳聋是由于内听动脉闭塞所致，内听动脉是小脑前下动脉的一个分支[4]，在 90% 的人群中同时供应前庭和耳蜗器官。有时候，听力丧失是由于脑桥病变影响听觉通路交叉（外侧丘系）所致[5]。眼球运动障碍也有助于辅助诊断，并判断病变部位。当眼球震颤出现时，其可能是由凝视诱发（向凝视方向跳动）、自发性（患者直视前方）或位置性。事实上，位置性下跳性眼球震颤强烈提示眩晕为中枢性原因（病变部位通常是小脑结节或小脑蚓），尤其是当眼震没有潜伏期、疲劳性或适应性时。这些特征有助于区分中枢性和周围性位置性眼球震颤（例如 BPPV）。因此，对疑似后循环卒中的患者进行一个重要的临床试验，即将患者向后倾斜（如 Hallpike 试验，但不将头转向一侧）。从临床实践来看，虽然孤立性眩晕不太可能是脑干卒中的唯一表现，但由于缺少临床体征，诊断可能一定程度上需要打一问号。

对本例患者来说，眩晕的另一种常见原因是前庭性偏头痛。典型的患者既往有偏头痛或晕动病史，症状也会表现为头晕发作。虽然头晕以“摇摆”型为典型，但仍有多种形式发作，包括真性旋转性眩晕。发作通常持续数分钟至数小时，但症状持续数天或数周的患者也并不少见。眩晕的发作通常与偏头痛其他特征有关，如恶心、畏光、畏声、恐嗅和运动敏感性提高——对自身和外部运动的厌恶。发作期间临床查体可能出现一些各种眼球运动异常，包括中枢性眼球震颤，或者发作期间查体是正常的。因此，诊断依赖于既往类似症状发作病史，或明确的偏头痛个人史或家族史。临床医生必须小心不要过度诊断前庭偏头痛，BPPV、Menière 病、焦虑症和直立性低血压在偏头痛患者中比对照组中更常见[6]。

最后，当患者出现急性发作性眩晕、呕吐和不平衡时，应当考虑到梅尼埃病。然而，这种发作往往伴有听觉症状，如听力丧失、耳胀或压力感、耳鸣或耳痛。虽然梅尼埃病是急性眩晕伴耳聋的最常见原因[7]，但请记住，急性单侧听力丧失伴眩晕是一个危险信号，因此所有出现疑似梅尼埃病首次发作的患者都应该进行神经影像学检查排除脑卒中。发作期临床查体显示前庭周围性眼球震颤，受累侧头脉冲试验阳性。随着急性发作严重程度的减轻，通常会发生进行性单侧听力丧失。在无其他耳蜗症状的情况下，可能发生与耳石失衡有关的急性跌倒发作（Tumarkin 发作）。

听神经瘤通常表现为逐渐进展的单侧听力丧失和耳鸣。虽然有报道[8]表明眩晕在单一的听神经瘤中是少见的，但因为肿瘤生长缓慢，使脑干能够很好地代偿前庭功能的缺损。迷路出血是眩晕的少见病因，表现为严重的永久性听力和前庭功能丧失。影像学诊断显示膜迷路和耳蜗高信号，并与不同病因的出血体质有关。

临床提示：眩晕与视振荡

眩晕是一种知觉（即一种感觉）或运动错觉，可能与眼球震颤有关，也可能不相关。视振荡指外部世界的运动，说明存在眼球震颤或前庭－眼反射受损。合并视振荡患者会描述为世界在移动、晃动或颠簸，或者视物模糊。当患者出现视物模糊或聚焦困难时，我们必须考虑到视振荡的可能，并进一步询问病史。视振荡可分为：①持续性；②阵发性；③与头部运动有关；④位置性。

学习要点：眩晕类型

眩晕分为单次发作、反复发作性和慢性眩晕。眩晕的单次发作可能与急性前庭神经元炎或迷路炎、小脑卒中、偏头痛性眩晕、“漏诊”的 BPPV 或双侧前庭功能减退有关。眩晕的反复发作通常是由 BPPV 引起，其他原因包括偏头痛性眩晕、梅尼埃病、后循环 TIA 和外淋巴管瘘，或更罕见的内耳梅毒、听神经瘤、前庭性癫痫、发作性共济失调 2 型和家族性偏瘫性偏头痛。慢性眩晕可始于单次或多次眩晕发作，可以有进行性失衡病史，或者两者均没有，在这种情况下，将需要检查其他一般性生理疾病，如直立性低血压、贫血、甲状腺功能减退或功能性疾病也应考虑到。

临床提示：前庭－眼反射（VOR）

VOR 是人类最快的反射，潜伏期小于 16ms，其作用是在快速头部运动时（例如行走或跑步时）使图像稳定于视网膜中央凹上。其工作原理像一个“摄影机稳定器”，以相同的速度产生与头部运动相反方向的眼球运动。如图 4.1 所示。

专家点评

视振荡的治疗取决于病因，而且往往是失败的。在一组患者中，下跳性眼球震颤可能对加巴喷丁、美金刚、巴氯芬、氯硝西泮或氨基吡啶有反应[11]。上斜肌纤维性肌阵挛是上斜肌的痉挛，其可引起阵发性视振荡，对低剂量卡马西平有效。Tullio现象既可以通过保守治疗，也可以通过外科封堵前半规管孔治疗，当发现裂开时，症状非常严重。

学习要点：视振荡

视振荡是指视觉环境的晃动。视振荡仅在与由于无前庭－眼反射引起的双侧前庭功能减退有关的头部运动时出现（视振荡仅在头部运动时出现，该头部运动与无前庭－眼反射引起的双侧前庭功能减退有关）。由于图像“弹跳”或“模糊”，患者常常描述在走路、跑步或乘车时很难辨认人的面部或道路标志。当头部完全静止时，视振荡消失。双侧前庭功能障碍可以用双侧床旁头脉冲试验阳性（见图 4.1）或动态视敏度测试来识别。在这里，视敏度比较有无头部振动。常见原因有脑膜炎、耳毒性（通常为庆大霉素）、特发性和其他（脑神经病变、严重的颅脑外伤）。这种情况常被临床医生忽视，因为这种不平衡并不严重，在一般的神经系统检查中也无明显的异常。步态不稳的患者，尤其是在夜间，或在运动过程中出现异常的视觉症状，双侧前庭功能障碍应该考虑到。

当视振荡持续存在且与运动无关时，最有可能诊断为获得性中枢性眼球震颤——获得性下摆动性眼球震颤或下跳性眼球震颤（DBN）。DBN 最常见的病因是小脑疾病，包括多系统萎缩（MSA）、血管源性脱髓鞘或其他疾病[9]。副肿瘤性疾病也可引起 DBN，尤其是与抗 GAD 抗体相关的 DBN。

视振荡也可能是发作性的，在这种情况下，其可以是自发的或触发的。后者常与 Tullio 现象有关，即声音刺激引起的眩晕，其通常是由于前半规管破裂和声音直接刺激迷路所致。患有 Tullio 现象患者除了复听（声音的回声）和自声增强（内部产生的声音放大）外，还会对强声产生视振荡和不平衡反应。仅单侧眼的发作性视振荡通常与上斜肌纤维性肌阵挛有关，而瞬时、短暂和频繁的发作，伴电击样视觉晃动，提示前庭阵发症[10]。

临床提示：眩晕警示征

急性眩晕的警示症状包括单侧听力丧失、神经系统症状或体征异常、新发头痛和头部脉冲试验评估的 VOR 正常（因为这意味着眩晕不是起源于前庭周围系统）。

学习要点：中枢性位置性眼球震颤

躺下或头部位置改变所引起的视振荡提示中枢性位置性眼球震颤。这种类型的眼球震颤具有特征性，区别于“良性”周围性原因，如 BPPV。第一，只要头部置于特定位置（即没有潜伏期），眼球震颤就会出现，而 BPPV 的眼球震颤则有数秒钟的潜伏期。第二，无疲劳性，只要头部保持在这个位置，眼球震颤就会持续存在。第三，眼球震颤无习惯性，这意味着无论什么时候头部置于该位置都会出现。此外，这与周围性位置性眼球震颤不同，周围性位置性眼球震颤的强度会随着反复的连续位置性动作而减小。

专家结语

本病例举例说明不是一个而是两个常见的临床问题——急性眩晕和反复（或发作性）眩晕。对于急性眩晕的可能病因，不管年龄大小或有无血管危险因素，医生的头脑必须进入“这名患者患脑卒中了吗？”模式。本患者急性起病，无脑干 / 小脑损害的症状和体征（例如，无言语和第五六对脑神经受累，也无“怪异的”眼球震颤）提示前庭周围性眩晕。此外，头脉冲试验阳性（异常）更说明眩晕是由前庭神经功能失衡引起的。这些综合特征支持前庭神经元炎(或"迷路炎")诊断。相反,当患者在数周或数月后再次出现眩晕时,前庭神经元炎(或"迷路炎")诊断不正确——闪电很少会击中两次!然而,该患者的第二阶段眩晕,首先,它是前庭神经元炎常见的并发症,其次,也是常见的。BPPV 是目前为止最常见的反复眩晕的原因—请记住,手法复位可以在 5 分钟内治愈 BPPV(图 4.2C),而不是用药物。

点评专家:Adolfo M. Bronstein

(赵鹏 译　梁新明 审)

参考文献

1. Okinaka Y, Sekitani T, Okazaki H, et al. Progress of caloric response of vestibular neuronitis. *Acta Otolaryngol Suppl* 1993; 503: 18-22.
2. Fishman JM, Burgess C, Waddell A. Corticosteroids for the treatment of idiopathic acute vestibular dysfunction (vestibular neuritis). *Cochrane Database Syst Rev* 2011; (5): CD008607.
3. Yardley L, Beech S, Weinman J. Influence of beliefs about the consequences of dizziness on handicap in people with dizziness, and the effect of therapy on beliefs. *J Psychosom Res* 2001; 50(1): 1-6.
4. Lee H, Sohn SI, Jung DK, et al. Sudden deafness and anterior inferior cerebellar artery infarction. *Stroke* 2002; 33(12): 2807-12.
5. Doyle KJ, Fowler C, Starr A. Audiologic findings in unilateral deafness resulting from contralateral pontine infarct. *Otolaryngol Head Neck Surg* 1996; 114(3): 482–6.
6. Lempert T, Neuhauser H, Daroff RB. Vertigo as a symptom of migraine. *Ann NY Acad Sci* 2009; 1164: 242-51.
7. Minor LB, Schessel DA, Carey J. Menière' s disease. *Curr Opinion Neurol* 2004; 17(1): 9-16.
8. Sugimoto T, Tsutsumi T, Noguchi Y, et al. Relationship between cystic change and rotatory vertigo in patients with acoustic neuroma. *Acta Otolaryngol Suppl* 2000; 542: 9-12.
9. Wagner JN, Glaser M, Brandt T, Strupp M. Downbeat nystagmus: aetiology and comorbidity in 117 patients. *J Neurol Neurosurg Psychiatry* 2008; 79(6): 672-7.
10. Brandt T, Dieterich M. Vestibular paroxysmia: vascular compression of the eighth nerve? *Lancet* 1994; 343(8900): 798-9.
11. Kalla R, Glasauer S, Büttner U, et al. 4-Aminopyridine restores vertical and horizon-

tal neural integrator function in downbeat nystagmus. *Brain* 2007；130（Pt 9）：2441-51.

病例

5 一例谵妄患者的延迟诊断

Benedict D. Michael, David J. Stoeter

病史

患者，35 岁，右利手，为伦敦一家公司的副主任，因“行为和人格明显改变”被送至医院。

患者发病当天上午离开了办公室一直未归，最后同事在办公楼后面找到他。患者声称一直在寻找哪里发生了火灾。尽管其同事未发现火灾证据，但患者坚持认为其间断能闻到烟味。同事劝其回到办公室并平静下来。下午患者再次离开办公室，而这次同事在公司到处没能找到他，最后通过拨打电话联系到。此时患者已在距离办公室约 150 英里（1 英里≈1.6 千米）的服务站。

同事随即叫救护车将患者送往医院。急诊医生评定患者格拉斯哥昏迷量表（GCS）评分为 14/15（眼睛 4；运动 6；语言 4），简易智力测试评分（AMTS）8/10 分。入院时神经系统检查无异常。无脑膜炎表现，无皮疹、酒精性肝病或静脉性药物滥用的征象。血液检查提示白细胞计数（13.2×10^9/mL）和 C 反应蛋白（12mg / dL）稍微升高，而尿素和电解质检查正常。动脉血气分析显示 pH、pO_2、pCO_2 和碳酸氢根水平均正常。尿液试纸检测显示红细胞（1+）和白细胞（1+），并送镜检和尿培养。给予口服甲氧苄啶，在外科小组的护送下转到泌尿外科。

次日，患者行为越来越离奇，让护士及病房患者均感到不安。他似乎对护士有奇怪的想法，虽已服用对乙酰氨基酚和曲马朵，但仍称护士拒绝给他止痛药治疗头痛。为此护士联系到保安及值班医生，给予氟哌啶醇肌内注射。管床医生观察到患者入院时和发病当天上午无发热，但其病程记录显示之前 6 小时内出现过间歇性低热。而此时 GCS 评分为 13/15（眼睛 4；运动 5；语言 4）。行血培养后，给予患者静脉注射头孢噻肟处理。

第二天行头颅 CT 平扫未见异常。拿到 CT 报告结果、静脉注射抗生素 24 小时后，行腰椎穿刺术（LP）。脑脊液（CSF）检查结果显示：红细胞 4 个，白细胞 45 个（85%淋巴细胞，15%中性粒细胞），蛋白质 0.65mg/dL，脑脊液葡萄糖 52mg/dL；显微镜检查未发现任何微生物，细菌培养结果未出。患者初压和同期血糖均未检测，也未行病毒学分析。

鉴于细胞分类以淋巴细胞为主，患者应用头孢噻肟的同时给予阿昔洛韦（10mg/kg，1 次 /8h）静脉注射。由于脑脊液为淋巴细胞和嗜中性粒细胞混合细胞反应，且应用抗生素后才进行腰椎穿刺术，腰椎穿刺术稍延迟，所以决定继续应用头孢噻肟。

入院后第 6 天，患者 GCS 评分为 7/15（眼睛 2；言语 2；运动 3）。查体：瞳孔等大等圆，光反应灵敏，足底反射屈曲。考虑到患者双侧视盘水肿，再次行 CT 平扫，结果显示右侧半球明显的脑沟消失，未发现其他特异性的局部异常。

神经科值班医生会诊发现，近 2 小时内患者 GCS 评分实际上波动在 6/15~13/15 之间，且其右面部下可见轻微的抽动。鉴于上述情况，立即行脑电图（EEG）检查，同时检测艾滋病毒，并要求研究所的微生物实验室找到脑脊液样本行病毒聚合酶链反应（PCR）检测。脑电图显示复杂的部分性癫痫持续状态，给予静脉注射劳拉西泮，后口服苯妥英。随后将患者转入重症监护病房。随后 2 天内患者 GCS 评分提高为 14 分。脑脊液培养和病毒 PCR 结果显示，单纯疱疹病毒（HSV）（1 型，2 型）、水痘带状疱疹和肠道病毒均为阴性。治疗上停用头孢噻肟，继续给予阿昔洛韦。入院后第 8 天，复查 LP 显示：初压为 28cmH_2O，脑脊液 WBC 32 个（90%淋巴细胞，10%中性粒细胞），RBC 6 个和蛋白质 0.83g / dL；脑脊液葡萄糖与血清葡萄糖比率为 78%。脑脊液镜检仍未发现微生物，细菌培养为阴性。本次脑脊液样本直接送至病毒学部门，检测结果显示 1 型 HSV 抗体阳性（血清与脑脊液白蛋白比例证实为鞘内产生），PCR 结果也显示 1 型 HSV 阳性。

患者 HIV 抗原及抗体检测为阴性，GCS 评分恢复至 15/15，阿昔洛韦静脉滴注 12 天后患者出院。

12 个月的随访中，患者诉短期记忆受损和频繁头痛，影响工作。虽发作频率改善，但每隔几个月患者仍出现单纯性部分性癫痫发作。而在联合抗癫痫药物治疗后，复杂性部分癫痫发作未再发生。

讨论

脑炎的定义

“脑炎”指脑实质的炎症[1]。 因此，一般来说该诊断只能通过脑组织病理学检查确诊。 但活检需要在患者死亡后尸检或生前患者同意活检进行脑炎典型指标检测[1]。虽然神经影像学有帮助，但临床上确定炎症存在往往是鉴于 CSF 中白细胞计数的升高，而 CSF 的培养和分子分析用以确定病因[2]。脑炎可以出现脑病，因此需要与系统性、代谢性、毒性、内分泌紊乱、肿瘤或血管性、中枢神经系统以外感染等许多疾病进行鉴别，但与脑炎不同的是，这些疾病的 CSF 和神经影像学无炎症表现[1]。尽管如此，一旦确立脑炎诊断，仍需进一步寻找各种病因。

流行病学

脑炎年发病率为 0.7/10 万 ~13.8/10 万人，相当于英国每年约 700 例，有 70~140 人死亡[2-4]。虽然脑炎相对罕见，但与蛛网膜下隙出血一样是昏迷的常见病因，需要神经科会诊[5]。更重要的两点是：疑似脑炎的病例并不少见；脑炎的延误诊断和延迟治疗可导致严重的致残率和死亡率。例如，由于 1 型 HSV（最常见的散发性原因）引起的脑炎，如果未经治疗或治疗延迟，其死亡率可高达 70% ~90%。如及早治疗，死亡率可降至 20%~30%[3]。

脑炎的病因

脑炎最常见的病因是感染，可以是中枢神经系统直接感染，或由于感染过程或感染后的免疫反应引起（如急性播散性脑脊髓炎（ADEM）或小脑炎）[1]。免疫介导的脑炎也可作为副肿瘤性疾病的一部分而发生，可以通过针对 CNS 抗原的特异性抗体检测来诊断该类疾病。此外，在无肿瘤的情况下，某些抗体相关性脑炎可以作为原发性自身免疫性疾病的一部分发生[5]，但与感染性相关病例相比，该病因相对不常见[4]。

单纯疱疹病毒性脑炎

HSV 脑炎的年发病率估计在 1/50 万 ~1/25 万[2, 4]。大约 90% 的 HSV 脑炎病例是由 HSV-1 型引起，而大约 10% 是由 HSV-2型引起，后者常引起脑膜炎[1]。 HSV 是 α 疱疹 DNA 病毒，而 HSV-2 型由性传播引起感染。大部分人在儿童期会暴露于 HSV-1，到成年后感染几乎全部通过飞沫传播[6]。病毒穿过口腔黏膜，沿三叉神经轴突逆行扩散，然后潜伏于三叉神经节。病毒周期性地重新激活通过轴索顺行性扩散，而临床上通常无症状，仅少部分人群表现为口唇疱疹[6]。极罕见的情况是病毒在脑部复制而导致脑炎，目前尚不清楚病毒是在三叉神经节重新激活后进一步逆行轴突扩散引起，还是脑内潜伏的病毒重新激活引起。事实上，一些无任何神经系统疾病证据的死亡患者中，脑实质中可以发现含有这种高嗜神经病毒的核酸[7]。HSV-1 脑炎发病呈双峰分布，年轻人和老年人发生率最高[4]。

临床症状通常是发热或感冒期间或之后出现明显的认知、意识、人格或行为的改变[1]。相关的临床表现包括头痛（可能为严重头痛）、脑膜炎表现（颈项强直和畏光）、癫痫发作以及颅内压升高（如视盘水肿）[3]。一般来说，反映额叶或颞叶受累的癫痫（如该患者）被认为是 HSV 脑炎的特异性表现。然而，对于诊断或排除脑炎或特定病原脑炎，目前认为没有任何临床症状或症状群具有足够的灵敏性和特异性。因此，脑脊液和常规神经影像学检查有助于脑炎的诊断和确定病因[1~3]。尽管如此，一些临床特征可以作为可能诊断的指标。

✪ 学习要点：病史和查体中的经验和教训

人们越来越认识到，格拉斯哥昏迷评分（GCS）只能粗略地反应大脑的功能障碍；相反，临床医师应该查找是否存在人格、行为或认知方面的变化，即使有时可能很轻微[1,2]。当然，患者亲属或朋友所述"患者完全变了个人"之类的病史不应该被忽视。

此外，尽管发热曾经被认为是中枢神经系统感染的普遍特征，但现在已经认识到，多达 28％的急性脑炎患者在入院时可能无发热，而高达 24％的 HSV-1 脑炎患者入院时也可能不发热[4]。

因此，临床医师必须关注入院前的近期发热史，并密切关注体温变化曲线看是否存在间断性低热[1]。

由于临床症状的非特异性，早期的鉴别诊断比较广泛。然而，正如该病例描述的情况一样，对于平素体健的患者出现意识障碍时，在没有证据提示中枢神经系统以外的感染时，应先考虑中枢神经系统感染[3]。例如，一个长期患有氧依赖性慢性阻塞性肺疾病的老年患者出现急性多肺叶肺炎合并 2 型呼吸衰竭，与我们描述的该例 43 岁平素体健的患者明显不一样，对于该患者唯一支持中枢神经系统以外感染的就是尿液检测出现轻微的变化。事实上，10%~50％的患者可能合并有泌尿、呼吸以及胃肠道症状[4]。但有两个重要的注意事项要考虑：首先，HSV 脑炎在年轻人和老年人呈双峰分布[3,4]；其次，虽然酒精依赖的患者常常因酒精中毒、戒断或营养性原因出现急性意识障碍，但这些患者更常发生病毒性脑炎[1]。

随着新型病原体的出现、区域性病原体的扩散以及全球旅游热，询问全面的旅行史（例如，前往有虫媒病毒性脑炎的地区，如东亚的日本脑炎病毒，中东、南欧和北美的西尼罗河病毒）和疫苗接种史尤为关键。当有明确的旅行史和（或）英格兰公共卫生部门需取样进行疾病监测时，应当与当地传染病研究所密切联系。

局灶性神经体征可能会出现，如脑干受累的多发性脑神经麻痹，常见于黄病毒，肠道病毒或李斯特菌引起的脑干脑炎[1]。然而，脑神经麻痹也可能是由于脑转移引起的假定位征象，或者可能是由于结核杆菌感染浸润颅底脑膜引起，但结核感染病史通常较长[3]。

近年来，人们对抗体介导的脑炎认识逐渐提高。这些疾病的临床提示包括亚急性起病（数周至数月）、运动障碍（例如，口面运动障碍、舞蹈手足徐动或面颊肌张力障碍）或癫痫发作，特别是难治性癫痫发作[1,8]。此外，可能出现低钠血症，但这不是抗体介导的脑炎的特异性表现[3,4]。

✪ 学习要点：何时做腰椎穿刺术（LP），何时先做 CT

CSF 检查结果对指导治疗至关重要（表 5.1）。LP 对于疑似脑炎患者的诊断非常重要，因此对所有患者应尽早考虑[1]。尽管临床上担心 LP 会引起小脑扁桃体疝和钩回疝，但国家卫生与保健研究所（NICE）和英国感染协会和英国神经病学家协会等国家指南都已经证实神经影像学不能准确预测脑疝的发生风险，因此除非有明确的临床禁忌证存在，所有疑似脑膜脑炎的患者不需要等待神经影像学检查结果再进行 LP（表 5.2）[1，9，10]。如果存在临床禁忌证，则应进行神经影像学检查，以排除其他可能的诊断或者判断是否因脑组织移位引起脑脊液回流受阻导致颅内压增高，还是脑脊液回流受阻导致颅内压增高引起脑组织移位。如果排除这些可能性，则应在神经影像学检查后尽早进行 LP[1，9，10]。该病例展示的是值班医生没有专科医师的协助未能进行 LP。一些研究已经确定延迟的 LP 是许多患者获得的次优护理的主要组成部分[2]。为了强调这个问题，我们出版了一个视频教育教程[11]。此外，如果同期血糖未测量，那么脑脊液葡萄糖的意义可能会大打折扣，正如该病例第一次 LP 一样[1]。此外，初压的测量及必要的病毒学 PCR 分析在确定病因学上很重要[1，3]。PCR 是一种特异性和敏感性较高的试验，但在疾病的头几天或后期可能呈阴性，尤其是已应用阿昔洛韦治疗的情况下[1]。因此，在这种情况下检测 CSF 病毒抗体可能有帮助，因为 CSF 病毒抗体通常在病程 7~10 天出现。要证实抗体是否为鞘内产生，可以利用 Rieber 公式计算脑脊液和人血白蛋白的比值[12]：

$$\text{抗体指数}=\frac{(\text{CSF 抗体浓度 / 血清抗体浓度})}{(\text{CSF 白蛋白浓度 / 人血白蛋白浓度})}$$

该例患者第一次 LP 时上述的检测均没有进行。我们已经制作一个腰椎穿刺包，以鼓励医生进行必要的检查（图 5.1）[13]。

我们描述的该例患者，临床医师并不清楚 CSF 中淋巴细胞比例高的原因是由于病毒感染引起，还是由于细菌感染经过部分治疗引起，因为患者在 LP 之前曾使用过抗生素。另外，在进行 LP 之前启动抗生素会影响 CSF 细菌培养结果[14]。尽管如此，在治疗开始后的早期对细菌和病毒进行 PCR 检测仍有可能得出阳性结果[12]。

✚ 临床提示：什么情况下才能排除病毒性脑炎诊断？

最近的英国指南建议，对于免疫功能正常的患者，于以下情况之一可考虑停用阿昔洛韦：确诊其他疾病；间隔 24~48 小时两次 CSF 的 HSV PCR 结果均为阴性且 MRI 无 HSV 脑炎的特征（图 5.2）；神经症状出现 72 小时后 CSF 的 HSV PCR 结果为阴性、无意识改变，MRI（症状发作后 > 72 小时）正常以及 CSF 白细胞计数 $<5/mm^3$[1]。

表 5.1 腰穿结果解读

检测项目	正常	细菌	病毒	结核	真菌	相关抗体
初压	10~20cm*	高	正常～高	高	高～非常高	正常～高
颜色	透明	混浊	清亮(清酒般)	混浊/黄色	透明/混浊	透明
细胞数/mm^3	<5†	高～非常高(100~50,000)	轻度增加(5~100)	轻度增加(25~500)	正常～高(0~1000)	正常～轻度增加(<5~500)
占多数的分类	淋巴细胞	中性粒细胞	淋巴细胞	淋巴细胞	淋巴细胞	淋巴细胞
CSF/血浆葡萄糖值比	66%‡	低	正常～轻度降低	低～很低(<30%)	正常～降低	正常
蛋白(g/L)	<0.45	高>1	正常～高(0.5~1)	高～非常高(1.0~5.0)	正常～非常高(0.2~5.0)	正常～高(0.5~1)

* 成人正常初压约低于 20cm。

† 穿刺引起的损伤性出血可能会造成 CSF 白细胞和蛋白假性升高,应当根据红细胞数来校正,每 700 个/mm^3 红细胞抵消 1 个/mm^3 白细胞,每 1000 个/mm^3 红细胞抵消 0.1g/dL 蛋白。

‡ 正常 CSF/血浆葡萄糖比值约为 66%,但临床上低于 50% 可能才有意义。

有些重要的例外情况:

- 在病毒性 CNS 感染中,在早期或晚期 LP 可能不表现出细胞增多,或者早期 LP 可能表现出嗜中性粒细胞占优势
- 在经过部分治疗的细菌性脑膜炎中,CSF 的细胞数可能较低和(或)可能表现出淋巴细胞占多数
- 结核分枝杆菌早期脑脊液可能具有多形性
- 李斯特菌 CSF 检查结果可能类似于结核性脑膜炎
- 细菌性脓肿的 CSF 表现可以从接近正常到化脓性,取决于脓肿的部位以及是否出现脑膜炎或脓肿是否破裂
- 所有免疫功能低下患者的脑脊液样本均应进行隐球菌抗原检测和墨汁染色

Adapted from *J Infect* 64(4), Solomon T, Michael BD, Smith PE, et al., On behalf of the National Encephalitis Guidelines Development Group, Management of suspected viral encephalitis in adults: Association of British Neurologists and ritish Infection Association National Guideline, pp. 347–73, © 2012, with permission from Elsevier.

表 5.2 无神经影像学时腰椎穿刺的临床禁忌证

颅内压升高的体征	Cushing's 反射,视盘水肿,呼吸模式异常,去脑/去皮质强直,瞳孔反射改变,玩偶眼反射消失
癫痫发作	小于 30 分钟的惊厥、大于 30 分钟的发作、局灶性发作、强直发作
局灶性神经系统体征	偏瘫或单个肢体瘫痪,伸性跖反射,眼肌麻痹
GCS 评分	<13 或降低 >2 分
强烈怀疑脑膜炎球菌败血症	患儿出现典型的紫癜性皮疹
系统性休克	
局部表面感染	穿刺点有感染
凝血功能障碍	
免疫力低下	

有研究还建议,年龄大于 60 岁的患者应首先接受 CT 扫描,因为其他诊断如中风和肿瘤的比例较高

Data from *N Engl J Med* 345(24), Hasbun R, Abrahams J, Jekel J, et al., Computed tomography of the head before lumbar puncture in adults with suspected meningitis, pp. 1727–33, © 2001, with permission from Massachusetts Medical Society.

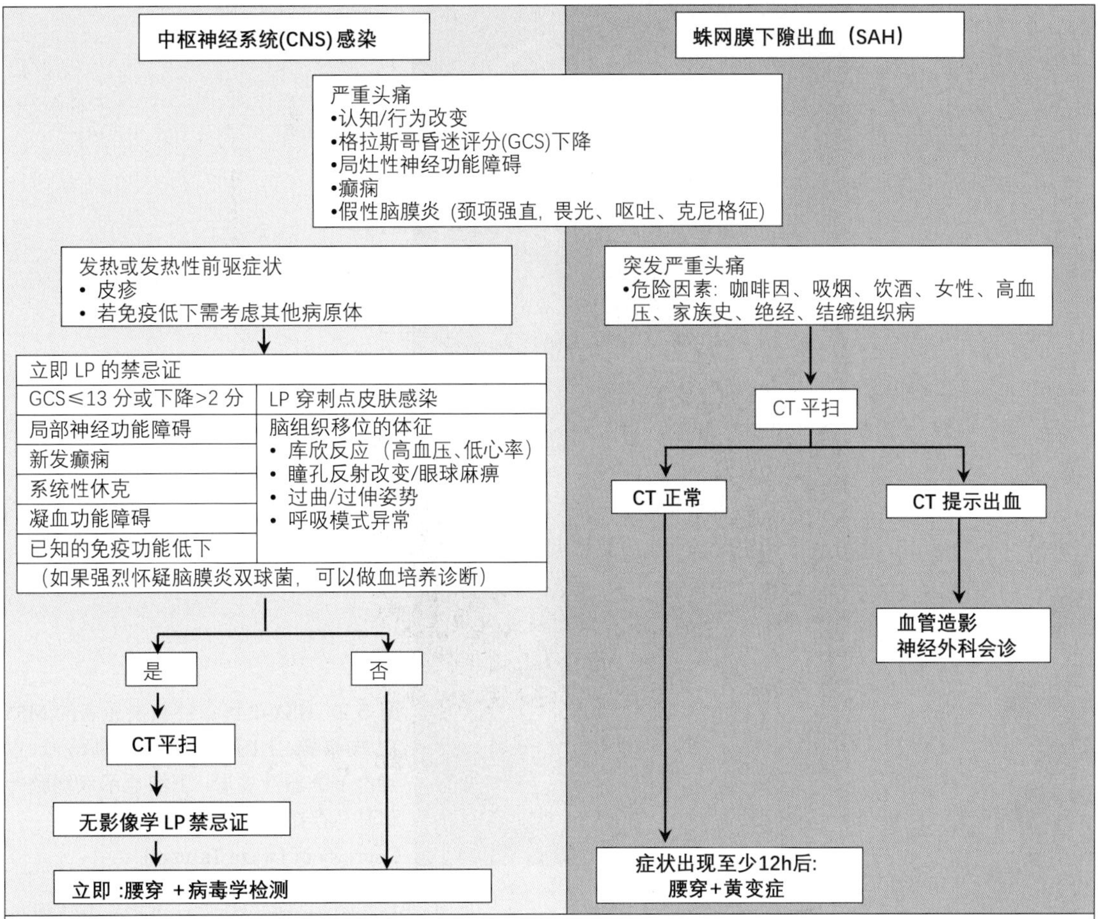

诊断问题	
? 只有 CNS 感染	立即腰穿，只收集样品 1~3 和 5 （CSF） 以及 6~7（血液）
? 只有 SAH	CT 正常以及症状出现 12h 后进行腰穿，只收集样品 1~4（CSF）和 8（血液）
? SAH 和 ? CNS 感染	收集样品 1~5 （CSF） 和 6~8 （血液）

序号	样本	容器	体积	检测	样品运送
1	CSF	普通 	2.5mL	微生物学	微生物学：微生物申请单+标本，气动物流管
2	CSF	氟化 EDTA 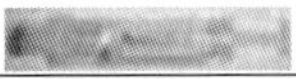	0.5mL	葡萄糖+蛋白	
3	CSF	普通 	2.5mL	微生物学	
4	CSF	微型收集管+ 套管 	1mL	黄变症	生化：生化申请单+标本，将标记好的微型收集管插进标记好的套管，避光 （密封），30min 内徒手送检，不要使用气动物流管
5	CSF	普通 	2mL	病毒学	
6	血	无抗凝血清 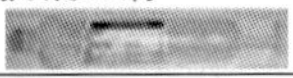	4mL	病毒学	
7	血	氟化 EDTA 	3mL	葡萄糖	
8	血	血清分离胶 	4mL	肝功	

University of Liverpool©

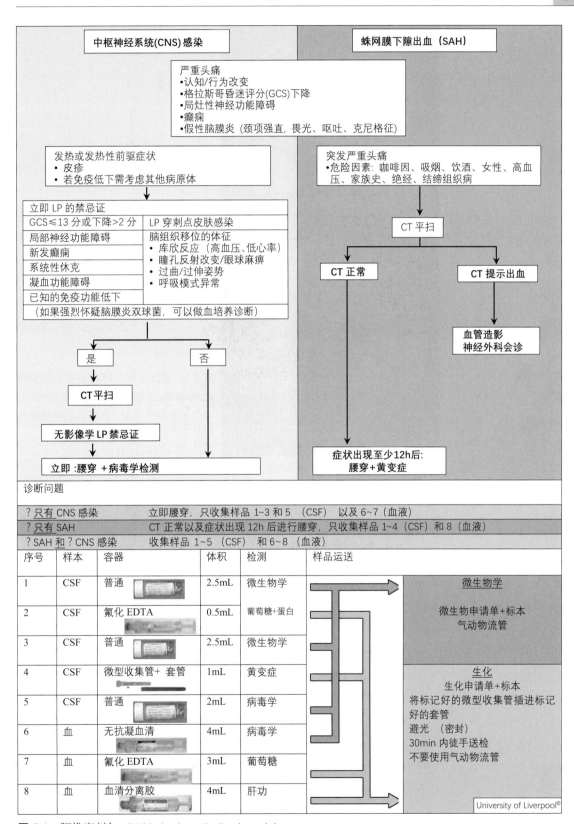

图 5.1　腰椎穿刺包，（With thanks to Dr Sarah curtis）。

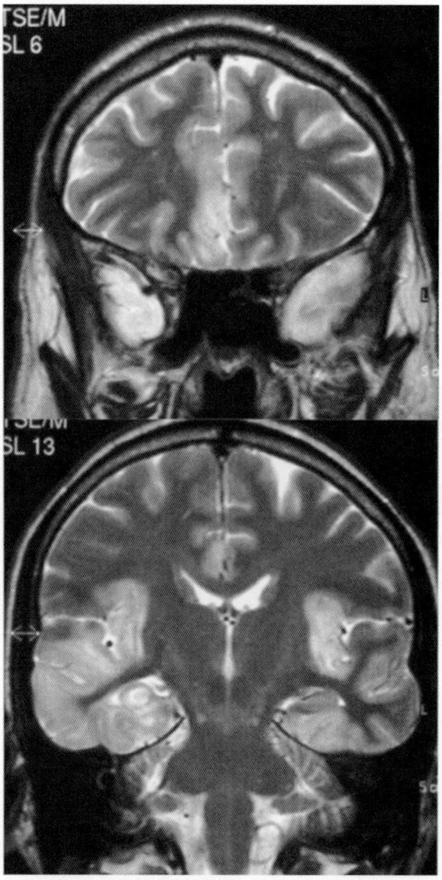

图 5.2　HSV-1 病毒性脑炎患者的 MRI T2 加权像：上图显示右额叶高信号，主要位于眶额叶皮层；下图显示双侧颞叶和海马存在不对称高信号。
Courtesy of Dr Ian Turnbull.

临床提示：HSV 脑炎患者的阿昔洛韦何时可以安全地停药？

最近的英国指南建议，对于免疫功能正常的 HSV 脑炎患者，至少连续静脉注射阿昔洛韦 14 天，直至 CSF 中 HSV 的 PCR 结果转阴。如果复查 CSF PCR 仍然阳性，应继续静脉注射阿昔洛韦，每周一次 CSF PCR 检查至阴性 [1]。

如果患者免疫力低下或年龄在 3 个月到 12 岁之间，那么，在重复 LP 之前的治疗时间至少应该是 21 天，因为这些患者的复发风险较高 [15]。

学习要点：脑电图（EEG）的应用和误用

并不是每个疑似或已确诊脑炎的患者都需要行脑电图检查。周期性偏侧痫样放电（PLED）曾经被认为是 HSV 脑炎的特征性表现，但现在认为是许多疾病病理改变的非特异性特征 [16]。然而，脑电图确实有两个重要的作用，可以鉴别患者的临床表现是由潜在的器质性改变引起还是由精神性因素引起，脑电图可用于评估脑病变化 [1]。此外，对于疑似非惊厥性癫痫持续状态的患者（图 5.3），如本文所述，应进行 EEG 检查辅助诊断。脑电监测在评估治疗反应方面也有价值 [1]。

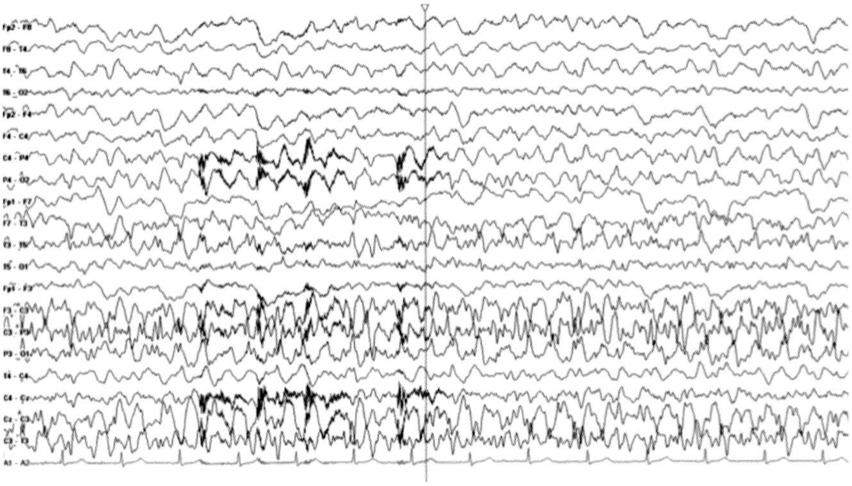

图 5.3　脑电图显示非惊厥运动性癫痫持续状态。
Courtesy of Dr Radhika Manohar.

学习要点：CNS 感染的急性并发症

当脑炎患者在接受检查或治疗时出现意识水平恶化，则应考虑非惊厥性癫痫持续状态，需要给予特定的抗癫痫药物治疗，尤其是意识水平有波动或者出现轻微的运动体征（如指尖抽搐）的患者[1]。

如果急性中枢神经系统感染患者发生癫痫发作或意识水平下降，尽管可能是由于潜在的病理生理学引起，但有必要考虑类感染病变，包括低钠血症和静脉窦血栓形成[1,3,17]。

理论基础

1986 年 Whitley 等[18]通过研究 69 例活检证实为 HSV 脑炎的随机对照试验，该研究中 32 例接受阿昔洛韦 30mg/（kg•d）的患者有 28%发生死亡；而 37 例接受阿糖腺苷 15mg/（kg • d）的患者有 54% 发生死亡，两者有统计学差异（$P=0.008$）。此外，使用适应性评分系统进行 6 个月致残率分析显示，接受阿昔洛韦治疗的患者中有 12 例（38%）功能正常，明显高于接受阿糖腺苷治疗的患者（5 例，4%），两者有统计学差异（$P=0.02$）。该研究还发现，在接受阿昔洛韦治疗的患者中，开始治疗时 GCS>10、7~10 和 <7 与 6 个月致残率相关，分别对应为 0、25%和 25%。

这项具有里程碑意义的研究明显改变了我们对疑似 HSV 脑炎患者在选择药物方面的观点，强调了应在 GCS 明显下降之前，通常在确诊之前应进行早期治疗。在 2015 年，对于这个死亡率和致残率仍然很高的疾病，最近的一项有助于改善临床治疗的研究是在近 30 年前进行的，这令人失望。希望日益发展的神经免疫调节领域可以提供联合治疗，以改善患者的实践功能，从而改善患者的预后。

专家点评

提示系统性病因的特征有：中毒，代谢异常，内分泌紊乱，中枢神经系统以外的感染（包括既往类似事件病史），对称性神经系统表现（如正性或负性肌阵挛），严重的酸碱紊乱，或明确且严重的感染，特别是既往有认知障碍的患者[1]。

双峰年龄分布的特点，或如慢性酒精依赖导致不同程度的免疫抑制，可能更常见于HSV脑炎患者。但HSV脑炎可见于任何年龄且通常无任何免疫应答受损的病史。因此，当患者出现认知、意识、性格或行为急性变化时，特别是病前或目前有发热，即使是低热，在明确中枢神经系统的症状是由CNS外引起之前，我们也会推荐立即进行中枢神经系统相关检查，特别是进行LP检查。

专家结语

每天全国许多患者因为意识改变就诊于全科医师或者神经内科，这些患者中大约80%的人无中枢神经系统感染，也许只有6%患有脑炎。鉴于诊断不及时或误诊的严重后果（例如，可引起70% ~90%的HSV脑炎患者发生死亡），相关检查和治疗的门槛亟须降低[2, 18]。最近的“国家脑炎指南”有希望以某种方式解决这个问题，但不幸的是，目前类似于该患者的情况还是很常见[1,15]。

点评专家：Hadi Manji

（黎炳护 译　赵莲花 审）

参考文献

1. Solomon T，Michael BD，Smith PE，et al. Management of suspected viral encephalitis in adults：Association of British Neurologists and British Infection Association National Guideline. *J Infect* 2012；64（4）：347–73.
2. Michael BD，Sidhu M，Stoeter D，et al. The epidemiology and management of adult suspected central nervous system infections—a retrospective cohort study in the NHS Northwest Region. *Q J Med* 2010；103（10）：749–5.
3. Solomon T，Hart IJ，Beeching NJ. Viral encephalitis：a clinician’s guide. *Pract Neurol* 2007；7：288–305.
4. Granerod J，Ambrose HE，Davies NW，et al. Causes of encephalitis and differences in their clinical presentations in England：a multicentre，population-based prospective study. *Lancet Infect Dis* 2010；10：835–44.

5. Posner JB, Saper CB, Schiff ND, et al. *Plum and Posner's Diagnosis of Stupor and Coma* (4th edn) (Oxford: Oxford University Press); 2007: 4–5.
6. Whitley RJ (2006) Herpes simplex encephalitis: adolescents and adults. *Antiviral Res.* 71: 141–8.
7. Wozniak MA, Shipley SJ, Combrinck M, et al. Productive herpes simplex virus in brain of elderly normal subjects and Alzheimer's disease patients. *J Med Virol* 2005; 75(2): 300–6.
8. Jarius S, Hoffmann L, Clover L, et al. CSF findings in patients with voltage gated potassium channel antibody associated limbic encephalitis. *J Neurol Sci* 2008; 268(1–2): 74–7.
9. Heyderman RS, British Infection Society. Early management of suspected bacterial meningitis and meningococcal septicaemia in immunocompetent adults–second edition. *J Infect* 2005; 50: 373–4.
10. Visintin C, Mugglestone MA, Fields EJ, et al. Management of bacterial meningitis and meningococcal septicaemia in children and young people: summary of NICE guidance. *BMJ* 2010; 340: c3209.
11. Michael BD, Roberts A. Liverpool lumbar puncture pack—How to video: <http: // www. youtube.com/watch? v=TYB7kyiic0Y> accessed 23 July 2012).
12. Ambrose HE, Granerod J, Clewley JP, et al. Diagnostic strategy used to establish etiologies of encephalitis in a prospective cohort of patients in England. *J Clin Microbiol* 2011; 49(10): 3576–83.
13. Michael BD, Powell GA, Curtis S, et al. Improving the diagnosis of central nervous system infections in adults through introduction of a simple lumbar puncture pack: a quality improvement project. *Emerg Med J* 2013; 30(5): 402–5.
14. Michael BD, Menezes BF, Cunniffe J, et al. The effect of delayed lumbar punctures on the diagnosis of acute bacterial meningitis in adults. *Emergency Med* J 2010; 27(6): 433–8.
15. Kneen R, Michael BD, Menson E, et al. Management of suspected viral encephalitis in children: Association of British Neurologists and British Paediatric Allergy, Immunology and Infection Group National Guideline. *J Infect* 2012; 64(5): 449–77.
16. Kate MP, Dash GK, Radhakrishnan A. Long-term outcome and prognosis of patients with emergent periodic lateralized epileptiform discharges (ePLEDs). *Seizure* 2012; 21(6): 450–6.
17. Irani SR, Alexander S, Waters P, et al. Antibodies to Kv1 potassium channel - complex proteins leucine-rich, glioma inactivated 1 protein and contactin-associated protein-2 in limbic encephalitis, Morvan's syndrome and acquired neuromyotonia. *Brain*

2010；133：2734–48.

18. Whitley RJ，Alford CA，Hirsch MS，et al. Vidarabine versus acyclovir therapy in herpes simplex encephalitis. *N Engl J Med* 1986；314：144–9.

病例

6 书写痉挛

Anna Sadnicka

病史

患者女性，35 岁，右利手，法律秘书职业，被送诊所。6 个月来患者书写越来越困难，表现为写几个字后，右手中指、环指和小指就开始不受控制地弯曲；自己需要紧握钢笔。既往写字很好，但在诊所时主诉字迹不清，书写缓慢、费力。其他手工作业，如上妆、使用刀叉餐具等无障碍。患者无与症状出现相关的局部损伤或诱发因素。其他方面均正常，无类似疾病家族史。

查体：书写时右手外侧 3 个手指弯曲，腕部异常屈曲（可能是代偿）、抬高。无静止性或姿势性肌张力障碍，无震颤。神经系统检查均正常。

在肌电图指导下患者进行了肉毒素注射治疗，且对此治疗反应良好，一直持续应用 10 年，直至应用效果欠佳。在接下来的 4 年里，症状明显进展，出现明显的右上肢抽动样震颤和左上肢异常姿势。头部不自主地转向左侧，触摸该侧面部，症状有一定程度缓解。声音因紧缩致音调不规律，且出现不自主地牙关紧闭，特别是在说话期间（图 6.1）。行走时左脚开始向内转，可见左脚走路拖曳。白天症状恶化，睡眠可减轻。详细的神经系统查体未发现其他任何神经系统体征。头颅 MRI 扫描正常。

学习要点：肌张力障碍的定义

病史提示为书写性肌张力障碍/书写痉挛：一种局灶性肌张力障碍。肌张力障碍是一组异质性的多动性运动障碍疾病。最近修改的正式的肌张力障碍定义为[1]：肌张力障碍是一种运动障碍性疾病，其特征是持续或间歇性肌肉收缩，从而出现经常性重复运动、异常姿势或两者兼有。肌张力障碍运动通常是模式化、扭转性，也可以是震颤。肌张力障碍常由自主活动引起或加重，与过度的肌肉活动有关。

专家点评

最初，患者符合运动特异性的局灶性手部肌张力障碍的诊断范畴（表 6.1）。在过去的两年里，这种情况发生了明显的变化。尽管患者没有家族史，也应该检测有无 *TOR1A*（*DYT1*）基因突变，如果为阴性，可以检测 *THAP1*（*DYT6*）基因（表 6.2）。这些基因突变是全身性肌张力障碍最常见的遗传病因。重点考虑多巴反应性肌张力障碍，因其对治疗的反应通常是戏剧性的。该病常为儿童起病，但成年起病患者亦有报道；患者描述症状昼夜波动提示该病。病史不支持已知的具体病因引起的获得性肌张力障碍，例如，患者之前未接触能引起迟发性肌张力障碍的多巴胺受体阻滞剂药物。Wilson 病也要除外，该病是可治疗的。还要考虑到其他引起肌张力障碍并有明显延髓受累的病因，如神经棘红细胞增多症和神经元铁沉积。

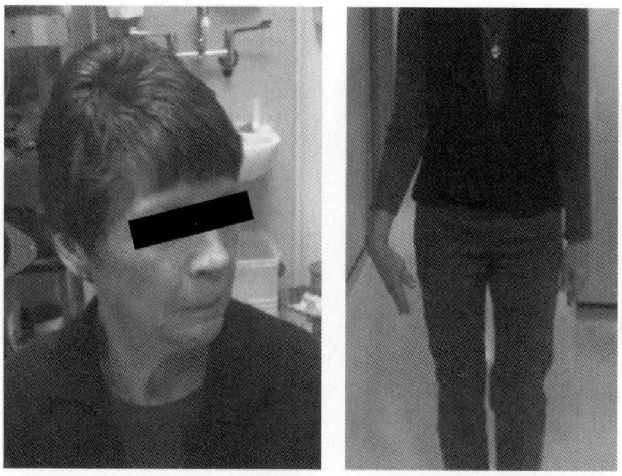

图 6.1 受累的口下颌、颈部、上肢肌肉的临床表现。

表 6.1 肌张力障碍的分类

Ⅰ 按临床特征分类	
肌张力障碍的临床特征	
(ⅰ)发病年龄	婴儿期(从出生至 2 岁)
	儿童期(3~12 岁)
	青少年期(13~20 岁)
	成年早期(21~40 岁)
	成年晚期(＞40 岁)
(ⅱ)身体部位分布	局灶性
	节段性
	多灶性
	全身性
	偏侧肌张力障碍
(ⅲ)时间模式	病程
	固定的
	进展的
	变异
	持续性
	运动特异性
	日间性
	阵发性
相关特征	
(ⅳ)孤立的肌张力障碍或合并另一种运动障碍疾病	
(ⅴ)存在其他神经系统或全身性表现	
Ⅱ 按病因分类	
(ⅰ)神经系统病理	变性证据
	结构(通常是静止的)损害证据
	无变性或结构损害证据
(ⅱ)遗传性或获得性	遗传性
	获得性(如感染、药物、精神性)
	特发性(散发或家族性)

Reproduced from *Movement Disorders* 28(7), Albanese A, Bhatia K, Bressman SB, et al., Phenomenology and classification of dystonia: a consensus update, pp. 863-873, © 2013, with permission from John Wiley and Sons.

表 6.2　考虑肌张力障碍诊断所需检查

血液	铜、铜蓝蛋白（Wilson 病） 棘红细胞（神经棘红细胞增多症、NBIA） 肌酸激酶（神经棘红细胞增多症） 血浆氨基酸（氨基酸血症） 白细胞酶类（GM1/2 神经节苷脂贮积病） 甲胎蛋白（共济失调-毛细血管扩张症） 免疫球蛋白（共济失调-毛细血管扩张症）
尿液	24h 尿铜（Wilson 病） 尿有机酸（氨基酸血症）
基因检测	*TOR1A*，*THAP1*（*DYT1*，*DYT6*） Huntingtin（亨廷顿病） *PANK2*（NBIA） 铁蛋白轻链（NBIA） *SCA1*，*2*，*3*，*5*，*7*，*17*（脊髓小脑性共济失调） DRPLA gene（齿状核红核-苍白球丘脑下部核萎缩） *NPC1/2*（尼曼匹克 C） *ATM*（共济失调-毛细血管扩张症） *TIMM8A*（Mohr-Tranebjaerg 综合征） *PLA2G6*（PLA2G6 相关神经变性） *ATP13A2*（Kufor-Rakeb 综合征）
影像学	
头部 MRI	铁沉积（NBIA） 尾状核萎缩（亨廷顿病） 白质高信号（氨基酸血症）
头部 CT	钙沉积在 MRI 上可被漏掉（线粒体病）
功能影像学	DaT 扫描（异常见于帕金森病、进行性核上性麻痹、多系统萎缩、皮层基底节变性）
其他	裂隙灯检查（Wilson 病） 神经传导测定 视网膜电图（如 NBIA 中见到的色素性视网膜炎）

进一步检查未发现代谢性或神经变性疾病的证据（针对 Wilson 病、神经棘红细胞增多症和脑组织铁沉积综合征的血液检验均阴性）。*DYT1* 和 DYT6 肌张力障碍的基因检测也均是阴性。鉴于考虑多巴反应性肌张力障碍的可能，给予左旋多巴胺试验治疗，未见效。开始给予苯海索，反应有限（表 6.3）。因为症状严重，讲话受限，患者渴望医生探讨脑深部刺激的可能性。患者经过脑深部刺激多学科综合小组评估，放置了双侧苍白球内侧刺激。

表 6.3 肌张力障碍的治疗

治疗	个体化再训练计划能够有效缓解全身性和局灶性肌张力障碍症状。该计划应用了多种科技，旨在提高运动的控制和运动范围，重新训练大脑无肌张力障碍的健康运动。
药物	在任何可能是多巴反应性肌张力障碍的患者中进行多巴胺试验是适当的。苯海索，一种抗胆碱能药物，经常被用作一线治疗药物。苯海索通常逐渐增加剂量至 2~4mg，1 日 3 次。二线药物可能有效，包括氯硝西泮、丁苯那、巴氯芬。对药物治疗有反应的局灶性肌张力障碍不常见，但并非没有。
肉毒素	肉毒素一直是多数类型的局灶性肌张力障碍的主要治疗方法。注射模式取决于肌张力障碍的分布和严重性。注射后通常需要 2~3 天开始起效，2 周时达最好效果，2~4 个月效果衰退。需要重复治疗维持疗效。毒素主要是通过减少突触前膜末梢的神经递质释放、减少靶肌肉的力量来发挥作用，也可能是使肌肉中的感觉受体（肌梭）脱敏。全身性肌张力障碍的应用通常限于对治疗（药物或脑深部刺激）抵抗的局部残疾。
脑深部刺激	长期电刺激双侧苍白球内侧目前已成为治疗各种类型肌张力障碍的有效方法。

Adapted from *European Journal of Neurology* 13（5），Albanese A，Barnes MP，Bhatia KP，et al.，A systematic review on the diagnosis and treatment of primary（idiopathic）dystonia and dystonia plus syndromes：report of an EFNS/MDS-ES Task Force，pp. 433–44，© 2006，with permission from John Wiley and Sons；*Current Treatment Options in Neurology*，14（3），Batla A，Stamelou M，Bhatia KP，Treatment of focal dystonia，pp. 213–29，© 2012，with permission from Springer.

讨论

该病例阐述了肌张力障碍的临床表现和治疗策略。患者最初表现为局灶性肌张力障碍，后累及全身，这是不常见的。这也强调临床医生需要留心与最初诊断不相符的表型变化，以便进行适合的检查。

肌张力障碍的诊断是临床诊断，以身体部位的过度屈曲、伸展或扭曲引起的异常姿势（有或无震颤）为特点[2]。另一个提示肌张力障碍的特征是存在手势拮抗[3]。这些感觉诡计，通常在颈部肌张力障碍中描述，轻轻触摸面部或下巴能缓解肌张力障碍的姿势和运动。肌张力障碍患者查体应该包括每一处主要的身体部位在静息期间、特殊姿势期间、运动期间的身体姿势评估，以便确定临床受累的程度。相关的体征如锥体束损害、帕金森综合征、小脑体征提示其他诊断。肌电图很少用于诊断，但如果检查，经常能发现收缩肌和拮抗肌共同参与，并且扩展到通常不能被给定的任务激活的相邻肌群。无其他神经特征的成年发病型肌张力障碍，一般不需要进行 MRI 扫描。

临床提示：肌张力障碍综合征

常见的肌张力障碍模式描述如下。

全身性孤立肌张力障碍

通常在儿童晚期或青少年期发病，表现为下肢肌张力障碍，在数月至数年进展为全身性肌张力障碍（少数患者肌张力障碍仍为局灶性的），无性别差异。症状通常稳定，尽管可能在数年内出现波动。*TOR1A*（*DYT1*）和 *THAP1*（*DYT6*）特异性基因突变引起肌张力障碍，两者为常染色体显性遗传，外显率减低（*DYT1* 大约为 30%，*DYT6* 大约为 60%）。这两种基因突变占全身性肌张力障碍一半以上。

局灶性或节段性孤立肌张力障碍

通常在成年发病，肢体肌张力障碍通常发生在 20~40 岁，男性更多见。而头颈肌张力障碍通常在 40~50 岁发病，女性更多见。

书写痉挛 / 书写肌张力障碍通常开始于某一特定动作的肌张力障碍，但可以进展，以至于当进行其他手工作业时症状仍存在。如果患者学会用另一只手写字，大约 1/3 患者将会发展为双侧肌张力障碍。疼痛通常不明显，然而书写时可以同时出现震颤，并可以是显著特征。还有许多其他类型的任务特定性或职业性局灶性肌张力障碍。例如，音乐家肌张力障碍的异常运动非常轻微，但因为其职业要求特别的时空控制，肌张力障碍可终止其职业生涯。同样的，弗拉明珂舞蹈要求快速的足部动作，使舞者容易发生足部肌张力障碍 [4]。

颈部肌张力障碍（或痉挛性斜颈）通常是无意地在特定方向牵拉头部后开始逐渐出现颈部不舒服感。抽动样震颤常见，且可以是主要临床特征。症状进展通常超过 6~12 个月，然后稳定。

口下颌肌张力障碍影响咀嚼肌，也可累及颈阔肌。最初，肌张力障碍可能由说话或咀嚼诱发，后期将自发出现。这与长期应用多巴胺受体阻滞剂药物引起的肌张力障碍非常相似，因此应该详细询问用药史。

喉部肌张力障碍影响声带。最常见的是内收型肌张力障碍，声带痉挛，引起声音紧缩，音调频繁变化。外展型肌张力障碍不常见，使声带分离，引起耳语般喘息样声音。

眼睑痉挛影响眼周肌肉，通常比其他头颈肌张力障碍的发病年龄要大（平均年龄为 63 岁），眼轮匝肌痉挛发病前，眼睛经常会有沙砾感或不舒感。

学习要点：提示肌张力障碍的现象

肌张力障碍的特征是感觉诡计，它强调感觉系统在其病理生理学中的重要作用。19 世纪末，法国神经病学学派首次描述了这一现象（手势拮抗）[3]。一些颈部肌张力障碍的患者报告应用感觉诡计有效控制肌张力障碍超过 20 年。手势拮抗的机制尚不清楚，似乎通过改变传入大脑的感觉信息，可以改善对肌张力障碍肌肉收缩的控制。

此外，运动能够反常地改善肌张力障碍的症状。下肢肌张力障碍患者向后倒着走或跑经常不能诱发出异常姿势 [5]。痉挛性斜颈患者在打网球时肌张力障碍症状得到改善或者在编织时能更好地看电视。一位业余音乐家演示了其全身性肌张力障碍的症状在弹钢琴时戏剧性改善 [6]。

目前肌张力障碍的分类包含了最近的研究结果，按两种方法分类患者（见表 6.1）。第一种分类采用 5 种肌张力障碍的临床特征描述语。这一结构的目的为预后和确定处理策略提供有用的框架[1]。第二种分类强调病因，考虑了 2 种描述语（可确认的病理和遗传模式）互为补充。现在不主张用“原发性肌张力障碍”术语，因为其目前被用作一个病因描述语，包括遗传和特发性病例，这样的双重含义无助清晰分类[7]。

肌张力障碍的病理生理仍不清楚。近年来，由于测序技术的进步，基因发现的速度迅速增加。肌张力障碍的单基因形式目前包括：*TOR1A* 基因突变（*DYT*1，通常是全身性的），*THAP*1 基因突变（*DYT*6，通常是全身性的），*ANO*3（*DYT*23，颅颈肌张力障碍），*GNAL*（通常是颈肌张力障碍），*CIZ*1（颈肌张力障碍）和 *TUBB4A*（*DYT*4，喉部进展为全身性肌张力障碍）[8]。此外，导致肌张力障碍风险的突变基因也逐渐被发现[9，10]。这些突变基因如何在功能上转变为肌张力障碍有待确定，但早期数据表明多种细胞通路功能障碍可引起肌张力障碍[8]。神经生理学上，肌张力障碍的特征是抑制机制丧失[11]和突触可塑性的异常调节（在感觉运动系统内）[12]。另外由于存在感觉诡计，感觉系统在肌张力障碍病理生理中的重要性显而易见。辨别觉和振动觉处理存在异常也已被证明[13]。最后，肌张力障碍代表一种网络结构病变这种概念的出现，对认为肌张力障碍是一种基底节功能障碍疾病的传统观念提出了挑战。特别是小脑在肌张力障碍病理生理学中的作用备受关注。

肌张力障碍的治疗基于个体表型和病因。一些病例可以明确地做出选择。例如，一个因 *TOR1A* 基因突变（*DYT1*）引起全身性肌张力障碍的儿童患者，通常在青少年晚期进行脑深部刺激术。颈部或喉部肌张力障碍的患者，肉毒素注射将作为一线治疗方法，大多数患者具有长期效果。一些书写痉挛患者对治疗反应良好，而另一些患者则是肉毒素注射治疗效果更好。在更严重的患者中，可能需要联合不同类型的治疗，以获得症状的最佳控制。患者有很多好的信息来源，英国肌张力障碍协会（http：//www.dystonia.org.uk）和其他国家类似的协会为患者提供额外的论坛以便获得更多信息和参加教育活动。

专家结语

该患者无明确的脑病理或遗传病因，诊断特发性全身性肌张力障碍。以前诊断为原发性肌张力障碍的大多数患者属于此类，确诊需要进一步了解患者的致残情况。该患者的症状保守治疗无效，因此后来考虑和接受脑深部刺激术是合适的。目前有充分证据证明脑深部刺激术治疗全身性、节段性和颈部肌张力障碍是安全的，并且具有长期效果[15]。该患者明显的口下颌受累是否能通过脑深部刺激术改善仍有待观察，因为遗憾的是，对于语言的治疗效果通常是微乎其微的[15]。

临床提示：结构性、变性或获得性病因的线索

- 暴露于多巴胺受体阻滞剂药物（例如，抗精神病药、甲氧氨普胺、氯丙嗪）
- 外源性脑损伤（例如，异常的出生或围生期病史、头外伤或脑炎）
- 鉴于发病年龄是不寻常的表型（例如，青年起病的帕金森病可以表现为成年早期足肌张力障碍）
- 偏身肌张力障碍应该始终提示检查对侧大脑半球有无病变。
- 其他神经系统体征或其他系统受累（例如，锥体束征、小脑体征、帕金森综合征、认知减退、脏器肿大）
- 持续性（非运动性）肌张力障碍比心理性 / 功能性肌张力障碍更典型。

点评专家：Mark J. Edwards，Kailash P. Bhatia

（由成金 译　赵伟 审）

参考文献

1. Albanese A，Bhatia K，Bressman SB，et al. Phenomenology and classifcation of dystonia：a consensus update. *Mov Disord* 2013；28（7）：863–73.
2. Phukan J，Albanese A，Gasser T，Warner T. Primary dystonia and dystonia-plus syndromes：clinical characteristics，diagnosis，and pathogenesis. *Lancet Neurol* 2011；10（12）：1074–85.
3. Poisson A，Krack P，Thobois S，et al. History of the ‘geste antagoniste’ sign in cervical dystonia. *J Neurol* 2012；259（8）：1580–4.
4. Garcia-Ruiz PJ，del Val J，Losada M，Campos JM. Task-specifc dystonia of the lower limb in a famenco dancer. *Parkinsonism Relat* Disord 2011；17（3）：221–2.
5. Pont-Sunyer C，Marti MJ，Tolosa E. Focal limb dystonia. *Eur J Neurol* 2010；17（Suppl 1）：22–7.
6. Kojovic M，Parees I，Sadnicka A，et al. The brighter side of music in dystonia. *Arch Neurol* 2012；69（7）：917–19.
7. Albanese A，Barnes MP，Bhatia KP，et al. A systematic review on the diagnosis and treatment of primary（idiopathic）dystonia and dystonia plus syndromes：report of an EFNS/MDS-ES Task Force. *Eur J Neurol* 2006；13（5）：433–44.
8. Charlesworth G，Bhatia KP，Wood NW. The genetics of dystonia：new twists in an old tale. *Brain* 2013；136（7）：2017–37.
9. Lohmann K，Schmidt A，Schillert A，et al. Genome-wide association study in musician’s dystonia：a risk variant at the arylsulfatase G locus？ *Mov Disord* 2014；29（7）；921–7.

10. Lohmann K，Klein C. Genetics of dystonia：what' s known？ What' s new？ What' s next？ *Mov Disord* 2013；28（7）：899–905.

11. Hallett M. Neurophysiology of dystonia：the role of inhibition. *Neurobiol Dis* 2011；42（2）：177–84.

12. Quartarone A，Hallett M. Emerging concepts in the physiological basis of dystonia. *Mov Disord* 2013；28（7）：958–67.

13. Tinazzi M，Fiorio M，Fiaschi A，et al. Sensory functions in dystonia：insights from behavioral studies. *Mov Disord* 2009；24（10）：1427–36.

14. Sadnicka A，Hoffand BS，Bhatia KP，et al. The cerebellum in dystonia—help or hindrance？ *Clin Neurophysiol* 2012；123（1）：65–70.

15. Vidailhet M，Jutras MF，Roze E，Grabli D. Deep brain stimulation for dystonia. *Handb Clin Neurol* 2013；116：167–87.

病例

7 潸然泪下的颈动脉海绵窦瘘

Jonathan D. Virgo, Sui Wong

病史

患者女性，30岁，南亚裔英国人，以“耳鸣、左眼不适及同侧头痛”为主因就诊于神经眼科门诊。11个月前患者妊娠晚期时，首次出现搏动性耳鸣，后来耳鸣合并出现高血压，给予“拉贝洛尔”口服治疗。8个月前，患者产下一个健康婴儿。6个月前，患者逐渐出现了左眼流泪、瘙痒和发红的症状，按感染性和过敏性结膜炎进行了局部治疗后症状仍持续加重。入院前数周，患者出现了持续的左侧头痛，活动时加重，前屈位时尤其明显，伴恶心、畏光。既往患“胃食管反流”和“过敏性鼻炎”。平时口服“对乙酰氨基酚、雷尼替丁、避孕药”。否认有吸烟史、饮酒史。家族史无特殊。

体格检查：心肺腹查体无异常，体温、脉搏、血压均正常。初步检查发现左眼有明显的血丝，进一步眼科检查发现眶周肿胀、球结膜血管充血呈“螺旋形”改变、轻度球结膜水肿及眼球突出4mm（图7.1a）。右侧眼压为17mmHg，左侧为27mmHg。眼球表面、前房或后房检查无异常，未闻及头面部血管杂音。双眼视力均为6/4，石原色盲测试检查无异常（右：20/21；左：21/21）。瞳孔反应正常，使用小彩色视标面对面视野检查正常。眼底检查无明显异常，视盘或视网膜血管无异常，眼球运动正常，其余脑神经检查无异常（图7.1b）。其余神经系统检查：肢体检查无异常，步态正常。

综上所述，患者女性，30岁，主因搏动性耳鸣（病程11个月）伴左眼流泪、瘙痒和发红（病程6个月）以及左侧头痛（病程<1个月）。既往有“妊娠期高血压”病史，曾口服“拉贝洛尔”治疗。查体：左眼高眼压，眶周肿胀，眼球突出，球结膜血管充血呈“螺旋形”改变，球结膜水肿，视力和眼球运动功能正常。

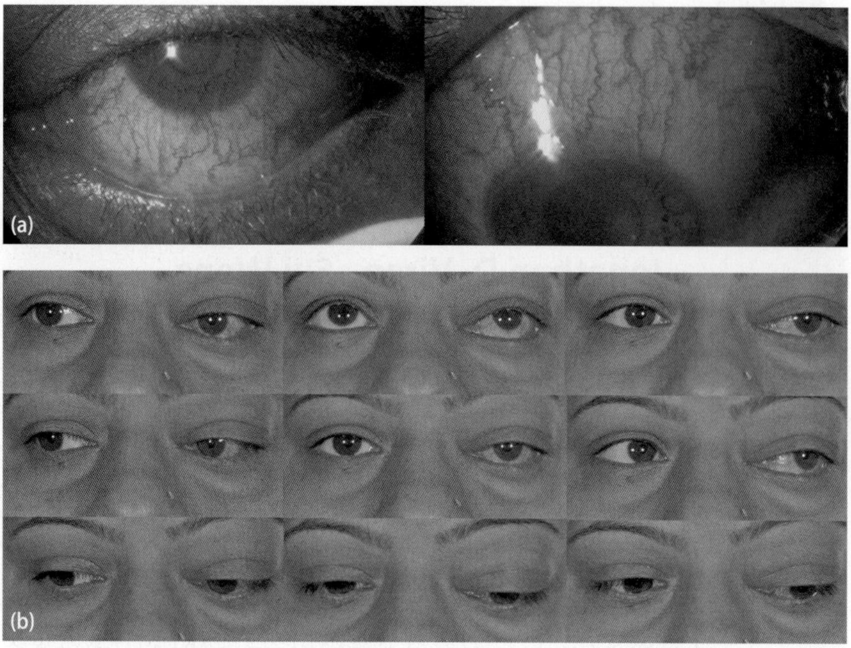

图 7.1 就诊时的检查结果。(a)裂隙灯显微镜图像显示“螺旋形”充血的巩膜和结膜血管，且有轻度水肿。(见彩插)(b)眼球运动正常。

患者可疑患颈动脉海绵窦瘘(CCF)，入院当天即通过经眼眶多普勒超声证实了该诊断。彩超显示左眼眶上静脉(SOV)明显扩张(管腔直径为 4.6mm)，其内可见反向低速高流量动脉血流(最大速度 7cm/s)。表 7.1 和表 7.2 提供了临床治疗的概况。患者开始使用噻吗洛尔(0.25%)每日滴眼 2 次，2 周后，患者因使用噻吗洛尔后有烧灼感就诊于急诊科，医生怀疑过敏反应，并将噻吗洛尔换成不含防腐剂的多佐胺(2%)，每日滴眼 3 次。尽管使用不含防腐剂的多佐胺 / 噻吗洛尔(2.0% /0.5%)滴眼液和每晚使用拉坦前列素(0.005%)滴眼液进行了强化治疗，但患者症状仍继续恶化。初次就诊后第 23 天，患者再次就诊于神经眼科门诊，此时右眼视力为 6/6，左眼为 6/9，石原色盲测试检查提示色觉仍保留(右眼：17/17；左眼：17/17)，但左眼球运动稍受限，视野范围为全方位视野的 80%。10 天后住院时，右眼视力为 6/5，左眼视力为 6/18，色觉受损(右眼：17/17；左眼：14/17)，眶周肿胀、球结膜血管“螺旋形”充血、结膜水肿和突眼更加明显，同时伴复杂性眼肌麻痹(图 7.2)。

表 7.1　入院前检查结果和临床治疗的汇总

	眼内压(mmHg)		视敏度		左侧眼球突出(mm)	治疗
	右侧	左侧	右侧	左侧		
出现时	17	27	6/4	6/4	4	噻吗洛尔、眼眶超声
+14 天	14	33	6/5-3	6/5	4	不含防腐剂的多佐胺
+22 天	14	32	6/5+6	6/5+2	5	不含防腐剂的多佐胺和噻吗洛尔
+23 天	14	26	6/6	6/9	6	预约神经眼科学

表 7.2　入院后检查结果和临床治疗的汇总

	眼内压(mmHg)		视敏度		左侧眼球突出(mm)	治疗
	右侧	左侧	右侧	左侧		
+33 天	15	24	6/5	6/18	6	ICU 静脉应用甘露醇 1g/kg MRI/MRA
+35 天	14	44	6/5	6/12	6	导管血管造影诊断
+36 天	15	38	6/5	6/12	6	血管内治疗失败
+37 天	14	40	6/5	6/12	6	血管内介入成功(记录先前的干预)
+41 天	11	12	6/6	6/6+2	1	出院

ICU，重症监护室；IV，静脉的；MRI，磁共振成像；MRA，磁共振血管成像

专家点评

此患者最初的主诉是搏动性耳鸣。耳鸣作为孤立症状可能是特发性的。但是在头颅或眼眶上听诊能否闻及杂音非常重要。例如，颅内压增高导致的搏动性耳鸣不产生杂音，因为它是由脑脊液中的脉冲压力波传递到耳蜗引起的。如果有杂音，则有可能是瘘或血管畸形。然而，应该指出的是，低流量硬脑膜瘘往往既无耳鸣，也无杂音。

患者病程中出现红眼，硬脑膜瘘的患者在此阶段常常被当作结膜炎进行治疗，并常常对治疗无效。这种情况下的眼球充血发红是由于静脉管腔动脉化导致巩膜静脉高压。这导致了巩膜和结膜血管呈“螺旋形”，血管长度和直径都增加。

巩膜静脉高压可导致眼内压升高，尽管静脉管腔动脉化引起的局部缺血可能会导致损伤，但眼内压升高是视力丧失的主要原因。如同本例患者，常规治疗青光眼，降低眼内压往往无效，这是颈动脉海绵窦瘘需要闭合的重要指征。

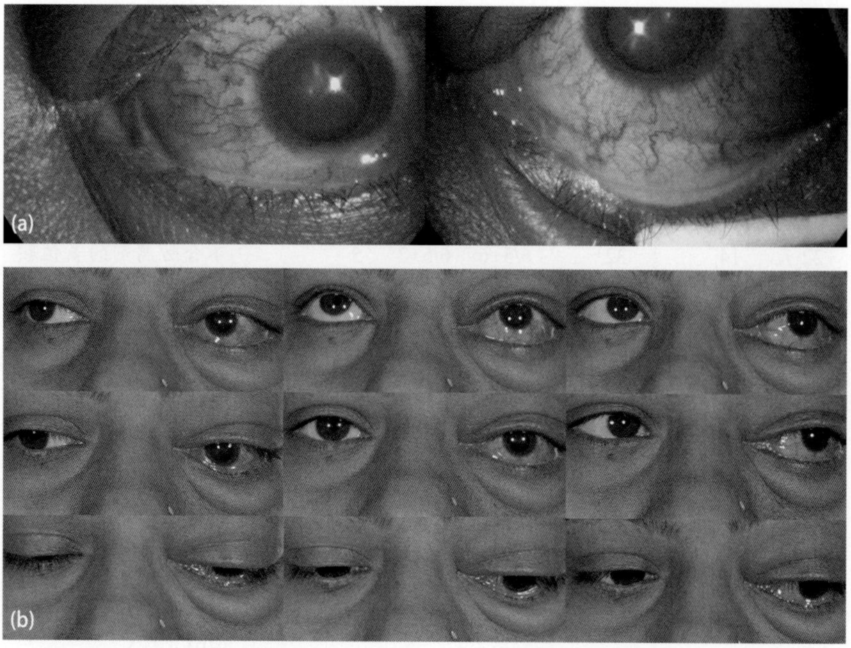

图 7.2 在发病 33 天时入院后的检查结果。(a)裂隙灯显微镜图像显示"螺旋形"充血的巩膜和结膜血管,球结膜水肿,眼睑肿胀。(见彩插)(b)左眼向各个方向的运动均轻微受限,扩瞳后拍摄此组照片。

学习要点:病理生理及表现

颈动脉海绵窦瘘(CCF)是颈动脉分支和海绵窦(CS)之间的异常动静脉相通。如动脉供血来源于颈内动脉,则称为"直接瘘",如供血来源于颈内动脉(ICA)和(或)颈外动脉(ECA)的一个或多个硬脑膜分支,则称为"间接瘘"(表7.3)[1]。如果血液向后引流至岩上窦和岩下窦(IPS)、则眼部体征可能很轻微,但扩张的岩下窦仍可以直接压迫展神经。当动脉血液向前引流至眼静脉时,引起动脉灌注压降低及静脉血流淤积,出现巩膜静脉高压,进而导致眼征。眼部体征通常出现在同侧,但由于双侧海绵窦间的各种连接,偶尔也会出现对侧或双侧眼征[2]。

直接瘘占 CCF 的 70%~90%,常见于有头部钝性或贯通伤的年轻男性[3-5]。约 20% 的直接瘘为自发性,多见于老年女性,常见原因包括动脉瘤破裂、动脉粥样硬化或其他的颈内动脉海绵窦段病变[6]。自发性直接瘘的危险因素包括 Ehlers–Danlos 综合征、肌纤维发育不良和弹力纤维性假黄瘤[7–9]。直接瘘以较高的流速分流血液,患者多在几天至几周内急性起病,症状更为严重。典型的临床三联征是搏动性眼球突出、颅内血管杂音和巩膜、结膜充血(螺旋形血管充血和球结膜水肿)。眼肌麻痹可能是由于海绵窦和(或)眼外肌缺氧引起脑神经受压所致。视力丧失可由缺血性视神经病变、视网膜缺血、视网膜静脉闭塞、视网膜脱离、玻璃体积血、眼内高压或暴露性角膜炎所致。患者可合并口腔、鼻腔及耳出血,5% 的患者可伴有颅内出血。

(待续)

（续）

间接瘘占 10%~30%，通常是自发性的，多见于中老年女性[3-5]。一个轻微的，甚至无症状的海绵窦血栓形成是颈动脉海绵窦瘘的触发事件[5]。随后海绵窦内发生静脉闭塞、血栓机化以及异常再通，从而促进颈内静脉和（或）颈外静脉的相邻硬脑膜分支形成颈动脉海绵窦瘘[10, 11]。间接瘘形成的危险因素包括妊娠、高血压、糖尿病、鼻窦炎和轻微创伤[12, 13]。间接瘘以更低流速分流血液，患者多在数周到数月内呈亚急性起病，临床症状较轻。患者多合并慢性红眼病，查体可见同侧巩膜或结膜血管迂曲扩张以及高眼压，伴或不伴颅内血管杂音，球结膜水肿较少见。所有的直接瘘患者均需要治疗，而 20%~50% 的间接瘘患者可在发病数天或数月后自发缓解或治愈[13, 14]。静脉血栓形成可使间接瘘患者的病情突然恶化。主要引流至眼部的病例，眼上静脉血栓形成很可能引起急性眼部充血。有皮质静脉引流的患者，其皮质静脉血栓形成和静脉梗死的风险明显上升。

临床提示：颈动脉海绵窦瘘的误诊

颈动脉海绵窦瘘容易被误诊，特别是在采取适当检查前的早期阶段。CCF 向前引流导致的眼眶充血可能被误诊为结膜炎、甲状腺眼病、眼眶蜂窝织炎、巩膜炎、特发性眼眶炎症综合征、蝶眶脑膜瘤或 Tolosa-Hunt 综合征[15]。当瘘向后引流导致展神经病变且缺少眼眶充血的体征时，则常被误诊为微血管缺血性周围神经病变。

表 7.3　颈动脉海绵窦瘘

	解剖分类	好发人群和病因
A 型（直接型）	ICA 和海绵窦的直接交通	青年男性，创伤
B 型（间接型）	仅由 ICA 的硬脑膜支供血	中老年女性；自发 / 非创伤
C 型（间接型）	仅由 ECA 的硬脑膜支供血	
D 型（间接型）	ICA 和 ECA 的硬脑膜支同时供血	

ICA：颈内动脉；ECA：颈外动脉

患者被送入重症监护室（ICU），给予甘露醇 1g / kg 静脉滴注降低眼内压。MRI 和 MRA 显示左侧眶上静脉扩张，与肿胀的眼外肌及左侧颈动脉海绵窦瘘相毗邻（图 7.3a），但无法确定瘘的确切解剖位置。动脉造影显示左侧为 Barrow D 型间接瘘，由颈内动脉的下外侧干和颈外动脉发出的颌内动脉的硬脑膜分支供血。左侧海绵窦通过双侧的眶上动脉以及双侧的岩下窦引流。造影剂可以逆流入左侧眶上静脉（图 7.3b）。此外还发现右侧为 Barrow D 型间接瘘，由颈内动脉的下外侧干和颌内动脉的硬脑膜分支供血。患者右侧的海绵窦通过大脑中静脉和浅层皮质静脉引流，这就解释了患者缺乏右眼症状和体征。患者术后转入 ICU，并在神经血管多学科会议上进行病例讨论。

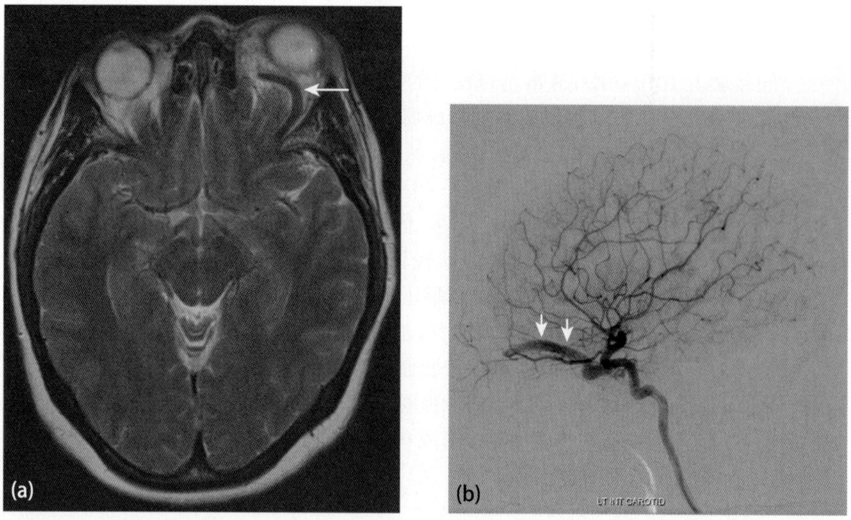

图 7.3 脑磁共振成像和动脉造影。(a)轴位 T2 加权 MRI 显示左侧眼球突出及左眼上静脉扩张(白色箭头);相邻层面提示眼外肌肿胀。(b)左颈内动脉动脉造影侧位像,显示提前充盈的眼上静脉(两个白色箭头)。

专家点评

如果怀疑是低流量 CCF,最基本的证据是寻找扩张的眼上静脉。如果有眼征,则必然存在扩张的眼上静脉,并且可以通过超声、CT 或 MRI 检查证实。超声的优点在于它可以证实存在反向、搏动性的血流,但其他影像征象可能显示不清(如海绵窦的膨胀),或只能在病情严重的情况下才出现明显的影像异常(如眼外肌肿胀)。

学习要点:颈动脉海绵窦瘘的影像学

眼眶超声、CT 和 MRI 经常用于 CCF 的初步检查[16, 17]。影像学发现包括眼球突出、眼外肌肿胀、眼上静脉和(或)同侧海绵窦增大。评价眶内结构最好选用薄层 CT 平扫(≤3mm)或增强 MRI 脂肪抑制序列。尽管最新的 CT 和 MRA 可用于大多数 CCF 的检查和描述,但有创性导管造影才是诊断该病的金标准[18,19]。造影能高质量的显示血管解剖,并可对确诊患者完成一站式血管内治疗。应该对双侧颈内动脉和颈外动脉分别进行造影,以明确是否存在多支供血(Barrow D 型)和(或)双侧瘘管。海绵窦的静脉引流途径有许多正常变异[20],应进行详细描述,以制订下一步的血管内治疗方案(如经动脉或静脉)。如考虑治疗性颈内动脉闭塞,还需进行椎动脉造影。

有症状的左侧间接瘘是首要的治疗目标。在入院的第 3 天,患者接受静脉造影,导管经右股静脉和左侧岩下窦到达左侧海绵窦的后部。造影剂顺畅流入左、右岩下窦以及右眶上静脉,但是很少能到达左侧眶上静脉,导管也无法进入海绵窦的前部,因此停止手术,返回 ICU。次日手术时,导管经过左侧眶上静脉进入海绵窦前部,于紧邻左侧颈内动脉的下外侧干的瘘口处释放弹簧圈,同时行颈内动脉造影显示瘘闭合。与预期的一致,左侧海绵窦中血流进一步减少,剩余瘘的自然闭合(经颈外动脉造影证实)。

患者在术后 3 天出院,右眼视力为 6/4,左眼视力为 6/6 + 2,眼内压正常,左眼突眼基本完全好转。图 7.4 显示了栓塞术后 6 天的外貌。6 个月

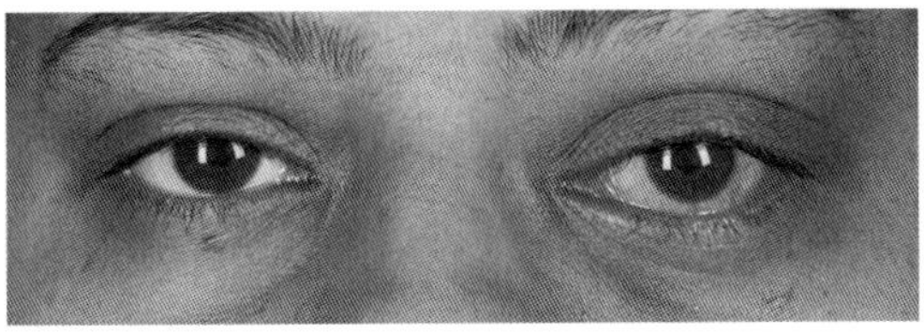

图 7.4 患者血管内治疗术后 6 天的外貌。可以见到进入眼上静脉的眶下穿刺部位。

后择期处理无症状的右侧硬脑膜瘘。经左侧股动脉、右侧颈外动脉和右侧颌内动脉进行动脉造影，导管选择性进入责任硬脑膜分支，用聚乙烯乙烯醇共聚物注射剂栓塞多个瘘（通过颈外动脉造影证实）。右侧海绵窦内血流量降低，从而使右侧颈内动脉的下外侧干供血的瘘自发闭合（通过颈内动脉造影证实）。左侧颈内动脉及颈动脉造影显示先前治疗后的左侧间接瘘未再复发。

学习要点：颈动脉海绵窦瘘的治疗

所有直接颈动脉海绵窦瘘的患者均应接受紧急的血管内介入治疗[17]。监测仅适用于部分间接瘘的患者，但大部分患者需要治疗。血管内介入治疗适用于有严重或持续性症状，以及药物治疗无效的患者[17]。由于静脉梗死有导致卒中的风险，如果存在皮质静脉引流，本身就是血管内治疗的指征。神经外科和立体定向放射外科手术可用于血管内介入治疗失败的患者。对于某些特定的患者（通常是体弱者或老年患者），立体定向放射手术可作为间接瘘的首要选择[21,22]。

内科治疗

治疗青光眼的标准外用药物可用于治疗高眼压[13]。静脉注射甘露醇也可用于高眼压及准备血管内介入治疗的患者[23, 24]。可使用棱镜眼镜或遮盖治疗复视，润滑油夜间封盖可用于治疗角膜暴露[13]。间歇性手法压迫颈动脉和颈静脉可通过降低血流速度促进瘘闭合[25]。患者每天多次用对侧手臂施加压力 30 秒，持续 4~6 周。

血管内介入治疗

多种血管内治疗方法可用于颈动脉海绵窦瘘。针对每个病例的具体治疗方案则是根据瘘的分型、海绵窦解剖及介入放射学专家或神经病学中心的倾向决定。经动脉途径是治疗直接型颈动脉海绵窦瘘最好的方式。

导管通过颈内动脉的瘘口并直接进入海绵窦。通过可脱式球囊加压术、放置弹簧圈或者注入液体栓塞剂（如 α- 氰基丙烯酸正丁酯胶或乙烯醇共聚物)达到栓塞瘘的目的[26-28]。在栓塞过程中,为减少前循环卒中,ICA 的远端部分可暂时闭塞,以防止弹簧圈和液体栓塞材料的迁移。如果经动脉栓塞不可行,可以从静脉途径放置使用弹簧圈或液体栓塞剂[29]。在这种情况下通常经岩下窦或眶上静脉达到海绵窦。对于一些不适合栓塞的较大的 ICA 瘘口,可以采用植入支架治疗[30, 31]。直接型 CCF 经血管内治疗后,55%~90% 的瘘可闭合,但是 10%~40% 的患者会出现眼部症状恶化[17]。

经静脉途径是间接瘘最好的治疗方式。导管通过岩下窦或眶上静脉进入海绵窦,用弹簧圈或液体栓塞剂进行栓塞[29,32,33]。同时经 ICA / ECA 造影监测瘘管闭合情况。经动脉途径栓塞间接瘘,需要超选多支细小的硬脑膜支[13, 34],因此效果相对不明确。此外,在超选责任硬膜血管时,需要行 ICA 临时闭塞以保证安全,否则前循环卒中的风险很高[35]。在个别病例可能需采用多种方法。间接瘘经血管内治疗后,70%~90% 的瘘被闭合,但是 2.3%~5% 的患者会出现并发症[17]。

讨论

CCF 是一种罕见但重要的疾病。该病可引起严重的眼部和神经系统病变,总体死亡率为 3%。患者经常就诊于不熟悉该疾病的医生,这可能会导致不恰当的诊治(如误诊,诊断延误,治疗不当,延误治疗)。间接瘘的患者,其体征和症状不显著,更有可能接受不恰当的诊治。该病最常由眼科医生诊断,而该病最好在神经内科、介入神经放射学和神经外科三者组成的神经科学中心进行治疗。最好由神经眼科专家进行随访,如若不能,可以由眼科医生和神经科医生共同完成。

专家结语

从这个病例中获取的信息集中在颈动脉海绵窦瘘的临床表现和患者的合理治疗上。这包括检查和治疗方案的选择(包括内科治疗和血管介入治疗)。由于直接瘘的病例远远比间接瘘普遍,故在学习要点中进行了直接瘘的讨论。

本病例的复杂之处在于:双侧多个瘘的存在,以及异常的海绵窦和相关静脉解剖。需要强调的是,这些患者需要在经验丰富的多学科团队组成的神经科学中心进行治疗。

点评专家:Gordon T. Plant

(梁新明 译 赵鹏 审)

参考文献

1. Barrow DL，Spector RH，Braun IF，et al. Classification and treatment of spontaneous carotid-cavernous sinus fistulas. *J Neurosurg* 1985；62：248–56.
2. Plant G，Acheson J，Clarke C，et al. Carotico-cavernous fistula. In：Clarke C，Howard R，Rossor M，Shorvon SD（eds），*Neurology：A Queen Square Textbook*（Oxford：Blackwell）；2009；511–12.
3. Locke CE. Intracranial arterio-venous aneurism or pulsating exophthalmos. *Ann Surg* 1924；80：1–24.
4. Keltner JL，Satterfield D，Dublin AB，Lee BC. Dural and carotid cavernous sinus fistulas. Diagnosis，management and complications. *Ophthalmology* 1985；94（12）：1585–1600.
5. Debrun GM，Viñuela F，Fox AJ，et al. Indications for treatment and classification of 132 carotid-cavernous fistulas. *Neurosurgery* 1988；22（2）：285–9
6. Tomsick TA. Type A（direct）CCF：etiology，prevalence，and natural history. In：Tomsick TA（ed.），*Carotid Cavernous Fistula*（Cincinnati，OH：Digital Educational Publishing）；1997：35–8.
7. Schievink WI，Piepgras DG，Earnest F 4th，Gordon H. Spontaneous carotid-cavernous fistulae in Ehlers–Danlos syndrome type IV. *J Neurosurg* 1991；74：991–8.
8. Hieshman GB，Cahan LD，Mehringer CM，Bentson JR. Spontaneous arteriovenous fistulas of cerebral vessels in association with fibromuscular dysplasia. *Neurosurgery* 1986；18（4）：454–8.
9. Rios-Montenegro EN，Behrens MM，Hoyt WF. Pseudoxanthoma elasticum. Association with bilateral carotid rete mirabile and unilateral carotid-cavernous sinus fistula. *Arch Neurol* 1972；26（2）：151–5.
10. Takahashi M，Nakano Y. Magnification angiography of dural carotid-cavernous sinus fistulae with emphasis on clinical and angiographic evolution. *Neuroradiology* 1980；19：249–56.
11. Houser OW，Campbell JK，Campbell RJ，Sundt TM Jr. Arteriovenous malformation affecting the transverse dural venous sinus—an acquired lesion. *Mayo Clin Proc* 1979；54（10）：651–61.
12. Komiyama M，Nakajima H，Nishikawa M，Kan M. Traumatic carotid cavernous sinus fistula：serial angiography studies from the day of trauma. *Am J Neuroradiol* 1998；19：1641–4.
13. Miller NR. Diagnosis and management of dural carotid-cavernous sinus fistulas. *Neurosurg Focus* 2007；23（5）：E13.

14. Liu HM，Wang YH，Chen YF，et al. Long-term clinical outcome of spontaneous carotidcavernous sinus fistulae supplied by dural branches of the internal carotid artery. *Neuroradiology* 2001；43：1007–14.

15. Yeh S，Foroozan R. Orbital apex syndrome. *Curr Opin Ophthalmol* 2004；15：490–8.

16. Kilic T，Elmaci I，Bayri Y，et al. Value of transcranial Doppler ultrasonography in the diagnosis and follow-up of carotid-cavernous fistulae. *Acta Neurochirurg*（*Wien*）2001；143：1257–65.

17. Gemmete JJ，Chaudhary N，Pandey A，Ansari S. Treatment of carotid cavernous fistulas. *Curr Treat Options Neurol* 2010；12：43–53.

18. Chen CC，Chang PC，Shy CG，et al. CT angiography and MR angiography in the evaluation of carotid cavernous sinus fistula prior to embolization：a comparison of techniques. *Am J Neuroradiol* 2005；26：2349–56.

19. Debrun GM. Angiographic workup of a carotid cavernous sinus fistula（CCF）or what information does the interventionalist need for treatment？ *Surg Neurol* 1995；44：75–9.

20. Yasuda A，Campero A，Martins C，et al. Microsurgical anatomy and approaches to the cavernous sinus. *Neurosurgery* 2008；62（6 Suppl 3）：1240–63.

21. Parkinson D，Downs AR，Whytehead LL，Syslak WB. Carotid cavernous fistula：direct repair with preservation of carotid. *Surgery* 1975；76：882–9.

22. Hirai T，Korogi Y，Baba Y，et al. Dural carotid cavernous fistulas：role of conventional radiation therapy—long-term results with irradiation，embolization，or both. *Radiology* 1998；207：423–30.

23. Quon DK，Worthen DM. Dose response of intravenous mannitol on the human eye. *Ann Ophthalmol* 1981；13（12）：1392–3.

24. Mauger TF，Nye CN，Boyle KA. Intraocular pressure，anterior chamber depth and axial length following intravenous mannitol. *J Ocul Pharmacol Ther* 2000；16（6）：591–4.

25. Kai Y，Hamada J，Morioka M，et al. Treatment of cavernous sinus dural arteriovenous fistulae by external manual carotid compression. *Neurosurgery* 2007；60：253–8.

26. Goto K，Hieshima GB，Higashida RT，et al. Treatment of direct carotid cavernous sinus fistulae. Various therapeutic approaches and results in 148 cases. *Acta Radiol Suppl* 1986；369：576–9.

27. Halbach，VV，Higashida RT，Barnwell SL，et al. Transarterial platinum coil embolization of carotid-cavernous fistulas. *Am J Neuroradiol* 1991；12：429–33.

28. Luo CB，Teng MM，Chang FC，Chang CY. Transarterial balloon assisted n-butyl-2-cyanoacrylate embolisation of direct carotid cavernous fistulas. *Am J Neuroradiol*

2006；27：1535–40.

29. Klisch J，Huppertz HJ，Spetzger U，et al. Transvenous treatment of carotid cavernous and dural arteriovenous fistulae：results for 31 patients and review of the literature. *Neurosurgery* 2003；53：836–56.

30. Morón FE，Klucznik RP，Mawad ME，Strother CM. Endovascular treatment of high flow carotid cavernous fistula by stent-assisted coil placement. *Am J Neuroradiol* 2005；26：1399–1404.

31. Gomez F，Escobar W，Gomez AM，et al. Treatment of carotid cavernous fistulas using covered stents：midterm results in seven patients. *Am J Neuroradiol* 2007；28：1762–8.

32. Suzuki S，Lee DW，Jahan R，et al. Transvenous treatment of spontaneous dural carotidcavernous fistulas using a combination of detachable coils and Onyx. *Am J Neuroradiol* 2006；27：1346–9.

33. Wakhloo AK，Perlow A，Linfante I，et al. Transvenous n-butyl cyanoacrylate infusion or complex dural carotid cavernous fistulas：technical considerations and clinical outcome. *Am J Neuroradiol* 2005；26：1888–97.

34. Cognard C，Januel AC，Silva NA Jr，Tall P. Endovascular treatment of intracranial dural arteriovenous fistulas with cortical venous drainage：new management using Onyx. *Am J Neuroradiol* 2008；29：235–41.

35. Borden NM，Liebman K. Endovascular access to the meningohypophyseal trunk. *Am J Neuroradiol* 2001；22：725–7.

病例

8 一个急迫而常见的症状

William M. Stern

病史

患者 43 岁，女性，右利手。因年度复查就诊于神经科诊所。30 岁时出现一次视神经炎发作，并且随后发生一次左臂无力，被诊断为复发 - 缓解型多发性硬化（MS）。当时的影像显示脑室周围白质和颈髓脱髓鞘改变。腰椎穿刺证实脑脊液（CSF）中存在不匹配的寡克隆区带（血液中没有）。尽管进行了疾病缓解疗法，仍然呈现恶化趋势，40 岁时诊断为继发进展型多发性硬化。

回顾病史，患者出现多种不适，包括情绪低落和过度疲劳，偶尔会出现复视。左手难以执行精细的运动，有时出现手中物体掉落。患者双腿僵硬，夜间腿部肌肉出现抽筋样疼痛。在助行器的帮助下，她可以步行约 100 米，扩展残疾状况评分量表（EDSS）评分为 6.0。患者服用巴氯芬缓解痉挛状态，服用西酞普兰改善情绪。

通过详细采集病史，患者承认存在膀胱问题，包括尿急、尿频和尿失禁，且每天均有发生，同时还存在尿等待和重复排尿现象。因为尿失禁带来的尴尬局面，她停止了社交活动。

查体：双眼核间性眼肌麻痹，左侧轻偏瘫，双侧意向性震颤，指鼻试验不稳。腱反射活跃，四肢肌张力增高，双下肢显著。双侧跖反射阳性，呈痉挛性步态。

临床提示：泌尿系统症状的问诊

许多神经系统疾病影响膀胱功能，对生活质量可能有重大影响。除非特别询问，否则患者可能会羞于提及这些问题。

学习要点：病史采集

当膀胱受累为神经系统疾病引起时，应从病史当中确定以下几个方面：

- 储尿期症状（“膀胱过度活动症”）
  - 尿频。
  - 夜尿。
  - 尿急，伴或不伴尿失禁。

（待续）

（续）

- 排尿期症状
  - 尿等待。
  - 尿流不畅或中断。
  - 膀胱排空不全感。
  - 重复排尿（需要重复排尿以缓解）。
- 尿潴留和排尿障碍多同时存在。
- 如果患者主诉为尿失禁，请从病史中明确是否存在如下问题
  - 急迫性失禁——与膀胱过度活动有关。
  - 压力性尿失禁——归因于骨盆底薄弱。
  - 充盈性尿失禁——与膀胱不完全排空／尿潴留有关。
  - 功能性尿失禁——患者意识到需要排尿，但是由于身体或精神残疾，或厕所不方便而不能去厕所。
- 药物——引起或加重泌尿系统症状的药物包括
  - 影响膀胱排空的药物：

—抗胆碱能药（如东莨菪碱）

—三环抗抑郁药（如阿米替林）

—治疗痉挛症的药物（如巴氯芬）

—阿片类药物

  - 加重膀胱过度活动症状的药物：

—利尿剂（如呋塞米）

- 病史
  - 系统性疾病（如糖尿病）可引起泌尿系症状。
  - 尿路感染可能会加重泌尿系症状，如果不治疗，也是未来发病的原因。
- 泌尿科／妇科／产科疾病史。
- 社会史。
- 评估咖啡因和碳酸饮料摄入量。

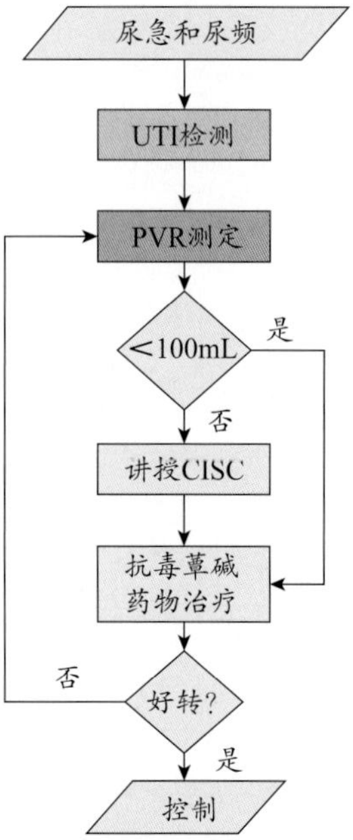

图 8.1 神经源性膀胱功能障碍的治疗流程：CISC，清洁间歇性自我导尿术；PVR，排尿后残余尿量；UTI，尿路感染。Reproduced from *J Neurol Neurosurg Psychiatry*，80（5），Fowler CJ，Panicker JN，Drake M，et al.，A UK consensus on the management of the bladder in multiple sclerosis，pp. 470-7，©2009，with permission from BMJ Publishing Group Ltd.

针对此患者泌尿系症状，根据图 8.1 所示的流程，在神经泌尿外科门诊做了进一步的评估。尿试纸试验未见亚硝酸盐和白细胞。两次膀胱容量测定发现排尿后残余尿量（PVR）约为 150mL。并要求患者坚持记录 3 天排尿日记（图 8.2）。结果显示白天尿频，排尿 8 次，夜间排尿 2 次。排尿量平均为 125mL，尿失禁，每日 2 次或 3 次。

学习要点：一线检查

排尿日记

- 排尿日记本质上是病史的延伸，是一种有助于诊断的辅助工具。
- 每当患者排尿时，频率－尿量表记录时间和尿量。同时记录入睡的时间和晨醒的时间，从而提供夜尿的信息。
- 排尿日记可以提供液体摄入量以及种类的信息，这些因素对下尿路症状产生影响。

（待续）

（续）

- 如果排尿日记显示多次排尿、尿量减少，则表明膀胱容量功能下降。原因可能是多方面的，诸如膀胱容量减少、过度活动或残余尿量增加（见下文）。

尿液试纸

作为初始评估的一部分，或者近期症状有变化，神经系统疾病的患者出现泌尿系症状时应进行尿试纸检查[1]。

- 尿试纸结果出现亚硝酸盐和白细胞，要怀疑感染性病变。
- 尿试纸检查具有较高的阴性预测价值，可以排除感染。但是，阳性预测价值低，因此，如果是阳性结果，应进行中段尿微生物学分析。
- 导尿的患者假阳性率更高。

尿残余体积测定

- 排尿功能障碍的患者可能无任何特异性症状，因此，所有伴随泌尿系症状的神经系统疾病的患者，均应测定 PVR。
- 可以通过膀胱容量测定或导尿管测定 PVR。
- PVR 应多次测定。
- 在开始使用抗毒蕈碱药物治疗膀胱过度活动症之前，应该教会 PVR 持续升高的患者导尿术，清洁间歇性自我导尿术（CISC）最为理想。
- 关于开始导尿的 PVR 量尚缺乏专家共识。然而，对于神经系统疾病的患者，常用标准是 PVR 持续大于 100mL。
- 规律排空膀胱能够改善膀胱有效容量，而且其本身也可以缓解存储症状。
- PVR 持续性升高，UTI 的可能性更大。

专家点评

“神经源性膀胱”是神经科医师常见的管理问题。原因有很多、有针对性的记录和安排适当的调查将有助于解释这一问题。

感觉—排尿的原因是什么？ 其分级如下：

等级	定义
0	正常（无尿急）
1	轻度尿急（控制时间大于 1 小时）
2	中度尿急（控制时间 10 至 60 分钟）
3	重度尿急（控制时间小于 10 分钟）
4	极度尿急（必须立即去）

起床时间：08：30　　　　**睡眠时间：23：15**

时间	排尿量（mL）	漏尿（无，轻，中，重）	液体摄入量（mL）	膀胱感觉（0~4）
02：00	100	轻	无	3
06：30	125	重	无	4
08：30	100	无	400	1
11：15	150	无	300	3
13：00	100	无	500	1
15：45	200	重	300	4
16：45	50	无	无	2
18：10	200	无	500	3
20：00	100	无	无	3
23：15	125	无	无	1

图 8.2　该患者的排尿日记。

该患者基础摄入量为每天 4 杯咖啡和碳酸饮料，鼓励她调整，维持每日液体摄入量为 1.5~2L。她与专业的节制顾问共处一段时间，并学会了清洁间歇性自我导尿术。

由于膀胱过度活动症状依然存在，患者开始服用抗毒蕈碱药物，索利那新，每日 5mg，后增加至 10mg。其后复查时，CISC 使用良好，每日导尿 2 次，尿急和尿频显著改善，只有极少的尿失禁。然而，患者出现口干、便秘等副作用，不希望继续应用索利那新。

后来，泌尿科医生在检查患者后认为，A 型肉毒杆菌毒素逼尿肌内注射更适合她。在局麻下使用柔韧的膀胱镜进行治疗，持续 15 分钟，当天即可回家。肉毒杆菌素注射总量为 200U。治疗之后，患者自我导尿频率增加，每天 3 次或 4 次，但不再发生尿失禁。生活质量显著提高，患者对治疗效果非常满意。疗效持续了 10 个月，当尿失禁复发时，重复治疗。

学习要点：间歇性清洁自我导尿术

优点

- NICE 指南中推荐的一线方法[2]。
- 感染风险比留置导尿管更低。
- 允许相对独立操作。
- 自身形象比留置导尿管更好。
- 使性生活成为可能。

缺点

- 要求视力、认知、力量正常，且双手操作灵活。
- 某些人心理上难以接受。

理论基础：A 型肉毒杆菌毒素治疗神经源性逼尿肌过度活动引起的尿失禁，其有效性和安全性的随机、双盲及安慰剂对照试验

在一项试验中，Cruz 等学者[3]观察了 275 名患者（91 人给予安慰剂），结果表明，A 型肉毒杆菌毒素可有效治疗神经源性膀胱症状，减少尿失禁并改善生活质量。应用这种方式治疗的患者通常要求 CISC。由于这项研究结果，批准 A 型肉毒杆菌毒素成为该项治疗的适应证。目前，对于抗胆碱药物治疗无效或因副作用治疗失败的患者，NICE 指南推荐本药作为二线治疗[4]。

专家点评

膀胱功能障碍是动态变化的，尤其在进展性神经系统疾病中。随着时间的延长，治疗方案需要做出适当的调整。如果出现泌尿系统症状应定期复查。

患者维持了 2 年的良好疗效，后来出现右臂进行性无力，CISC 难以继续。经短期尿道留置尿管后，患者行耻骨上导尿术（SPC）。

讨论

神经系统疾病通常发生下尿路功能障碍[5]，而且根据病变部位、功能障碍的形式而不同。在健康人群，膀胱是唯一的具有阶段性活动模式的内脏器官。在储尿阶段，逼尿肌松弛，尿道括约肌收缩。在排尿阶段，逼尿肌收缩，括约肌松弛，引起排尿动作。

脑桥水平以上病变，由于逼尿肌失去抑制而不自主性收缩，主要导致储尿期功能障碍，称为逼尿肌过度活动症。储尿期功能障碍的症状包括尿急、尿频、夜尿和尿失禁。脊髓损伤也导致逼尿肌过度活动，此外，逼尿肌和括约肌的活动不协调，导致逼尿肌－括约肌协同失调症。患者可能会主诉排尿困难以及尿失禁。脊髓圆锥、马尾和周围神经的病变导致逼尿肌瘫痪或无收缩，主要引起排尿期功能障碍，症状包括尿等待、用力排

表 8.1　根据神经系统病变的位置下尿路功能障碍的形式的变化

	脑桥上部病变	脊髓病变	骶骨 / 骶骨以下病变
常见原因	脑卒中 神经变性病 肿瘤 创伤	多发性硬化 创伤 椎间盘脱出 肿瘤	椎间盘脱出 肿瘤 盆腔神经损伤 小纤维神经病变
症状	存储症状	存储和排尿症状	排尿症状
膀胱容量测定	PVR 正常	PVR 通常升高	PVR 升高
尿动力学检查	逼尿肌过度活动	逼尿肌过度活动和逼尿肌括约肌协同障碍	逼尿肌无力

PVR,排尿后残余尿量

尿和膀胱排空不全。

症状的表现形式和检查结果如表 8.1 所示。如果潜在的诊断不明确,膀胱功能障碍的类型可能有助于缩小病变部位的定位。

由于泌尿系统症状存在多种原因,即使有明显的神经系统疾病(就像我们的患者一样),也需要采集详细的病史。例如,患 MS 的经产妇可能会因产科的病因而产生压力性尿失禁。此外,详尽的病史有助于发现潜在的障碍,例如,操作的灵活性可能限制 CISC 的应用,以实施有效的膀胱管理。

MS 通常与膀胱功能障碍有关,约 75% 的 MS 患者受影响[6]。膀胱功能障碍可随时间暂时性波动,反映 MS 的动态过程。当患者出现病情复发,可能会突然恶化,并随着恢复而改善。像 MS 的其他症状一样,膀胱功能障碍也可能逐渐进展。尽管中枢神经系统病变的累积效应可能加重排尿困难,但脊髓损伤尤为相关。常见症状与逼尿肌过度活动和逼尿肌－括约肌协同失调有关[7]。

无论诊断是什么,必须进行尿试纸检查,寻找尿路感染的证据,因为感染的症状与膀胱过度活动症相似。PVR 对于确诊膀胱排空不全至关重要。上述检查在大多数中心都简便易行。在药物治疗之前,一定要教会 PVR 升高的患者 CISC。

如果诊断存在不确定性、初期治疗效果差,或存在上尿路损害的危险因素,则可以考虑特殊的尿动力学检查,同时也可能为潜在病因不明的神经系统疾病提供诊断线索。

轻度的存储功能障碍适合单纯的非药物干预。规律排空膀胱、调节液体摄入、减少咖啡因和含气饮料以及锻炼盆底肌均可能有较好的疗效。如果上述措施失败,药物干预常常有效。

✪ 学习要点:耻骨上造瘘导尿术

优点

- 消除尿道损伤的风险。
- 比尿道导尿更舒适。
- 比留置尿管更有利于性活动。
- 更容易更换导管。
- 改善会阴部卫生状况。

缺点

- 插入尿管需要外科手术,伴有不适感,可能发生并发症。
- 肥胖患者插入和更换导尿管难度增加。
- 可能发生额外的尿道排尿。

✪ 学习要点：储尿期功能障碍的药物治疗

抗毒蕈碱类药物

抗毒蕈碱类是神经源性过度活动性膀胱的一线治疗药物。英国常用的药物有奥昔布宁、索非那新、托特罗定、非索罗定、曲司氯铵和达瑞芬星[6]。抗毒蕈碱类制剂作用于逼尿肌的毒蕈碱受体，以缓解膀胱过度活动。抗胆碱能副作用包括口干、视物模糊、心动过速和便秘，且兼具中枢神经系统副作用，可能会影响认知功能。据报道，一些新型抗毒蕈碱药物中枢神经系统副作用更少。例如，达瑞芬星对膀胱中M3毒蕈碱受体特异性更高，对中枢毒蕈碱受体的亲和性较低。曲司氯铵是一种季铵类化合物，因此，通过血脑屏障渗透性较差。

去氨加压素

是一种抗利尿激素的类似物，最大限度地减少尿液生成，缓解膀胱症状达6~8h，24h内只能给一次药。例如，为保证睡眠质量，可以采取晚上服用。去氨加压素作用于肾脏的集合小管，最大限度地减少水分排泄到尿液中。水分仍然在循环系统流动，因此，可能加重心力衰竭或下肢水肿。排入尿液的水分减少也可能引起低钠血症，必须监测血钠水平。

A型肉毒杆菌毒素

肉毒杆菌毒素A有效地阻断神经肌肉传递，靶向有效地使肌肉麻痹。最近的证据表明，它也干扰了膀胱的传入信号，是逼尿肌过度活跃症的有效治疗方法，已取得神经源性逼尿肌过度活动症的治疗许可。由于毒素注射后逼尿肌瘫痪，患者可能会出现尿潴留，因此，在进行注射之前应接受间歇性自我导尿训练。

神经调节也用于治疗储尿期功能障碍。自20世纪90年代以来，骶神经刺激器应用于临床[8]，但是，需要手术植入，且有并发症的风险。最近证明，经皮或经胫神经刺激术不需要外科手术，疗效确切[9]。每周一次，治疗12周。

只有少数药物能够解决排尿期功能障碍。口服α-受体阻滞剂用于男性患者，尤其是怀疑前列腺肥大导致膀胱出口梗阻的患者。脊髓损伤的患者也可以考虑肉毒杆菌毒素尿道外括约肌注射。但主要的治疗方法仍是导尿。就患者生活质量和感染风险而言，CISC是最佳选择。然而，神经系统损伤累及到视觉、肌力或协调功能的患者可能无法完成此项操作。本例患者呈现进行性神经功能损害，2年后，被迫转为耻骨上造瘘留置导尿。

未经治疗的尿失禁对生活质量产生重度或中度的影响，可见于多达70%的MS患者[10]。下尿路功能障碍的诊断和治疗的失败可引起长期后遗症。尿路感染在这组患者中很常见，可引发全身性感染。膀胱排空不全与肾衰竭有关，尤其是神经管缺陷或创伤性脊髓损伤的患者。尽管下尿路功能障碍的患病率很高，但是，MS的患者很少发生肾衰竭，原因不明[6]。

专家结语

膀胱功能障碍对许多神经系统疾病的患者有重大影响，但是，可能被神经科医生忽略。一旦膀胱功能障碍的诊断成立，有效的药物和非药物治疗可显著改善患者的生活质量，进一步减少并发症的发生。

点评专家：Jalesh N. Panicker

（刘学文 译 徐志强 审）

参考文献

1. Lammers RL，Gibson S，Kovacs D，et al. Comparison of test characteristics of urine dipstick and urinalysis at various test cutoff points. *Ann Emerg Med*（2001）；38：505–12.
2. NICE. NICE Guideline CG8 Multiple Sclerosis. Available at：http：//publications.nice.org. uk/multiple-sclerosis-cg8/guidance#treatment
3. Cruz F，Herschorn S，Aliotta P，et al. Efficacy and safety of onabotulinumtoxinA in patients with urinary incontinence due to neurogenic detrusor overactivity：a randomised，double-blind，placebo-controlled trial. *Eur Urol* 2011；60：742–70.
4. NICE. *Urinary Incontinence in Neurological Disease. CG* 148. Available at：<guidance. nice.org.uk/cg148>.
5. Panicker JN，Fowler CJ. The bare essentials：uro-neurology. *Pract Neurol* 2010；10：178–85（2010）.
6. Fowler CJ，Panicker JN，Drake M，et al. A UK consensus on the management of the bladder in multiple sclerosis. *J Neurol Neurosurg Psychiatry* 2009；80：470–7
7. Dalton CM，Preziosi G，Khan S，de Seze M. Multiple sclerosis and other non-compressive myelopathies. In：Fowler CJ，Panicker JN，Emmanuel A（eds），*Pelvic Organ Dysfunction inNeurological Disease*（Cambridge：Cambridge University Press）；2010：220–40.
8. Das AK，White MD，Longhurst PA. Sacral nerve stimulation for the management of voiding dysfunction. *Rev Urol* 2000；2:43-60.
9. Peters KM，Carrico DJ，Perez-Marrero RA，et al. Randomized trial of percutaneous tibial nerve stimulation versus sham efficacy in the treatment of overactive bladder syndrome：results from the SUmiT trial. *J Urol* 2010；183：1438–43.
10. Hemmett L，Holmes J，Barnes M，Russell N. What drives quality of life in multiple sclerosis？*QJM* 2004；97：671–6.

病例

9 肌肉瘫痪

Dipa Raja Rayan

病史

患者男性，20 岁，因儿童期行为异常、肌强直和言语含糊就诊。患者早产 2 周，产钳分娩，属正常产，运动无异常，但注意力、专注度和行为存在问题，曾被诊断为儿童注意力缺陷多动症和 Asperger 综合征。母亲发现其从 14 岁起就存在言语异常，在学校体育活动差，且性格淡漠，缺乏积极性。整个儿童期患者一直有大便失禁和便秘的问题。患者无心脏或呼吸系统的症状，但有轻度的日间嗜睡，无白内障或糖尿病病史，无已知的肌病家族史。成绩一般，16 岁辍学，由于缺乏工作积极性与焦虑，他总是被解雇。

查体：肌病面容，双侧眼睑下垂，延髓性麻痹性构音障碍。除轻度指屈肌无力外，肢体肌力正常（图 9.1a）。握拳时有肌强直，但闭眼时没有。

✪ 学习要点：肌强直的鉴别诊断

有几种疾病临床和肌电图上均提示肌强直，需考虑鉴别。

- 强直性肌营养不良 1 型（DM1）——为肌强直最常见的原因，属多系统疾病。患者常表现为握拳无力和肌强直，常伴有白内障、额秃、心律失常、睡眠过度、肠易激惹综合征样症状和糖尿病[1]。
- 强直性肌营养不良 2 型（DM2）——遗传性疾病，临床表现与 DM1 类似。患者疾病程度较 DM1 轻，多表现为近端无力而非远端无力，常伴有明显的疼痛，故该病也被称为近端肌强直性肌营养不良（PROMM）。患者也可出现心律失常、白内障和日间嗜睡[1]。
- 非营养不良性肌强直——这组疾病典型的表现为幼儿期出现明显的肌强直，持续的肌无力罕见，所有的症状都局限在骨骼肌，无多系统受累。最常见的类型是先天性肌强直，患者主要表现为肌肉肥大和肢体肌强直，重复运动可以缓解强直症状。不太常见的类型是先天性副肌强直，该病表现为累及面部和眼部肌肉的肌强直，肌强直对寒冷尤其敏感，可有发作性无力[2]。

还有一些疾病，如酸性麦芽糖酶缺乏，在肌电图上表现为假性肌强直但临床上无肌强直症状。肌病或失神经支配偶尔也会引起电生理上的肌强直放电。

根据患者肌强直症状和肌病面容，我们对其进行了神经电生理方面的检查。肌电图（EMG）提示既有肌强直放电又有肌病的单位电位。患者血清肌酸激酶（CK）、甲状腺功能检查和血糖均正常。头部MRI显示小脑非特异性改变。根据其行为和认知问题，我们对其进行了全面的神经心理检测，未发现发展性学习困难，但提示存在轻度认知障碍和阅读能力下降的患者语言IQ为92分，操作IQ为89分。

临床提示：DM1的检查

- 常规血液检测：血清CK可正常，也可轻度升高。肝功能检查可能升高，IgG可能偏低。
- 肌电图：是考虑DM1的关键检查，患者通常有肌强直放电和肌病样运动单位电位。
- 基因检测：查找*DMPK*基因的扩增是确诊DM1最重要的检查，所有怀疑DM1的患者都应行基因检查证实。
- 肌肉活检：自从有了基因检测，就很少行肌肉活检了、肌肉活检通常显示纤维大小的变异、肌细胞内核增加、环形纤维、肌浆块和早期1型肌纤维萎缩。
- 脑MRI扫描：尚未在临床应用，但有研究发现DM1可有白质病变和脑萎缩。

肌强直和肌电图上的肌病表现两者联合支持强直性肌营养不良的诊断。此后行DNA分析确定肌强直蛋白激酶基因（*DMPK*）上中度CTG异常扩增（200~700重复序列）可诊断DM1。

理论基础：成人DM1患者预防性心脏起搏器与生存率[3]

- 一项回顾性观察研究探讨了有心脏传导障碍的DM1患者行强化心脏监测（电生理检查）与生存率的关系。
- 该研究比较了侵入性干预（*n*=341）和非侵入性干预（*n*=148）对R间期>200ms和（或）QRS间期>100ms的患者的影响。
- 侵入性治疗组进行有创的电生理检查，如果HV间期（从激活希氏束到心室的时间）超过70ms或持续的心室心动过速，给予植入心脏起搏器。
- 非侵入性治疗组不进行电生理检查，仅进行常规的心脏监测。
- 侵入治疗组死亡50例，非侵入治疗组30例，两组相比较，侵入治疗组患者9年生存率更高（风险比为0.74）。
- 生存率改善归因于侵入治疗组患者猝死的发生率低。
- 结论：对于有HV间期延长和植入心脏除颤仪者，出现室性心律失常时进行有创的电生理检查和植入起搏器对患者预后更好。

我们进一步评估了患者DM1的全身并发症。心电图提示PR间期198ms，下壁和侧壁导联ST段轻度抬高。超声心动图和心脏磁共振正常。行睡眠检查以评价白天的嗜睡，未见明显的夜间血氧饱和度下降。回顾病史，患者的主要症状是持续的白天嗜睡、大便次数增多、便秘和腹泻交替，给予莫达非尼治疗日间嗜睡，考虑到 DM1 可继发胆汁酸吸收不良，给予考来烯胺改善胃肠道症状。同时安排了 24 小时动态心电图，并向患者解释有可能进行其他的心脏电生理检查。

学习要点：DM1 的多学科管理

由于 DM1 是多系统疾病，所以由不同学科的专家对患者进行随访非常重要。

- **心脏科** 心脏传导异常在 DM1 患者中很常见，可以导致心脏猝死。患者首次行心电图、超声和 24 小时心电监测后就应由心脏科专家进行评估。PR 间期或 QRS 波群时间延长的患者猝死的风险更高，应密切随访。有风险的患者应进行电生理检查以评估是否需要起搏器或 ICDS（植入式心脏复律起搏器）。
- **呼吸科** 超过 40% 的 DM1 患者的死亡归因于呼吸系统并发症。有日间嗜睡的患者应行睡眠监测，必要时给予无创的机械通气。如果已给予睡眠呼吸障碍的治疗仍有日间嗜睡，可以应用中枢神经兴奋剂如莫达非尼、右苯丙胺或哌甲酯[1,6]。
- **消化科** 患者可能因吞咽困难导致吸入性肺炎。患者常表现肠易激综合征样症状，严重影响生活质量，胆酸螯合剂如考来烯胺和喹诺酮类抗生素治疗细菌的过度增殖可能使部分患者获益[7,8]。
- **神经科** 肌强直很少引起明显的障碍，但成人起病的患者在早期可伴有明显的肌痛和症状。最近一项研究实验证实了美西律有效，但由于其有致心律失常的可能，所以应谨慎使用[9]。其他可用的药物包括卡马西平、苯妥英、氟卡尼和丙咪嗪[10]。
- **眼科** 大多数患者会进展为后囊膜下白内障，需手术切除。如患者意识到视觉变化，更应定期检查。
- **内分泌科** 患者应检查是否存在葡萄糖不耐受、甲状腺功能减退、性腺衰竭等。
- **物理疗法** 通过矫正器、锻炼、无创通气等措施，可帮助治疗患者的无力（尤其是足下垂和颈部屈曲）、呼吸衰竭。
- **语言治疗** 可以有效地监测吞咽困难，并在吞咽安全方面提供切实可行的建议。

理论基础：美西律作为 DM1 肌强直的有效治疗方法[9]

- 美西律和安慰剂治疗 DM1 患者的抓握或叩击性肌强直（n=20）。
- 随机双盲安慰剂对照交叉研究。
- 两组实验，一组使用美西律 150mg，每天 3 次，另一组使用美西律 200mg，每天 3 次，每组 20 名患者，连用 7 周，4~8 周的洗脱期。
- 预后评价：等长握力舒张时间。
- 相对于安慰剂组，两种剂量的握力舒张时间明显降低。
- 无严重的副作用。

我们对患者的家庭成员进行了详细评估，以确定是否存在其他人员受累，患者的母亲正常（图 9.1a）。患者的父亲 50 岁，1 年前诊断为白内障。他无肌无力或肌强直，无心脏或呼吸系统症状，主诉有轻微的白天嗜睡和大便失禁。他作为仓库操作工从事体力工作。可胜任工作，他的父母和弟弟没有症状（图 9.1b）。查体：光头，轻度闭目无力，轻敲大鱼际肌出现肌强直。心电图提示窦性心动过缓，心率 51 次 / 分，PR 间期延长至 220ms，其余正常。

患者 18 岁的弟弟近几年开始出现手脚痉挛，但无肢体无力，无心脏或呼吸系统症状，无白天嗜睡，Epworth 睡眠评分仅为 2/24 分。弟弟有轻度的读写困难，高中教育仅获得 2 个合格证书。查体：肌病面容，轻度闭目无力（图 9.1a），握拳时有肌强直，前臂和指伸肌轻度无力。除轻微的 QRS 波群延长至 125ms 外，心电图正常。超声心动图、24 小时动态心电图和睡眠监测均正常，血糖和甲状腺功能正常。

家庭成员的基因分析证实父亲有少量的扩增片段（51~100 CTG），弟弟有中等量的扩增片段（200~700 CTG）。

✪ 学习要点：DM1 的遗传和预测

由于 DM1 是多系统疾病，所以由不同学科的专家对患者进行随访非常重要。

DM1 是常染色体显性遗传性疾病，因其可增加致残率和致死率，所以有必要对患者其他家庭成员进行此病的筛查。该病是由于染色体 19q13.3 位点上的肌强直蛋白酶基因（DMPK 基因）的 3' - 端非翻译区的 GTC 短串联重复序列异常扩增所致 [11]。正常人携带的是 5~37 个重复序列，携带超过 50 个重复序列的患者会发病。扩增的长度可预测发病年龄和严重程度。携带临界数量重复序列（38~50 个）的患者通常无症状，有些仅在其子女出现临床特征后才被诊断。

CTG 扩增	重复序列的大小	疾病类型
临界	38~50	无症状型
极少数	51~100	伴有白内障和轻度肌强直的晚发肌病
少量	100~200	经典的疾病或儿童起病的 DM1
中等量	200~700	经典的疾病或儿童起病的 DM1
大量	>700	先天性 DM1

典型的 DM1 显示在连续几代遗传中有这样的趋势，即疾病严重程度逐代增加，起病年龄越来越早。发生的原因是 DMPK 等位基因超过 37 个重复序列时在复制过程中不稳定，在细胞的减数分裂或有丝分裂过程中，可以引起重复序列的大小增加 [12]。这种不稳定性具有性别特异性。父亲的等位基因更不稳定，可能引起更大的扩增，但当扩增的片段过大时可能产生不能存活的配偶子。因此，先天性 DM1 几乎都是遗传自母系的等位基因 [13]。

本例患者预期的遗传现象很明显，患者的祖父母正常，父亲有很小的一段扩增，近 50 岁时才出现轻微的症状，但患者和他哥哥有中等量的扩增，十几岁就出现了症状（图 9.1b）。对这些患者进行适当的专业咨询非常重要，这样他们才会意识到疾病对他们的孩子可能产生更严重的影响。

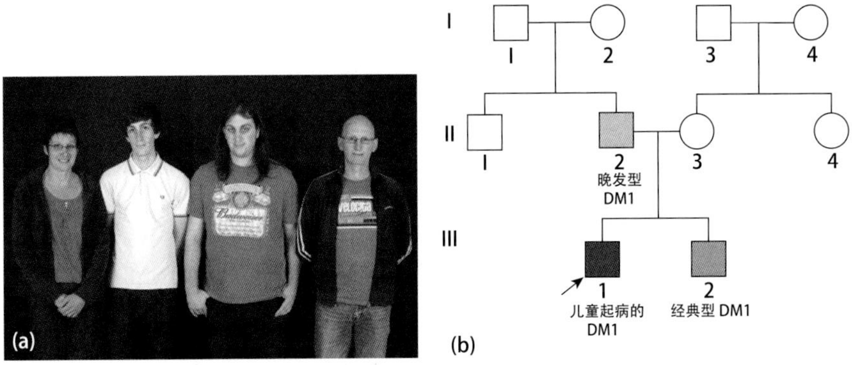

图 9.1 （a）患者和其家庭成员的合影。右 2 为患者，可以清楚地看到眼睑下垂和肌病样面容。右 1 为其父亲，秃头，轻度肌病面容。左 2 为患者弟弟，轻度肌病面容，左 1 为患者母亲，正常。（b）患者（箭头所示）家谱。影响的家庭成员根据疾病严重程度不同，分别用不同的阴影表示。

讨论

本病例显示了 DM1 在同一个家庭不同成员中临床表现的异质性，患者多系统受累的范围，以及对家庭成员进行检查的重要性。DM1 是最常见的神经肌肉疾病之一，患病率大约为 1/8000[14]，可因继发心律失常而猝死，所以及早诊断、恰当治疗和多学科团队的长期随访非常重要。

专家点评

强直性肌营养不良患者（DM）与其他肌营养不良患者一样会发展成心肌病。强直性肌营养不良患者的心肌病通常较轻，其本身常无须治疗。DM1 主要的心脏问题是传导系统，导致心动过缓和心动过速，超过 30% 的过早死亡归因于此。我们推荐患者每年至少检查一次心电图，最常见的异常是 QRS 波群和 PR 间期延长。如果发现这些或其他异常，应将患者转诊到心脏病专家，最好是遗传性心肌病专家，并应放低电生理检查的阈值。

DM1 可表现为 4 种类型（表 9.1）：儿童起病型，即本例中患者的症状（此年龄段患者的运动症状可能是非特异性的）：成人起病型（典型的 DM1），即本例中患者兄弟的症状；无症状晚发型，即本例中患者父亲的症状；先天型。儿童起病型的 DM1 是这些表现型中诊断最困难的，因为其常表现为不典型的症状。如本例患者表现为上学困难和低智商，常被误诊为行为异常。仅有的体征可能就是轻度的面肌无力，构音障碍和握拳时的肌强直。这些患者可继续进展出现心脏异常和其他全身症状，需要定期随访。成人起病的 DM1 最初通常表现为肌强直、肌无力或白内障，然后晚期由于心脏传导异常、胃肠功能障碍、白天嗜睡和呼吸衰竭而

表 9.1 不同类型的 DM1 的不同临床表现型

DM1 类型	临床表现类型
晚发型	白内障和轻度肌强直 偶有无力和日间嗜睡
经典型	肌无力，肌强直和白内障 心脏传导障碍，日间嗜睡，呼吸衰竭 胃肠道症状，胰岛素不敏感
儿童起病型	精神行为异常，智商低下 面肌无力，构音障碍，肌强直 心脏传导障碍
先天型	婴儿肌张力低，呼吸衰竭，喂养困难 发育延迟，学习障碍 在 30~40 岁出现呼吸心脏衰竭

出现全身症状。无症状的晚发型 DM1 常见于先辈，他们把突变基因传给后辈，典型表现为早发白内障。偶有晚发型患者可能出现肌强直、肌无力和白天嗜睡，极少见的可进展成严重的疾病 [15]。先天型 DM1 是四型中最重的，产前表现为羊水过多和胎动减少，分娩后先天型 DM1 婴儿肌张力低，表现为“松软婴儿”，喂养或呼吸困难。由于呼吸衰竭引起的婴儿死亡率很高，患者常需重症监护。这些患儿随后会出现运动和认知的发育延迟，至 30~40 岁，患者可出现严重的心脏和呼吸系统并发症。家庭成员间临床表现的差异主要与 CTG 重复数目的多少有关。

由于该病会引起多系统问题，所以 DM 患者的治疗需要多学科合作。治疗中最重要的是明确并治疗心律失常以及治疗呼吸系统并发症，前者占 DM 死亡率的 30%，后者占 DM 死亡率的 40%[5]。

专家点评

尽管呼吸系统并发症占 DM 死亡率的 40% 以上，但这方面的处理却很困难。患者通常不能耐受无创通气，也可能忽视吞咽问题。越来越多的人意识到相当一部分患者需要鼻饲以及最好急诊入院。日间嗜睡是个相关问题，可以伴有睡眠障碍性呼吸，但即使成功采取无创通气措施，患者通常还是持续存在日间嗜睡。虽然目前尚未获得批准用于治疗此病，但精神兴奋药莫达飞尼可有效治疗日间嗜睡。

临床提示：患者的随访

患者至少应每年进行一次心电图、睡眠监测、空腹血糖检查，并进行白内障的评估及处理胃肠道症状，必要时治疗肌强直并得到治疗服务 [1]。

该病目前尚无有效治疗方法，许多试验正常进行中，这些试验致力于减少与此病相关的毒性 CTG 的重复蓄积。方法包括使用反义寡肽，这些寡肽可以结合异常的 CUG RNA 扩增片段，诱导 RNA 降解并防止核糖核酸病灶的形成 [16,17]。

针对 DM1 突变的错剪接作用 [18] 和改变剪接调控子 MBNL 和 CELF1 活性也有其他研究方法，这些调控子的活性被突变的 *DMPK mRNA* 改变[19, 20]。这些方法在动物模型中产生了早期的阳性结果，正在被转化为早期的临床试验。对症治疗和并发症的监测仍然是 DM1 患者治疗的主要方面。

专家结语

DM 的治疗要求积极监测和治疗并发症。虽然早期死亡率与心脏呼吸系统并发症最相关，但肌无力和胃肠道功能障碍对生活质量的影响最大。理疗和矫正对于足下垂和垂颈可能有帮助，但握拳无力很难治疗，常需要有专业治疗的切实措施。持续的胃肠道功能障碍应由胃肠病专家检查来除外其他疾病，随后可以考虑抗生素和（或）胆酸螯合剂治疗肠易激症状。

点评专家：Chris Turner

（高海凤 译　徐志强 审）

参考文献

1. Turner C，Hilton-Jones D. The myotonic dystrophies：diagnosis and management. *J Neurol Neurosurg Psychiatry* 2010；81（4）：358–67.
2. Raja Rayan DL，Hanna MG. Skeletal muscle channelopathies：nondystrophic myotonias and periodic paralysis. *Curr Opin Neurol* 2010；23（5）：466–76.
3. Wahbi K，Meune C，Porcher R，et al. Electrophysiological study with prophylactic pacing and survival in adults with myotonic dystrophy and conduction system disease. *JAMA* 2012；307（12）：1292–1301.
4. Groh WJ，Groh MR，Saha C，et al. Electrocardiographic abnormalities and sudden death in myotonic dystrophy type 1. *N Engl J Med* 2008；358（25）：2688–97.
5. Mathieu J，Allard P，Potvin L，et al. A 10-year study of mortality in a cohort of patients with myotonic dystrophy. *Neurology* 1999；52（8）：1658–62.
6. Annane D，Moore DH，Barnes P J，Miller RG. Psychostimulants for hypersomnia（excessive daytime sleepiness）in myotonic dystrophy. *Cochrane Database System Rev* 2006；（3）：CD003218.
7. Rönnblom A，Andersson S，Danielsson A. Mechanisms of diarrhoea in myotonic dystro-phy. *Eur J Gastroenterol Hepatol* 1998；10（7）：607–10.
8. RonnblomA，Andersson S，Hellstrom PM，Danielsson A. Gastric emptying in myotonic dystrophy. *Eur J Clin Invest* 2002；32（8）：570–4.

9. Logigian EL，Martens WB，Moxley RT，et al. Mexiletine is an effective antimyotonia treatment in myotonic dystrophy type 1. *Neurology* 2010；74（18）：1441–8.

10. Trip J，Drost G，van Engelen BG，Faber CG. Drug treatment for myotonia. *Cochrane Database System Rev* 2006；（1）：CD004762.

11. Brook JD，McCurrach ME，Harley HG，et al. Molecular basis of myotonic dystrophy：expansion of a trinucleotide（CTG）repeat at the 3' end of a transcript encoding a protein kinase family member. *Cell* 1992；68（4）：799–808.

12. de Temmerman N，Sermon K，Seneca S，et al. Intergenerational instability of the expanded CTG repeat in the DMPK gene：studies in human gametes and preimplantation embryos. *Am J Hum Genet* 2004；75（2）：325–9.

13. Rakocević-Stojanović V，Savić D，Pavlović S，et al. Intergenerational changes of CTG repeat depending on the sex of the transmitting parent in myotonic dystrophy type 1. *Eur J Neurol* 2005；12（3）：236–7.

14. Harper PS. Myotonic Dystrophy（3rd edn），（London：Saunders）；2001.

15. Arsenault M-E，Prévost C，Lescault A，et al. Clinical characteristics of myotonic dystrophy type 1 patients with small CTG expansions. *Neurology* 2006，66（8）：1248–50.

16. Wheeler TM，Sobczak K，Lueck JD，et al. Reversal of RNA dominance by displacement of protein sequestered on triplet repeat RNA. *Science* 2009；325（5938）：336–9.

17. Mulders SAM，van Engelen BGM，Wieringa B，Wansink DG. Molecular therapy in myotonic dystrophy：focus on RNA gain-of-function. *Hum Mol Genet* 2010；19（R1）：R90–7.

18. Wheeler TM，Lueck JD，Swanson MS，et al. Correction of ClC-1 splicing eliminates chloride channelopathy and myotonia in mouse models of myotonic dystrophy. *J Clin Invest* 2007；117（12）：3952–7.

19. Warf MB，Diegel JV，von Hippel PH，Berglund JA. The protein factors MBNL1 and U2AF65 bind alternative RNA structures to regulate splicing. *Proc Natl Acad Sci USA* 2009；106（23）：9203–8.

20. Wang G-S，Kuyumcu-Martinez MN，Sarma S，et al. PKC inhibition ameliorates the cardiac phenotype in a mouse model of myotonic dystrophy type 1. *J Clin Invest* 2009；119（12）：3797–806.

病例

10 痛性动眼神经麻痹

Vino Siva

病史

患者女性，64 岁，右利手，主因突发剧烈持续头痛 2 天就诊于急诊科。自以为是严重的偏头痛发作，一直卧床两天并服用非处方止痛药，效果欠佳。伴畏光、恶心、食欲减退。进一步询问病史，2 周前有明显的发作性复视，伴右侧额顶部头痛。朋友们观察到她右侧眼睑下垂，而她则以为是疲劳所致。

学习要点：霹雳样头痛（TCH）

TCH 是一种突发的剧烈头痛，根据国际头痛疾病分类第二版诊断标准，在 1 分钟内达到最大强度。这一术语最初是指与未破裂颅内动脉瘤相关的前哨性头痛。此后，又发现许多其他的原因与 TCH 有关[1,2]。

TCH 的鉴别诊断

- 血管性原因
  - 蛛网膜下隙出血。
  - 与未破裂动脉瘤相关的前哨性出血。
  - 动脉夹层。
  - 可逆性脑血管收缩综合征。
  - 脑静脉窦血栓。
  - 脑出血。
  - 垂体卒中。
  - 可逆性后部白质脑病。
  - 动脉性高血压。
- 非血管性颅内疾病
  - 自发性低颅压。
  - 第三脑室胶样囊肿。
  - 颅内感染。

头痛达到最剧烈的时间，在鉴别 TCH 与其他严重头痛（偏头痛、丛集性头痛）中至关重要[1,3]。因此，仅仅询问患者“头痛是否是有史以来最严重的头痛”是不够的，还需要询问“用了多长时间头痛达到最大强度”来确定达峰时间。患者可能会通过描述头痛类似于被“用球棍打”的方式来主动提供达峰时间的信息。

专家点评

患者的症状很有特征性，不仅提示诊断，也提示了病变的定位。首次突然出现严重头痛的患者应该考虑到动脉瘤性蛛网膜下隙出血，直到此诊断被排除，必要时通过脑脊液（CSF）检查。

（待续）

> **专家点评**
>
> 如果病史提示蛛网膜下隙出血（SAH），但CT未显示蛛网膜下隙有血，需要考虑到其他两个常被忽略的重要诊断，其治疗和预后与SAH截然不同。分别为：1. 垂体卒中——如果CT上显示蝶鞍扩大，立即急诊MRI。2. 静脉窦血栓——如果静脉窦高密度（常伴脑水肿和静脉性出血），下一步行CTV或MRV。

（续）

蛛网膜下隙出血（SAH）是继发性TCH最常见的原因，占TCH患者的25%。考虑到与误诊相关的高发病率和死亡率，SAH应作为早期检查的重点，尤其是可能发生致死性出血前，前哨性出血是可被治愈的。高达50%的SAH患者有前哨性头痛/出血或警示性头痛。头痛突发且剧烈，24小时内缓解。常发生于SAH 2周之内，24小时内达高峰。原因可能是小的动脉瘤渗漏或动脉瘤壁内动态的物理性改变。

该女士与丈夫同住，是位狂热的园艺家。十几岁开始吸烟，最近减量到10支/天。既往除了一直服药控制高血压、糖尿病和高血脂外，身体状况良好。无特殊家族史，其父70多岁时死于卒中。

学习要点：动脉瘤性SAH（aSAH）的危险因素

可干预的危险因素[4]

- 高血压——研究报道相对危险高达3.4（CI 2.3~5.7）。
- 吸烟[5]——重要的危险因素，研究显示吸烟与aSAH的风险之间存在剂量依赖关系
  - 重度吸烟者（>20支/天）比值比（OR）为11.1（CI 5.0~24.9）。
  - 现在吸烟者（<20支/天）OR为4.1（2.3~7.3）。
  - 已戒烟者比值比OR为1.8（CI 1.0~3.2）。
- 大量饮酒者（>150克/周）——有证据表明少量饮酒有保护作用（可能通过抗氧化活性防止血管炎症反应），饮酒量更多者的aSAH风险呈剂量相关性。
- 雌激素制剂——有证据表明口服避孕药（OCP）增加aSAH的风险，一项荟萃分析[6]显示雌激素含量高的OCP比含量低的风险更高。相反，雌激素替代治疗显示具有降低风险的作用。
- 可卡因。

上述可干预的危险因素易导致aSAH的机制分为血管壁损伤（图10.1）和血流动力学变化（图10.2）。

值得注意的是多种危险因素共同导致血管壁损伤和血流动力学改变，对动脉瘤的形成有协同作用。

不可干预的危险因素：

与脑动脉瘤发生率相关的疾病包括：

- 常染色体显性遗传性多囊肾病（ADPKD）。
- 肌纤维发育不良（FMD）。
- 动静脉畸形（AVM）——血流相关的动脉瘤。
- 结缔组织病
  - Ehlers–Danlos综合征（尤其Ⅳ型和胶原缺陷Ⅲ型）。
  - 马方综合征。
  - 弹力纤维性假黄瘤。

> **专家点评**
>
> 有人会把遗传因素作为无法改变的危险因素，其易于形成动脉瘤和促使动脉瘤破裂。随着该领域知识的不断更新，研究表明一级亲属在某种程度上颅内动脉瘤形成的风险增加，且对环境因素（如吸烟）的易感性增加。从长远角度看，在这样的群体中筛查动脉瘤是否对健康有益尚待确定。至少向亲属建议改变生活方式是合理的[7,8]。

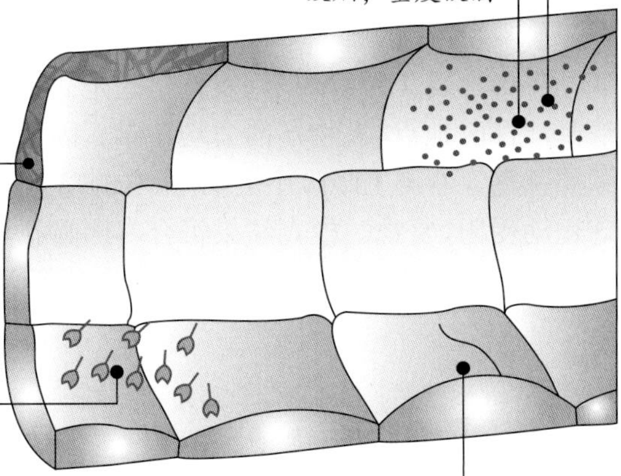

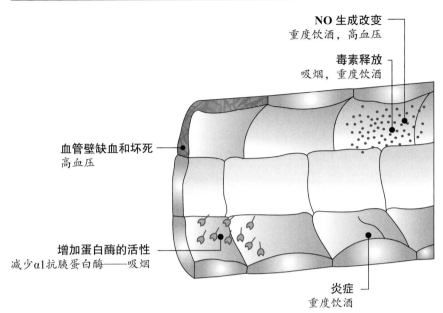

图 10.1　血管壁损伤导致动脉瘤形成的机制和每种机制相关的可改变的危险因素。Reproduced from *Stroke* 44（12），Andreasen TH，Bartek J Jr，Andresen M，Springborg JB，Romner B，Modifiable risk factors for aneurysmal subarachnoid hemorrhage，pp. 3607–12，© 2013，with permission from Wolters Kluwer Health.

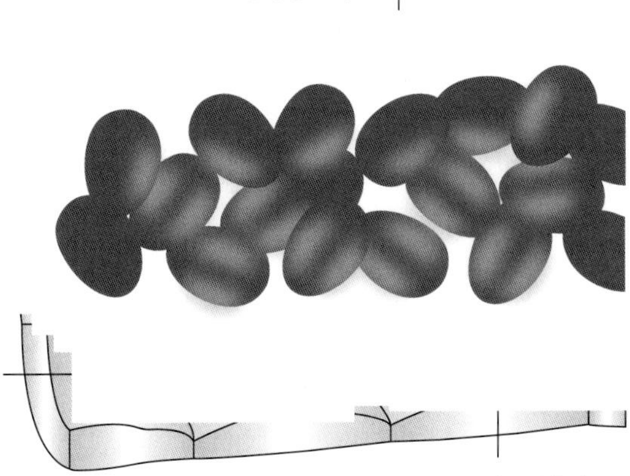

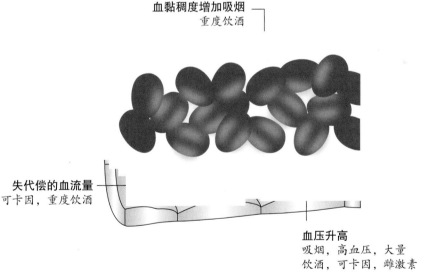

图 10.2　引起动脉瘤形成的血流动力学机制和每种机制相关的可改变危险因素。Reproduced from *Stroke* 44(12), Andreasen TH, Bartek J Jr, Andresen M, Springborg JB, Romner B, Modifiable risk factors for aneurysmal subarachnoid hemorrhage, pp. 3607-12, © 2013, with permission from Wolters Kluwer Health.

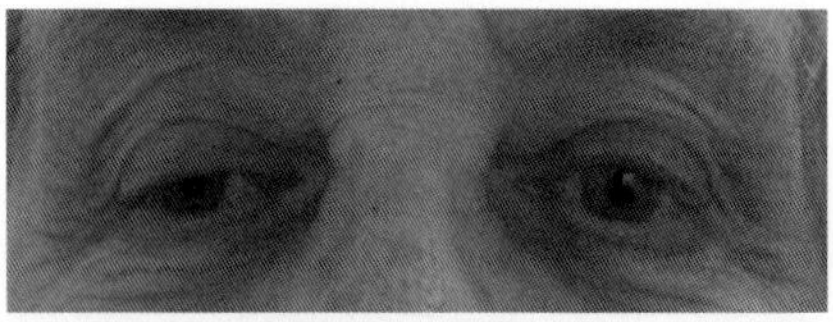

图 10.3 瞳孔保留的右侧动眼神经不全麻痹。

症状出现 2 天后入院（发作指的是认为出血的发生时间），患者神志清楚，时间、地点、人物定向力均正常。因头痛而极度不适，畏光，屈颈时颈部强直。右侧上眼睑不全下垂，右侧瞳孔对光反应迟钝，瞳孔等大。眼球运动受限，复视。检查结果符合右侧瞳孔豁免的不完全性动眼神经麻痹。血压 172/89mmHg 增高，其余生命体征无异常（图 10.3）。

临床提示：动脉瘤性动眼神经麻痹

旧的"瞳孔规则"（即瞳孔逃避可排除由动脉瘤外部压迫的动眼神经麻痹）应该仅适用于完全性动眼神经麻痹。有报道显示 30%~40% 的动脉瘤性动眼神经不全麻痹，瞳孔相对不受累。

学习要点：SAH 征象

假性脑膜炎是由血液成分刺激脑膜产生的。具体表现如下：

- 颈强直——屈曲时更明显，常发生于症状发作后 6~24 小时。
- 畏光和持续性头痛是典型表现。
- 克氏征（Kernig' s sign）——髋屈曲 90° 时伸膝引起腘绳肌腱疼痛。
- 布鲁津斯基征（Brudzinski' s sign）——仰卧位时被动屈曲患者颈部引起不自主屈髋。
- 脑膜视神经鞘的肿胀引起视网膜中央静脉闭塞，可能导致眼出血。Terson 综合征指的是 SAH 后的玻璃体积血。

蛛网膜下隙的血液成分影响蛛网膜颗粒对脑脊液的再吸收，导致**交通性脑积水**，或脑室内的血凝块引起**阻塞性脑积水**。从而出现颅内压增高的症状和体征，包括恶心、呕吐和意识水平下降。

局部或弥漫性血管痉挛引起的脑梗死 / 缺血可导致局灶性神经功能缺损。动脉瘤性 SAH 也可引起大脑功能区的脑出血，会出现相应的局灶性神经功能缺损表现。

专家点评

动脉瘤相关的颅内出血与动脉瘤的膨大有关。最常见的破裂位置在动脉瘤圆顶的尖部，如果动脉瘤突入颞叶，如某些大脑中动脉（MCA）动脉瘤，或前交通动脉（ACom）动脉瘤突向直回，更易于破裂形成颅内血肿。

为排除 SAH，紧急行头颅 CT 检查，结果正常。

专家点评

痛性动眼神经麻痹的诊断，即使脑脊液检查排除了 aSAH，仍属神经外科急症，应行急诊神经血管影像检查，除外后交通动脉（PCom）的动脉瘤，或不常见的小脑上动脉（SCA）动脉瘤（图 10.4）。即使没有出血，动脉瘤也应作为急症处理，因为动眼神经麻痹可能是由于动脉瘤的扩张，有即将发生破裂的风险。

专家点评

许多 PCom 动脉瘤引起动眼神经麻痹，神经麻痹会在 6 个月内恢复。手术完全恢复的概率（去除动脉瘤对脑神经的压迫）约为 90%；弹簧圈填塞完全恢复的概率约为 60%，尽管弹簧圈并没有缩小动脉瘤。弹簧圈使动眼神经恢复的原因尚不清楚，可能是因为弹簧圈解除了动脉瘤对神经的脉动作用。

患者由值班医疗小组接诊，并行腰椎穿刺检查，第一次腰椎穿刺未成功。首次腰椎穿刺由初级住院医生完成，仅收集了几滴带血的液体未能进行分析。30 分钟后进行第二次腰椎穿刺，成功收集了连续 3 管脑脊液

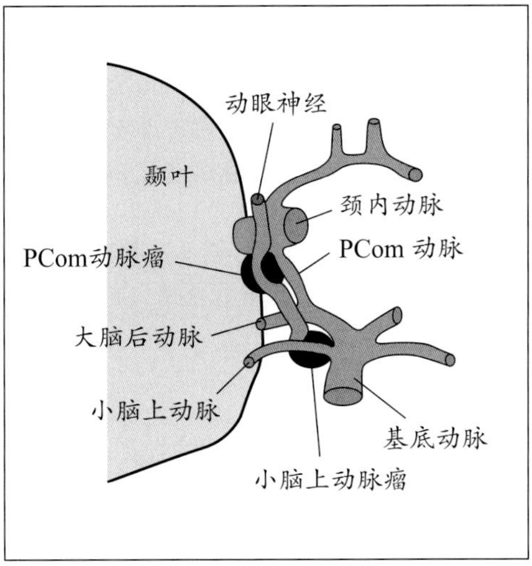

图 10.4　图示 PCom（后交通动脉）或 SCA（小脑上动脉）动脉瘤是如何压迫动眼神经的（从 Willis 动脉环向上看视图）。

标本，并测颅压为 18cmH_2O。目测第一管标本为血性，依次越来越清亮。CSF 光谱分析证实有胆红素和氧合血红蛋白峰。

学习要点：SAH 的辅助检查

CT

在最初的 12 小时内，CT 扫描（用三代的“旋转”或“螺旋”扫描仪）检查 SAH 的敏感性为 98%，但 24 小时后降至 80%~85%，出血后第 3 天进一步降低至 70%。确切的比例将根据出报告的放射科医师的经验和所用的设备而有所不同。

CT 对检测脑室扩大（提示有脑积水）、检查与脑内或硬膜下出血相关的区域，以及对评估出血的多少（与血管痉挛的风险有关）有帮助。血的分布可提示动脉瘤的位置；这对多发动脉瘤的患者尤其重要。

腰椎穿刺

对于 CT 扫描正常的患者，腰椎穿刺分析脑脊液有无黄变非常必要 [9]。出血大约 2~4 小时后，脑脊液中的红细胞溶解释放出氧合血红蛋白。巨噬细胞将氧合血红蛋白（oxyHb）转化成胆红素，有时是正铁血红蛋白（metHb）。胆红素只在体内产生，需要 12 小时，而 oxyHb 和 metHb 均可在体外合成。

出血后 12 小时内黄变的敏感性几乎为 100%，3 周时降至 70%。关于脑脊液是肉眼观察还是光谱分析更好，一直存在争议。有证据表明光谱分析更敏感，但缺乏特异性。含有高水平的血浆胆红素和 CNS 蛋白可能产生假阳性结果。

MRI 在急性期不敏感，因为 metHb 太少。对于亚急性期至晚期的 SAH（大约为 10 天后）是很好的检查方法，FLAIR 序列最敏感。

经神经外科值班医师会诊后，患者当晚急诊转至神经外科病房，针对 SAH 行进一步检查和治疗。

专家点评

有高质量的 CT 扫描设备是否还有必要行脑脊液检查，一直存在争议。急诊 CT 扫描报告不是最佳的。动脉瘤破裂后再出血的后果要比腰穿的并发症严重得多 [10]。如果对 CT 有任何疑义，腰椎穿刺是必须的。

专家点评

大约有 15% 的动脉瘤是多发的。出现 SAH 时，了解哪个动脉瘤出血很重要，以便针对性治疗。可以根据 CT 上出血分布来确定。如果本例患者动脉瘤离视神经较远，其头痛不考虑动脉瘤引起。引起患者出现症状的其他原因也应该排查，对偶然发现的动脉瘤进行会诊。

学习要点：转诊神经外科

当请神经外科值班医师会诊时，会诊医师将会考虑到以下细节。

- 症状发作（在本文中，“发作”指最初的出血）出现的日期 / 时间。发作后的天数对于评价诊断方法（CT，腰椎穿刺）是否足够精确以及评估进一步的并发症的风险 [如迟发性缺血性神经功能缺损（DIND）、脑积水和再出血] 至关重要。
- 格拉斯哥昏迷量表（GCS）——请注意，该量表指的是对患者最好的眼动、语言和运动的评分。以免造成混淆，最好逐字分解。运动部分评估是最重要的。
- 患者基础的神经系统和功能状态。
- 局灶性神经系统功能缺损。
- 并发症，以及患者是否服用抗血小板或抗凝药物。
- 如行腰椎穿刺，腰椎穿刺的时间。如果多次腰椎穿刺，每次腰椎穿刺的时间和腰椎穿刺的脑脊液检查。比如，如果有穿刺损伤，第二天又再次腰穿，脑脊液很可能胆红素阳性，导致结果不确切。因此下一步的诊断和治疗决策需要详尽的病史来决定。

临床提示：动脉瘤的识别

一旦诊断为 SAH，接下来就是明确潜在的血管异常。如果选用创伤性较小的 CT 血管造影（CTA）未能确定动脉瘤，数字减影血管造影（DSA）仍然是金标准。

专家点评

对于老年患者，近端血管入路弹簧圈栓塞比较困难，根据我们的经验，在这种情况下，外科手术夹闭可能更合适。

症状发生的第 2 天，患者开始口服尼莫地平、止痛药，大便软化剂，静脉补液和给予预防血栓处理。并将患者置于神经外科重症室以便密切观察神经系统状态（GCS 和常规检查局灶性神经系统缺损），血电解质，体液状态，血压，用 TCD（经颅多普勒超声）评价脑血流速度。

专家点评

对于后交通动脉瘤，要行血管造影明确患者是否存在胚胎型循环，即大脑后动脉远端是后交通动脉供血而不是基底动脉。如果存在胚胎型大脑后动脉，对后交通动脉的任何医源性损伤（例如夹闭后交通动脉瘤）将会引起大脑后动脉的梗死。

学习要点：动脉瘤性蛛网膜下隙出血的支持治疗

- 尼莫地平：有 I 级证据支持预防性口服尼莫地平（60mg 每 4 小时一次，用 21 天）。研究表明，可降低 1/3 aSAH 患者脑缺血和脑梗死的发生率。
- 静脉补液：要保证患者液体充足（血容量正常或轻微的正平衡）减少血管痉挛和脑耗盐的作用。对于有神经源性肺水肿或心力衰竭的患者要审慎地处理液体问题。
- 大便软化剂：用于预防便秘，这些可能不能增加颅内压。

专家点评

后交通动脉瘤手术过程中，外科医师应确认并保留脉络膜前动脉，其是颈内动脉的小分支，起自后交通动脉的近端。术中夹闭后也应行吲哚菁绿血管造影证实有血流通过脉络膜前动脉。损伤脉络膜前动脉可引起术后对侧偏瘫、感觉缺失及同向性偏盲。

来院时行 CTA 发现一 6mm 分叶状动脉瘤，起自右侧颈内动脉（ICA）远端后壁（图 10.5a）。动脉瘤向后向下膨出，顶端有一 2mm 的突起。第二天，经介入神经放射学家和神经血管外科学家在内的多学科神经血管会议讨论后，尝试给予血管内治疗，但由于颈内动脉迂曲，未能顺利地接近动脉瘤。

因此患者当天行外科手术夹闭右侧后交通动脉瘤。在手术操作过程中，掀开肌肉皮肤皮瓣，行侧面眶上微创开颅术（图 10.5b）。采用弧线型硬膜切开，光学仪器额下分离来确定血管结构（图 10.5c）。找到 ICA，然后是动脉瘤的瘤颈（图 10.5d），仔细分离后成功安放了 8mm 的 Yasargil

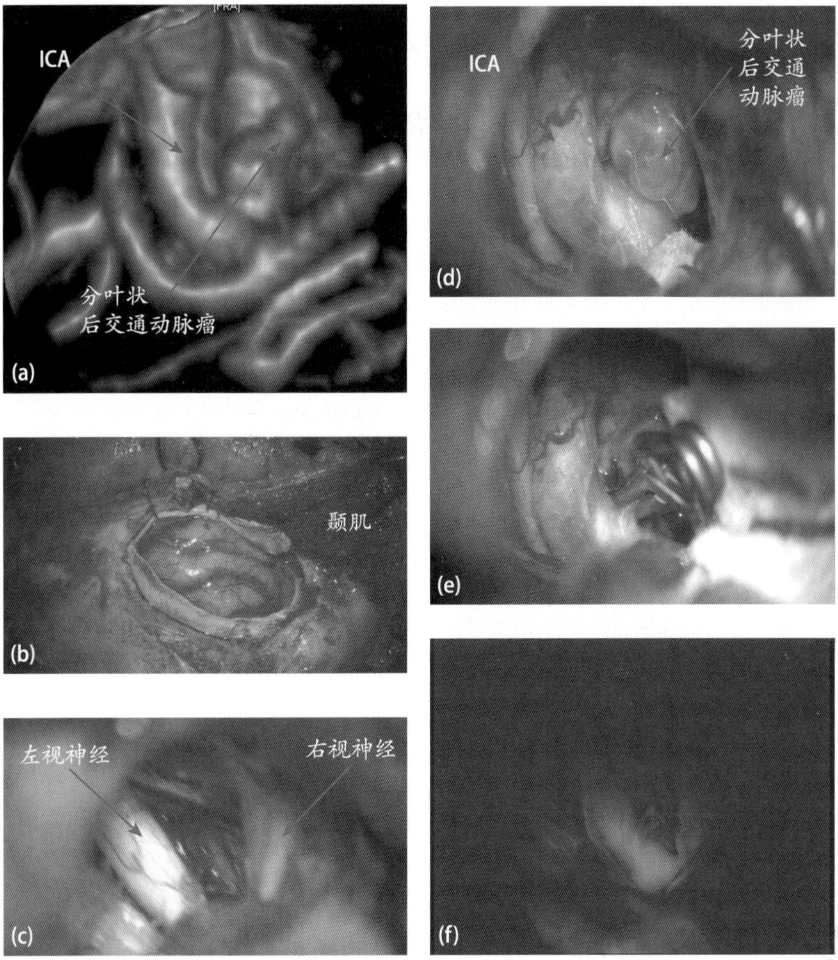

图 10.5　手术夹闭 PCom 动脉瘤：(a)CTA 确定分叶状 PCom 动脉瘤。(b)外侧面眶上微创开颅术。(c)光学仪器额下分离。(d)沿着右侧 ICA 找到 PCom 动脉瘤。(e)分离瘤颈并用 8mm 直式 Yasargil 钛夹夹闭。(f)吲哚菁绿视频血管造影显示 ICA 远端动脉期血流，动脉瘤内无血流。

夹(图 10.5e)。术中吲哚菁绿视频血管造影显示 ICA 远端动脉期血流，动脉瘤内无血流。并有意将动脉瘤的顶部刺破以保证满意的夹闭效果(图 10.5f)。

患者术后恢复良好，无新发神经系统缺损。术后指导意见：保证血压正常，血容量正常，体温和血糖正常。为预防深静脉血栓形成，手术开始就用弹力袜和间歇气动加压泵装置。24 小时后开始给予伊诺肝素。

患者恢复很好，直到发病第 5 天，发现其与平时表现反常，轻度意识混乱。查体发现左上肢轻瘫试验阳性。TCD 超声提示血流速度增快，血钠正常。血钠紊乱是 aSAH 的常见并发症，可能会导致脑水肿(见讨论)。

✪ 学习要点：迟发性脑缺血（DCI）/迟发性缺血性神经功能缺损（DIND）/临床血管痉挛

预防 DCI/DIND 是 aSAH 诊疗管理的核心。它被认为与血管痉挛有关，血管痉挛是脑动脉狭窄的一种血管造影或影像学表现。血管造影引起的血管痉挛与 DCI/DIND/“临床血管痉挛”不同，其临床特征是意识水平下降、混乱或如偏瘫、失语等局灶性神经功能缺损。这一术语令人困惑，也反映出我们对 aSAH 患者神经延迟恶化的病理生理机制认识不足，没有找到其他病因（如脑积水或癫痫）。目前的证据表明它是多因素的，脑血管造影的血管痉挛只是其中一个因素。“临床血管痉挛”一词具有误导性，最好避免使用，因为某些以该种方式恶化的患者中并不存在血管痉挛。这一术语参考的是病理生理学机制，该机制目前还不清楚，也不能反映其他复杂的病理生理机制。DCI/DIND 是一个更通用的术语，在这类患者中，其更好地反映了导致脑缺血的深层机制（见讨论）。

据报道，aSAH 患者脑血管造影的血管痉挛发生率为 70%~90%，有临床症状的血管痉挛高达 30%。高风险期是发病后 3~14 天，因此了解发作性头痛的时间很重要。最终的目的是预防或逆转脑缺血，以便阻止其进展为脑梗死的不可逆阶段。分级高的 SAH 患者和 CT 上出血量多的患者发生 DIND 风险更高。有高血压病史和目前吸烟也被证明是危险因素。

DSA 是诊断放射性脑血管痉挛的金标准，而 TCD 可作为一种无创的床旁诊断工具。CTA 也常用于显示血管痉挛。其他的方法，如观察脑血流变化的方法（灌注 CT，MRI，SPECT）可能会有所帮助。

✪ 学习要点：经颅多普勒超声

经颅多普勒超声（TCD）是一种无创、相对廉价的测量大脑主要动脉脑血流速度的方法[11]。由经验丰富的技师使用低频（2 MHz）探头在床边进行，通过颅骨中天然的薄的骨窗测量脑血流速度（如经颞窗、枕骨下 / 经椎间孔和眼窗）（图 10.6）[11, 12]。血流速度是通过测量从流动的红细胞发射波和反射波频率（多普勒频移频率）之间的差异来间接测定的。颞骨窗是最常用的，能够探测大脑中动脉，以及大脑前动脉和颈内动脉。然而，10%~20% 的患者颞骨窗通透性不足。

血流速度的增加可能是由于血流量增加（充血）或血管内径减少（血管痉挛）所致（图 10.7）。用 MCA 的血流速度除以同侧颅外颈内动脉的流速得到的 Lindegaard 比值来确定血管痉挛，其值 >3 提示血管痉挛（表 10.1）。

可检测到的变化可以先于临床症状出现，因此在血管痉挛可能发生之前进行基线研究，并且定期测量显示速度增加对即将发生血管痉挛提供了良好的支持证据。

液体状态分析显示，在过去 48 小时里，患者处于负平衡，累计相差 1L。其血压约为 130/62mmHg，而基础血压约为 145/80mmHg。静脉注射胶体液和停用抗高血压药物，提高血压，使血压更接近基线，其意识觉醒状态和轻偏瘫阳性等临床症状得到改善。在接下来的 24 小时内，其神经系统功能状态对患者血压波动非常敏感，要求平均动脉压（MAP）>90mmHg。为维持 MAP，她被转到神经外科重症监护病房接受升压支持治疗（去甲肾上腺素）。

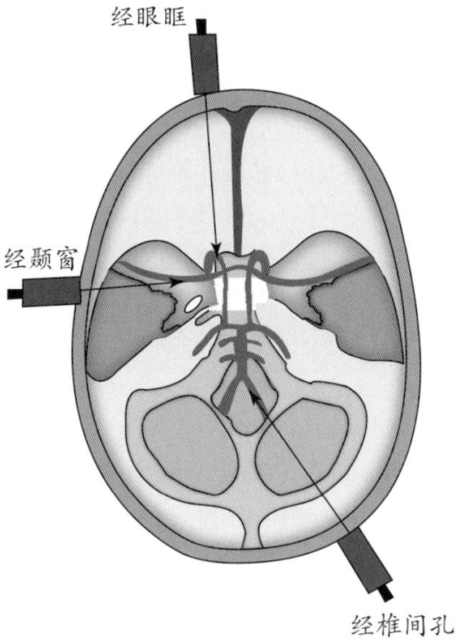

图 10.6　TCD 常用的骨窗。

Reproduced from *Postgrad Med J*, 83(985), Sarkar SI, Ghosh S, Ghosh SK, Collier A., Role of transcranial Doppler ultrasonography in stroke, pp. 683–9, © 2007, with permission from BMJ Publishing Group Ltd.

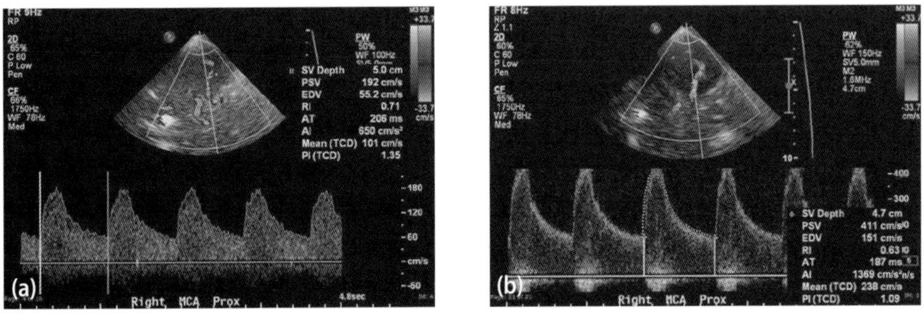

图 10.7　(a)右侧 MCA 的 TCD 波形(下面)和彩色多普勒(上面)。(b)TCD 提示右侧 MCA 收缩期峰值流速(PSV)和平均流速(MFV)增高,支持严重的血管痉挛。

Reproduced from *Int J Vasc Med*, 2013: 629378, Naqvi J, Yap KH, Ahmad G, Ghosh J, Transcranial Doppler ultrasound: a review of the physical principles and major applications in critical care, © 2013, reproduced under the Creative Commons Attribution License 3.0.

表 10.1　MFV 和 Lindegaard 比值的解释

平均血流速度(cm/s)	Lindegaard 比值(MCA:ICA)	
<120	<3	正常
120~200	3~6	轻度血管痉挛
>200	6	重度血管痉挛

Adapted from Greenberg MS, *The Handbook of Neurosurgery*, p. 1048, © 2010, with permission from Thieme MedicalPublishers, Inc.

临床提示：迟发缺血性神经功能缺损（DIND）的处理

当怀疑 DIND 时，内科治疗通常是第一步。常用静脉补液、白蛋白、正性肌力药物和加压药物。然而不幸的是，血管痉挛往往对这些干预措施无反应。

而且许多患者因为心脏和肺部并发症不能耐受诱导的高血压（指尝试通过增加 MAP 来逆转神经功能缺陷）。许多文献记载的"三 H"疗法（包括高血压、高血容量和血液稀释）几乎过时了，且也没有被证明可以改变 DIND 的总体预后。早期血管内治疗可能是最好的选择。血管内治疗脑血管痉挛最常用的方法是球囊血管成形术——机械扩张，动脉内药物注射——药物扩张，或两者合用。

晨起患者诉头痛加重，复查 CT 显示脑室更大，无出血。为治疗进展性的交通性脑积水，患者定期行腰椎穿刺，显示反复出现开放压 >25cmH_2O，晨起头痛一过性改善，第 2 天再次加重。最后给予腰大池引流控制颅压。头痛逐渐缓解，减少血管加压药物用量（为提高脑灌注）。

学习要点：SAH 后脑积水 [13, 14]

脑积水是 SAH 的常见并发症——可以急性或慢性，前者在数小时内发生，后者出现在出血后数周至数月。急性梗阻性脑积水发生率约为 15%~20%，需要放置脑室外引流，通过导管插入右侧额角，将脑脊液向外引流至与压力计相连的袋子里，以便调节脑脊液引流压力。有观点认为，在未经处理的动脉瘤患者身上实施 CSF 分流手术，可能因动脉瘤内外压力改变，导致再出血的风险增加。

当出现交通性脑积水时，可以间断进行腰椎穿刺，如需要，可应用引流管持续引流。

有证据表明，脑脊液引流（通过脑室外引流或腰椎引流）减少血管痉挛风险，这可能与降低蛛网膜下隙的血液负荷有关。

患者成功地停用血管加压药，3 天后（出血后 8 天）转回加护病房。经 TCD 监测血流速度无增加，血清钠水平稳定，血压平稳，临床状况持续改善，拔出腰椎引流管。第 14 天经专家评估后出院，建议其暂停驾驶，并通知车牌管理局。6 个月后，患者门诊就诊，动眼神经麻痹完全恢复，功能正常。

讨论

蛛网膜下隙出血虽然仅占中风的 5%，但却是一种严重的疾病，对年轻群体来说，导致严重的发病率和死亡率，造成的年经济损失与缺血性卒中相当 [15]。本病例突出了 aSAH 患者治疗的多种方法，外科或血管内干预仅是治疗路径的一部分，但也是关键部分。这类患者的围术期治疗不仅在预防死亡方面至关重要，而且使患者在疾病终末期尽可能地接近其神经功能的基线水平也至关重要。

一旦动脉瘤破裂，患者就被视为踏上了有诸多陷阱的旅程；确保动脉瘤的安全只解决了其中一个陷阱，即再出血的风险。即使患者动脉瘤成功处理，神经功能完好，但因 aSAH 的各种神经系统后遗症，患者仍面临死亡或严重残疾的风险。因此，这类患者的治疗主要是在高危期预防潜在的并发症，并对其进行适当的治疗，防止疾病后期发生更多的神经功能缺陷。

一项基于人口的研究报告评估，该病的死亡率平均为 51%[16]，在所有患者中，多达 15% 在入院前死亡。幸存者就诊时的神经系统表现多种多样，从正常到局灶性缺陷或处于昏迷状态。在近几十年中，世界神经外科学会联合会（WFNS）量表被广泛用于评价患者 SAH 的预后[17]。WFNS 分级取决于患者的意识水平以及他们是否有局灶性功能缺损（表 10.2）。

✪ 学习要点：世界神经外科学会联合会（WFNS）SAH 分级

由于 WFNS 分级在应用于有轻微神经功能缺损的患者时有时存在差异，而且预后的差异也可能很小，尤其是在Ⅱ级和Ⅲ级，基于此，提出了改良的 WFNS 分级系统，根据患者的 GCS 评分，Ⅱ级对应于 GCS 14 分，Ⅲ级对应于 GCS 13 分的患者，无论患者是否有神经功能缺陷[18]。改良的 WFNS 量表似乎更简单，更好的预测预后，但需要进一步验证，才能普遍使用。

大约有 1/20 的 SAH 患者在急诊科被漏诊，其中大多数被误诊为偏头痛或其他类型的头痛[19]。诊断具有挑战性，特别是神经功能完整，仅表现为头痛又不愿意进行腰椎穿刺的患者。然而，在这些神经功能完整的患者中，做到不漏诊非常重要，因为在他们遭受再出血或另一种 SAH 致残并发症的潜在灾难性后果之前，医生有机会通过快速治疗来保持患者的功能状态。

表 10.2 WFNS SAH 分级

WFNS 分级	GCS 评分	局灶性神经功能缺损
1	15	
2	13~14	无
3	13~14	有
4	7~12	无或有
5	2~6	无或有

本病例强调了对病史提示 SAH，但 CT 阴性的患者行腰椎穿刺的必要性，尤其是晚发者。而且，重要的是要清楚地记录每一次腰椎穿刺的时间和成功与否，因为第一次腰椎穿刺的损伤（通常是硬膜外静脉的损伤）会导致血液混入脑脊液，如果之后不立即行腰椎穿刺，之后的腰椎穿刺结果会出现黄变症，从而产生假阳性结果。即使 CTA 上发现动脉瘤，动脉瘤是否破裂仍是管理患者的关键。在 CT 阴性，腰椎穿刺结果又不可靠的情况下，是否将患者转至神经外科行进一步检查取决于好的病史采集。

专家点评：蛛网膜下隙出血的细微特征

蛛网膜下隙出血 CT 可能会被漏诊。如果第一眼未见明显的出血，应该观察以下的细微特征：

1. 颞角：通常是不可见的，但蛛网膜下隙出血后常常可见。
2. 半球间裂，尤其是扣带回间的脑脊液间隙：少量出血的证据，提示胼周动脉瘤，可能会被漏掉。
3. 患者平卧位时侧脑室枕角的血 / 脑脊液液平。
4. 如果蛛网膜下隙出血几天后，由于血呈等密度导致脑脊液空间减少。
5. 远端动脉瘤（如霉菌）或硬膜动静脉瘘引起的脑沟内的血。

当发现 aSAH 患者有多个动脉瘤时（见于 15%~30% 的病例），可利用影像学线索如血液分布、血管造影上的局灶性血管痉挛区域或动脉瘤形状的不规则等来确定哪一动脉瘤出血。

随着 CT 和 MRI 在临床中的应用越来越普遍，偶然性（即未破裂）动脉瘤的诊断也越来越常见。患者和神经外科医生面临着两难的困境：是否处理偶然性动脉瘤。尽管有风险但也有成功治愈的可能，如果放弃医疗干预，未来则可能会因出血引起严重残疾乃至死亡[20]。未破裂的偶然性动脉瘤的自然病史是评估破裂风险与预防性治疗风险的关键。一项关于未破裂的偶然性动脉瘤的大型前瞻性国际研究 [未破裂的颅内动脉瘤调查者的国际研究（ISUIA）[21]] 表明，破裂率取决于动脉瘤大小和部位。既往患过与动脉瘤无关的蛛网膜下隙出血病史也是微小偶然性动脉瘤破裂的危险因素（<7mm）。

学习要点：偶然性动脉瘤——评估破裂的风险

依据动脉瘤部位、大小和分组，表 10.3 显示了患者 5 年累积出血率。患者分为 2 组：动脉瘤不伴 SAH（组 1）和动脉瘤伴 SAH（组 2）（动脉瘤 <7mm）。

动脉瘤 PHASES 风险评分，是基于来自 6 项大型前瞻性研究（包括 ISUIA）的 8000 多名患者的数据汇总分析的结果，考虑到患者和动脉瘤的因素，提供一种可行的方法来评估破裂的风险[22]。通过 6 个预后因素（年龄、高血压、动脉瘤大小、动脉瘤部位、SAH 史和地理区域）得出一个风险评分，用来帮助决策过程。在年轻患者中，其剩余生命中破裂的累积风险可能超过预防性治疗相关风险。值得注意的是，血管内 / 外科手术的风险是在介入时预先评估，而破裂风险评估是终身的。

表 10.3　根据未破裂动脉瘤的大小和部位 5 年累积破裂率

	<7mm		7~12mm	13~24mm	>25mm
	组 1	组 2			
颈动脉海绵窦段（n=210）	0	0	0	3.0%	6.4%
AC/MC/IC（n=1037）	0	1.5%	2.6%	14.5%	40%
Post-PCom（n=445）	2.5%	3.4%	14.5%	18.4%	50%

AC，前交通动脉或大脑内动脉；IC，颈内动脉（不是颈内动脉海绵窦）；MC，大脑中动脉；Post-PCom，椎基底大脑后动脉系统，或后交通动脉。

✪ 学习要点：偶然性动脉瘤破裂风险评分：PHASES 风险评分[22]

构成 PHASES 动脉瘤破裂风险评分的预测指标如下。

表 10.4　PHASES 动脉瘤破裂风险评分

预测因子	分值
人口学（P）	
北美，欧洲（除了芬兰）	0
日本	3
芬兰	5
高血压（H）	
无	0
有	1
年龄（A）	
<70 岁	0
≥ 70 岁	1
动脉瘤大小（S）	
<7.0mm	0
7.0~9.9mm	3
10.0~19.9mm	6
≥ 20 mm	10
其他动脉瘤引起的出血史（E）	
无	0
有	1
动脉瘤的部位（S）	
ICA	0
MCA	2
ACA/PCom/posterior	4

ICA，颈内动脉；MCA，大脑中动脉；ACA，大脑前动脉（包括大脑前动脉，前交通动脉，胼周动脉）；PCom，后交通动脉；posterior，后循环（包括椎动脉、基底动脉、小脑动脉和大脑后动脉）。

PHASES 风险评分是将每个指示项的得分相加所得。例如，如果 64 岁英国女患者，后来偶然发现一 8mm MCA 动脉瘤，那么她的风险评分应该是 0+1+0+3+1+2=7 分。根据图 10.8，这一评分对应的 5 年破裂风险是 2.4%。

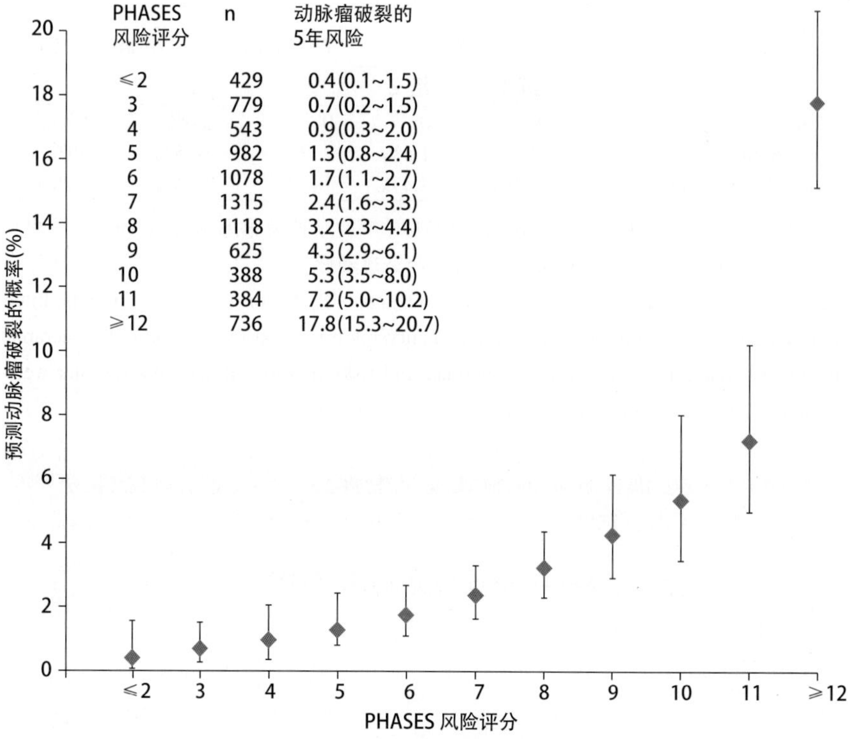

图 10.8 根据 PHASES 风险评分预测动脉瘤破裂的 5 年风险。

Reproduced from *Lancet Neurol* 13(1), Greving JP, Wermer MJ, Brown RD Jr, et al., Development of the PHASES score for prediction of risk of rupture of intracranial aneurysms: a pooled analysis of six prospective cohort studies, pp. 59–66. © 2014, with permission from Elsevier.

当患者入住神经外科病房时，神经外科医生的首要任务之一是确定意识水平下降或局灶性神经功能缺损的原因，这可能是由于一个可逆的因素，如脑积水或癫痫发作 [23]。除了最初出血的影响外，3 种主要的神经系统并发症可能导致不良结局：再出血、DCI 和脑积水，也是这些患者致残和死亡的主要原因。癫痫也很常见，多达 25% 的 aSAH 患者会发生，需要立即给予负荷量的抗惊厥药。

最初低级别的 SAH 可治疗的病因包括：大范围的脑内动脉瘤出血，引起占位效应导致意识水平下降——这需要立即清除血肿，理想状态下，需要保证动脉瘤的安全。出血引起明显的脑室扩张（例如，前交通动脉瘤出血穿过终板）可能需要脑室外引流。

再出血是最重要的可预防的死亡原因，80% 的再出血会导致死亡或严重残疾。外科 / 血管内治疗旨在解决这一风险。24 小时内出血风险约为 4%，此后 13 天每天出血风险为 1%~2%。大约有 50% 的患者 6 个月内会再出血，此后风险降至大约每年 3%。这一估计不包括患者住院前超早期发生的再出血 [24]。

外科手术或血管内治疗的目的是去除动脉瘤或阻断其参与脑循环。

国际蛛网膜下隙动脉瘤试验(ISAT)改变了神经血管外科的现状,倾向于动脉瘤的血管内治疗。2002 年 ISAT 试验得出结论,血管内弹簧圈治疗与外科夹闭相比,一年的依赖或死亡的绝对风险降低 6.9%[25]。2005 年的 ISAT 研究表明,弹簧圈栓塞后一年的再出血率很低,但手术组的再出血率更低。长期随访显示,血管内弹簧圈组的再出血率是手术组的 3 倍(血管内治疗组每 1000 例患者每年再出血率为 1.56,而手术组是 0.49)[26-28]。对 ISAT 的结果有很多批判性意见,例如,比较专门的介入神经放射学家与"普通"神经外科医生(例如,外科医生的技术水平范围很大,从专门的神经血管外科医生到没有专门血管特长的普通神经外科医生)之间存在的固有偏倚,以及患者的纳入,这些患者在手术干预前就有再出血,因此其预后更差,不能归因于手术造成的。尽管如此,ISAT 仍然是探讨 aSAH 治疗的最严格的研究之一。在大多数神经外科病房中,神经血管外科医生和介入神经外科医生组成的多学科医疗小组将共同为患者提供最合适的治疗方案。

DCI/DIND 也是导致患者在最初出血后数天恶化的潜在破坏性因素。它被认为是由局部神经功能缺损或意识水平的恶化引起的,而不是由脑积水、癫痫或感染等其他原因引起[29]。这是排除性诊断,但需要及时治疗,以防止不可逆转的神经功能缺损。一般来说,迟发性功能缺损是由于脑血管痉挛导致脑梗死及由此引起的神经功能缺损,因此在临床实践中普遍使用"临床血管痉挛"一词。

最近有证据反对血管痉挛是 DIND 的唯一原因,针对性的治疗没能出现更好的神经系统预后。单纯血管造影上的血管痉挛不一定会导致 DCI。目前的观点认为,DCI 包括微循环、微血栓形成、皮质扩散性缺血和大脑自动调节功能失调等多种过程的结果[29, 30]。由遗传因素(如 APOE 等位基因)、生理因素(如 Willis 环的完整性)和临床因素(如 MAP/CPP/ICP)等所决定的脑缺血易感性一定程度决定了脑血管痉挛是否引起脑梗死[30]。

除了最初出血和神经系统并发症的主要影响外,aSAH 患者还容易出现许多可能导致预后不良的医疗并发症[31]。最常见的非神经系统并发症之一是电解质异常,特别是钠异常。血钠的异常会引起体液转移(血管内和大脑),加剧脑血管痉挛,以及其他有害影响。低钠血症很常见,需要谨慎处理。aSAH 患者常见可能病因是抗利尿激素分泌异常综合征(SIADH)、脑耗盐(CSW)和补液引起的低血容量低钠血症。本组患者低钠血症的病理生理机制尚不清楚,患者在不同的时间可能由上述任一病因所致,因此处理比较困难;而且,SIADH 和 CSW 可能在该患者中均参与作用。诊断需要严格监测液体状态,电解质和渗透压(尿液和血浆),以确定方向。治疗方案包括使用高渗盐水和加压素受体拮抗剂。此类患者一般避免限制液体,因其对血管痉挛和平均动脉压 / 脑灌注压有影响。

心肺并发症很常见,也是 aSAH 患者在急诊科被误诊为心脏病的常

临床提示:迟发神经系统缺损的风险

目前研究表明迟发性缺血性神经系统缺损的风险与 aSAH 后蛛网膜下隙内的血量有关(从脑 CT 上估计出血量)。值得重申的是,DCI 和 DIND 在这里可以互换使用。

见原因。神经源性交感神经过度兴奋可导致短暂性心律失常。心电图改变比较常见，包括 ST 段压低和 T 波倒置。高龄或低级别 SAH 患者可发生神经源性肺水肿，需应用利尿剂和呼气末正压通气（PEEP）。

专家结语

动脉瘤性蛛网膜下隙出血是一个复杂的疾病过程，其病理生理机制和对治疗的后续影响多种多样。临床治疗是多方面的，围术期内科护理在保证神经功能方面发挥着关键作用。

点评专家：Marios C. Papadopoulos，Daniel C. Walsh

（高海凤 译 赵鹏 审）

参考文献

1. Schwedt TJ. Thunderclap headaches: a focus on etiology and diagnostic evaluation. *Headache* 2013; 53(3): 563–9.
2. Dilli E. Thunderclap headache. *Curr Neurol Neurosci Rep* 2014; 14(4): 437.
3. Schwedt TJ, Matharu MS, Dodick DW. Thunderclap headache. *Lancet Neurol* 2006; 5(7): 621–31.
4. Andreasen TH, Bartek J Jr, Andresen M, et al. Modifiable risk factors for aneurysmal subarachnoid hemorrhage. *Stroke* 2013; 44(12): 3607–12.
5. Longstreth WT Jr, Nelson LM, Koepsell TD, van Belle G. Cigarette smoking, alcohol use, and subarachnoid hemorrhage. *Stroke* 1992; 23: 1242–9.
6. Johnston SC, Colford JM Jr, Gress DR. Oral contraceptives and the risk of subarachnoid hemorrhage: a meta-analysis. *Neurology* 1998; 51: 411–18.
7. Deka R, Koller DL, Lai D, et al. The relationship between smoking and replicated sequence variants on chromosomes 8 and 9 with familial intracranial aneurysm. *Stroke* 2010;41(6): 1132–7.
8. Rasing I, Nieuwkamp DJ, Algra A, Rinkel GJ. Additional risk of hypertension and smoking for aneurysms in people with a family history of subarachnoid haemorrhage. *J Neurol Neurosurg Psychiatry* 2012; 83(5): 541–2.
9. Cruickshank A1, Auld P, Beetham R, et al. Revised national guidelines for analysis of cerebrospinal fluid for bilirubin in suspected subarachnoid haemorrhage. *Ann Clin Biochem*. 2008; 45(Pt 3): 238–44.

10.Perry JJ，Stiell IG，Sivilotti MLA，et al. Sensitivity of computed tomography performed within six hours of onset of headache for diagnosis of subarachnoid haemorrhage：prospective cohort study. *BMJ* 2011；343：d4277.

11.Sarkar S，Ghosh S，Ghosh SK，Collier A. Role of transcranial Doppler ultrasonography in stroke. *Postgrad Med* J 2007；83（985）：683–9.

12.Naqvi J，Yap KH，Ahmad G，Ghosh J. Transcranial Doppler ultrasound：a review of the physical principles and major applications in critical care. *Int J Vasc Med* 2013；2013：629378.

13.Walcott BP，Iorgulescu JB，Stapleton CJ，Kamel H. Incidence，timing，and predictors of delayed shunting for hydrocephalus after aneurysmal subarachnoid hemorrhage. *Neurocrit Care* 2015；23（1）：54–8.

14.Lewis A，Irvine H，Ogilvy C，Kimberly WT. Predictors for delayed ventriculoperitoneal shunt placement after external ventricular drain removal in patients with subarachnoid hemorrhage. *Br J Neurosurg* 2014；9：1–6.

15.Johnston SC，Selvin S，Gress DR. The burden，trends，and demographics of mortality from subarachnoid hemorrhage.*Neurology* 1998；50：1413–18.

16.Hop JW，Rinkel GJ，Algra A，van Gijn J. Case-fatality rates and functional outcome after subarachnoid hemorrhage：a systematic review. *Stroke* 1997；28（3）：660–4.

17.Report of World Federation of Neurological Surgeons Committee on a Universal Subarachnoid Hemorrhage Grading Scale. *J Neurosurg* 1988；68：985–6

18.Sano H，Satoh A，Murayama Y，et al. Modified World Federation of Neuro surgical Societies subarachnoid hemorrhage grading system. *World Neurosurg* 2015；83（5）：201–7.

19.Vermeulen MJ，Schull MJ. Missed diagnosis of subarachnoid hemorrhage in the emer-gency department. *Stroke* 2007；38（4）：1216–21.

20.Brown RD Jr，Broderick JP. Unruptured intracranial aneurysms：epidemiology，natural history，management options，and familial screening. *Lancet Neurol* 2014；13（4）：393–404.

21.Wiebers DO，Whisnant JP，Huston J 3rd，et al. Unruptured intracranial aneurysms：natu-ral history，clinical outcome，and risks of surgical and endovascular treatment. *Lancet* 2003；362：103–10.

22.Greving JP，Wermer MJ，Brown RD Jr3，et al. Development of the PHASES score for pre-diction of risk of rupture of intracranial aneurysms：a pooled analysis of six prospective cohort studies. *Lancet Neurol* 2014；13（1）：59–66.

23.van Gijn J，Kerr RS，Rinkel GJ. Subarachnoid haemorrhage. *Lancet* 2007；369（9558）：306-18.

24.Ohkuma H，Tsurutani H，Suzuki S. Incidence and significance of early aneurysmal rebleeding before neurosurgical or neurological management. *Stroke* 2001；32（5）：1176–80.

25.Molyneux A，Kerr R，Stratton I，et al. International Subarachnoid Aneurysm Trial（ISAT）of neurosurgical clipping versus endovascular coiling in 2143 patients with ruptured intracranial aneurysms：a randomised trial. *Lancet* 2002；360：1267–74.

26.Molyneux AJ，Kerr RS，Yu LM，et al. International Subarachnoid Aneurysm Trial（ISAT）of neurosurgical clipping versus endovascular coiling in 2143 patients with ruptured intracranial aneurysms：a randomised comparison of effects on survival，dependency，seizures，rebleeding，subgroups，and aneurysm occlusion. *Lancet* 2005；366：809–17.

27.Molyneux AJ，Birks J，Clarke A，et al. The durability of endovascular coiling versus neurosurgical clipping of ruptured cerebral aneurysms：18 year follow-up of the UK cohort of the International Subarachnoid Aneurysm Trial（ISAT）. *Lancet* 2015；385（9969）；691–7.

28.Li H，Pan R，Wang H，et al. Clipping versus coiling for ruptured intracranial aneurysms：a systematic review and meta-analysis. *Stroke* 2013；44：29–37.

29.Budohoski KP，Czosnyka M，Kirkpatrick PJ，et al. Clinical relevance of cerebral autoregulation following subarachnoid haemorrhage. *Nat Rev Neurol* 2013；9（3）：152–63.

30.Macdonald RL. Delayed neurological deterioration after subarachnoid haemorrhage.*Nat Rev Neurol* 2014；10（1）：44–58.

31.Wartenberg KE，Mayer SA. Medical complications after subarachnoid hemorrhage. *Neurosurg Clin* N Am 2010；21（2）：325–38.

病例

11 复杂的睡眠障碍

Joel S. Winston

病史

患者女性，42 岁，由其家庭医生转诊至某大学附属医院的睡眠门诊。2 年前患者暑假游玩归来后开始出现极度疲乏。当时被诊断为抑郁症，服用氟西汀治疗后，患者情绪改善，但疲乏症状无改善。

约 1 年后，患者开始出现白天嗜睡，尤其在傍晚。睡眠时长在 2 分钟至 2 小时之间。显著的特征是睡眠突然出现，患者马上进入睡眠，醒后无法回忆梦境。

近期患者开始出现发作性双下肢无力屈曲和头下垂，伴言语含糊，每次持续 15~20 秒。似乎笑声和不安情绪可诱发以上发作。有一次患者受到一只老鼠的惊吓，随后发作。上述发作越来越频繁，患者被转诊至睡眠门诊时，每日均有发作。

患者自诉每晚 10：30 入睡，早晨 7：00 醒来，但休息后仍感觉困乏。睡眠中无打鼾或肢体活动，无入睡前幻觉、觉醒前幻觉或睡眠麻痹发作。多年前，患者曾有梦境，从很伤心的梦境中醒来后发现自己泪流满面。

患者的侄子有癫痫病史，除此之外无其他相关的家族史。适度饮酒，不吸烟。患者是一名全职律师，与爱人及两个孩子生活在一起。一般体格检查和神经系统检查均未见异常。

根据临床表现，患者被诊断为嗜睡发作伴猝倒。转诊前，家庭医生已将患者的氟西汀改为氯米帕明，且认为氯米帕明减少了猝倒的频率。医生建议根据患者耐受性将氯米帕明逐渐滴定至所需剂量，并应用莫达非尼治疗嗜睡。患者被转诊至睡眠门诊以进一步完善检查，包括体动记录仪、多次睡眠潜伏期试验（MSLT）等。

临床提示：重要的反射检查

如果不确定你观察到的是否为猝倒，可以检查患者的腱反射。猝倒时患者腱反射消失，但发作间歇腱反射正常。

临床提示：睡眠障碍病史中的相关症状

- 嗜睡——过多的睡眠（与疲惫相鉴别，疲惫多为能量缺乏，但不进入睡眠）
- 打鼾，睡眠中呼吸暂停
- 入睡前 / 觉醒前现象——在入睡前或觉醒前出现活动或不寻常的感觉
- 梦境行为演绎——把梦境演绎出来（请注意，非 REM 异态睡眠患者也可能会说他们把梦境演绎出来，虽然他们描述的事件往往没有 REM 睡眠行为障碍中的事件复杂）
- 梦游 / 夜惊——儿童时期和 / 或现阶段
- 睡眠中运动——下肢活动提示周期性肢动或不宁腿综合征（在入睡前出现）
- 夜间癫痫发作

注意：附加的病史可能是诱发这些症状的关键。

学习要点：其他睡眠障碍

发作性睡病的患者常伴有其他的睡眠障碍，如 RBD 和阻塞性睡眠呼吸暂停等，这些睡眠障碍也可引发嗜睡症状。它们可能需要不同的治疗方案。因此应完善夜间多导睡眠图检查以评估有无存在其他睡眠障碍。

相关检查

体动记录图（图 11.1）提示患者存在规律的睡眠模式，但睡眠潜伏期短、睡眠时间减少，伴偶尔的肢体运动，夜间没有觉醒延长。白天小睡时间持续 30~90 分钟，其中大部分是患者记录下来的。

住院患者多导睡眠图（图 11.2）包括 24 通道脑电图、眼电图、肌电图（颏下和胫骨前肌）、心电图、SpO_2 监测和持续视频监控。回顾以上检查记录，结果提示非快速眼动睡眠过程中背景变化正常，但快速动眼睡眠过程存在异常。具体来说，在快速动眼睡眠中张力缺失现象消失（肌电图证实）、活动及发声。以上结果与 REM 睡眠行为障碍（RBD）表现一致。

此外，在住院第 2 天进行 MSLT。患者平均睡眠潜伏期为 6.5 分钟，在 4 次小睡记录中 2 次存在 REM 睡眠，满足发作性睡病的诊断标准。

随访

随后门诊随访患者 5~6 个月。尽管服用莫达非尼 200mg，2 次 / 日，患者仍有嗜睡。氯米帕明已停用，改为原来的氟西汀，因为氟西汀对改善猝倒有效。建议患者加用安眠药物，以改善夜间睡眠及治疗 RBD，遂予夜间口服氯硝西泮 0.5mg。随后患者的莫达非尼逐渐加量至 800mg/d。此外，曾短暂应用右苯丙胺，但患者无法耐受。距初次转诊 12 个月后，患者仍有嗜睡，且无法正常工作。在最近一次随访中，患者打算参加一项羟丁酸钠试验作为下一步干预措施。

讨论

鉴于人类约 1/3 的时间在睡眠中度过，睡眠紊乱作为一个常见的医疗问题不足为奇。令人惊讶的是，医生接受的睡眠教育却很少。一项国

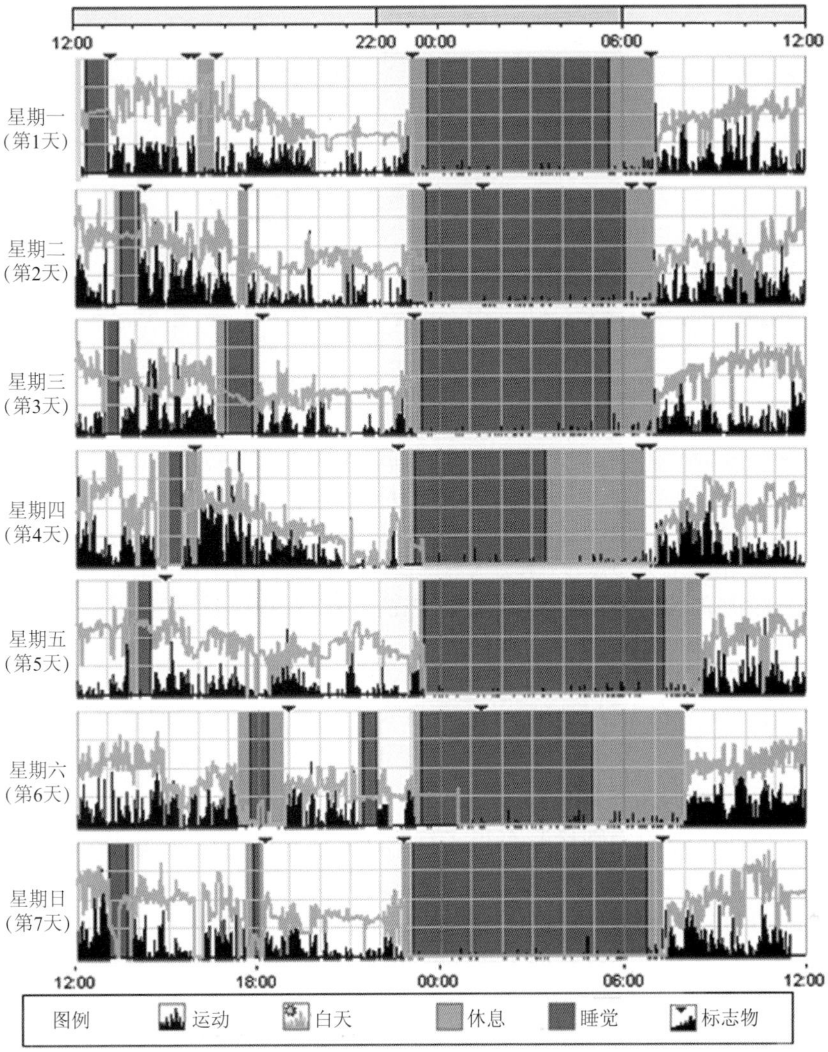

图 11.1　体动图。患者连续 7 天佩戴手表（腕动计）。该手表里有一个加速计，可记录低频运动和正常运动。发作性睡病患者会表现出夜间活动增多和碎片化，而白天持续不动的时间增多[1]，这些可以用体动记录图定量评估。（见彩插）

际研究指出，在整个医学院学习阶段，医学生受到的睡眠相关培训时长平均为 2.5 小时[2]。成人睡眠相关问题由不同专业的医生诊治（包括全科、综合内科、精神科、老年医学科及呼吸科），但在追寻病因时，常需要神经科医师的意见。

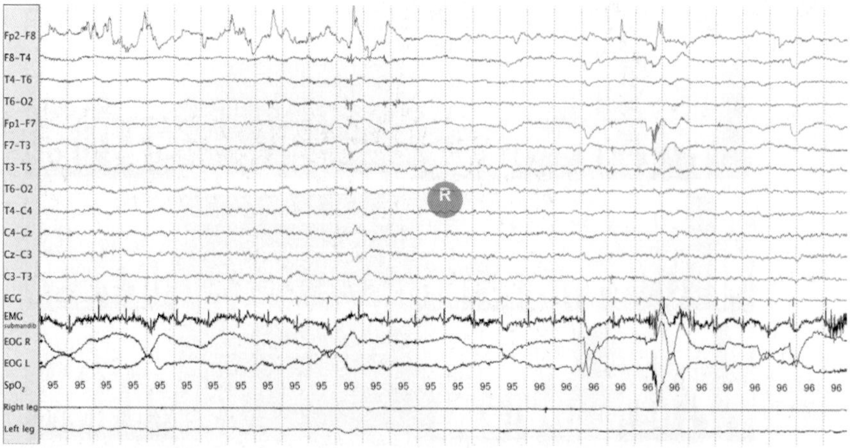

图 11.2 30 秒的截屏(EEG, EOG, EMG)提示缺乏快动眼睡眠期正常的肌张力缺失患者的夜间睡眠记录图。记录了患者包括正常睡眠在内的 24 小时脑电图(前 12 联)、心电图、肌电图和眼动图。图中可见一段持续 30 秒的夜间快速眼动睡眠(根据 EOG 中的眼球运动记录找到快动眼睡眠期是最简单的方法),但此时肌电图仍显示有持续的肌肉活动,缺乏快动眼睡眠期正常的肌张力缺失。

睡眠问题在成人中很常见,其中 20%~30% 为失眠或睡眠紊乱(自我报告),5% 为白天过度嗜睡 [3]。在临床初步评估中,鉴别疲惫及嗜睡对分类诊断和制订干预措施很重要 [4]。主诉为疲惫,但无嗜睡,常与精神性因素相关,而非原发性睡眠紊乱症状 [5]。

日间嗜睡的鉴别诊断有很多(表 11.1 和表 11.2)。从详尽的病史采集入手,有助于排除一些可能的诊断(如药物性、睡眠质量 / 数量相关、情绪障碍等)。检查可以排除一些病因(如占位性病变、内科疾病等),适当完善一些简单的检查有助于进一步鉴别(如血液检查明确有无贫血或甲状腺疾病)。病史采集应包括嗜睡评估,最常见的方法是采用 Epworth 嗜睡量表(ESS)[6],ESS 评估有助于鉴别嗜睡及疲惫,评估症状的严重程度。

表 11.1 睡眠障碍的分类与鉴别诊断

主要分类
1. 失眠
2. 睡眠相关呼吸障碍
3. 中枢性睡眠增多,除外昼夜节律睡眠障碍、睡眠相关呼吸障碍或其他原因引起的夜间睡眠紊乱
4. 昼夜节律睡眠障碍
5. 异态睡眠
6. 睡眠相关运动障碍
7. 单独症候群、正常变异和尚未定义的项目
8. 其他睡眠障碍

Data from *International Classification of Sleep Disorders* (2nd edn) (ICSD-2), © 2005, American Academy of Sleep Medicine.

表 11.2　嗜睡的常见原因

• 行为导致的睡眠不足综合征 • 由于夜间睡眠紊乱或其他睡眠障碍（如阻塞性睡眠呼吸暂停或睡眠周期性肢体运动）所致嗜睡 • 由药物或其他物质所致的嗜睡 • 发作性睡病伴 / 不伴猝倒 • 特发性嗜睡 • 由内科疾病所致的嗜睡

量表中包括 8 种情况（如观看电视、连续乘车 1 小时没有休息、在公共场所静坐时、坐着与他人交谈等），根据患者在每个场景中进入睡眠的容易程度给予 0~3 分，最后将各项得分相加，求出总分。总分大于 11 即存在异常，提示嗜睡。

假如首次临床评估提示初期睡眠障碍，其主要的检查是睡眠监测系统。需要涉及整夜的睡眠情况，应该在具有电生理记录监护系统的医院进行，包括 EGG、EMG、EOG、ECG、呼吸流量测量、脉搏血氧测定等检查。连续的视频监测有助于对电生理显示惊醒和行为相关性事件进行分析。如果嗜睡的临床症状典型，次日夜间可以增加多次睡眠潜伏期试验。

多次睡眠潜伏期监测时，受试者需要日间 5 次小睡，每次间隔 2 小时。患者将处于一个安静、幽暗的房间里，不被打扰地躺在床上，并且要求其入睡。监测患者的睡眠潜伏期（严格遵照 EEG 标准）和 REM 睡眠潜伏期（从入睡开始）。平均睡眠潜伏期小于 8 分钟提示异常并且日间超过两次 REM 睡眠发作高度提示发作性睡病。

检查的准备包括检查前持续 2 周的睡眠日记（或体动记录更好），检查前夜间正常睡眠，检查前或检查周期内避免咖啡因或酒精摄入（注意急性戒断表现会影响结果的解读），为其保证提供一个适度黑暗和隔音的房间 [7]。停用刺激性或抗抑郁药物也很重要（这些药物会抑制 REM，可能导致检查结果假阴性）。

代替 MSLT 明确发作性睡病诊断的另一种方法是行腰椎穿刺术，分析脑脊液中的食欲肽。超过 90% 的猝倒患者食欲肽水平 <110pg/mL，这在其他疾病患者中少见。目前，大部分睡眠中心在临床实践中没有常规完善这项检查。

在本例患者中，临床表现及 MSLT 均支持发作性睡病的诊断。睡眠监测结果提示存在 REM 睡眠行为紊乱，且临床上并没有表现出明显症状。

临床提示：过度日间嗜睡

- 过度日间嗜睡和疲惫的鉴别非常重要。
- 应考虑到其他更常见的原因，如行为导致的睡眠不足综合征。

学习要点：多次睡眠潜伏期试验

- 平均睡眠潜伏期 <8 分钟可诊断为嗜睡，此外，还需至少两次小睡出现 REM 睡眠方可诊断为发作性睡病。
- 抗抑郁药物可抑制 REM，可引起 MSLT 结果假阴性。如果可以的话，应在 MSLT 检查前至少停药 2 周。
- MSLT 结果的解读应结合临床。

发作性睡病

发作性睡病包括一组症状：日间过度嗜睡、猝倒、睡眠瘫痪和入睡前幻觉。此外，常伴有夜间睡眠紊乱，从而加剧嗜睡。其病理生理机制尚不明确，其可能的主要机制是外侧下丘脑中分泌食欲肽（也称为下视丘分泌素）的特定亚群神经内分泌细胞的破坏。推测大部分病例中是由于自身免疫攻击，少见病因包括结构破坏及血管源性也有报道[8]。在健康人群中，食欲肽的分泌被认为可以调节脑干和中脑神经递质及神经调节物质的释放（包括所有主要的单胺能系统），此外，食欲肽还直接作用于丘脑。食欲肽与这些通路的密切联系，提示食欲肽很可能是觉醒和 REM 睡眠相关行为的中枢调节器[9]。在发作性睡病的患者中，食欲肽分泌神经元的破坏引起觉醒和 REM 睡眠相关行为紊乱。正常情况下，强烈的情绪激发通常引起下丘脑释放食欲肽，直接对抗去甲肾上腺素释放后的情绪下调作用。当食欲肽神经元被破坏后，情感刺激引起去甲肾上腺素受抑制（不能被解除），从而引起肌张力丧失和猝倒症状[10]。有观点认为，抗抑郁药物对治疗猝倒有效，是通过对中枢去甲肾上腺素能神经传递起作用，但需要注意的是，现有的高质量临床疗效的证据非常有限[11]。

专家点评

发作性睡病分为 I 型（伴猝倒）和 II 型（无猝倒）。无猝倒发作的患者可能只有脑脊液中食欲肽水平轻微下降，且这类患者的脑脊液食欲肽水平往往对诊断意义不大。这也意味着不同类型的嗜睡发作可能有不同的潜在机制。

发作性睡病与特定的 HLA 等位基因（DQB1*0602 单倍型）高度相关，这为自身免疫假说提供了支持。存在发作性睡病合并猝倒的患者约为 95% 存在 DQB1*0602 阳性，而基线突变频率则少于 30%。缺乏特异性（即基线突变率高）说明 HLA 检查阳性最多只能作为支持诊断的证据。环境因素也同样重要，证据来自双胞胎同时发病的概率不高（约 30%）[12]。人群层面上的一些证据和一些间接证据支持存在炎症反应过程[13, 14]，但相对少的患者存在系统性感染或中枢神经系统炎症的标志物。尝试免疫调节治疗，静脉使用丙种球蛋白的案例研究结果不尽相同[15]。一项案例研究表明血浆置换治疗短期内有效（持续数天）[16]，其他研究表明激素治疗没有明显的效果[17]。在治疗起效的患者中，猝倒的症状似乎明显得到缓解，但值得注意的是，猝倒在安慰剂治疗中的反应也很好[18]。在起病的早期，可能免疫调节治疗起到一定作用，但目前仍缺乏有力的证据支持。

临床提示：日间小睡

发作性睡病患者常能发现白天短时间的小睡有助于精力恢复。有规律的少于 15 分钟的小睡和保持良好的睡眠卫生习惯是非药物治疗的重要部分。

目前还没有食欲肽替代治疗。因此目前对发作性睡病合并猝倒的患者的主流治疗是对症治疗，致力于减少猝倒带来的负担和提高觉醒水平以缓解发作性睡病。

专家点评

目前发作性睡病的药物治疗是对症治疗，但在将来可能会包括免疫调节治疗和针对食欲肽通路更具体的治疗。

发作性睡病药物治疗包括：莫达非尼，是一种短效促醒药，通过激活多巴胺通路起效，其成瘾的可能性低，普遍可耐受，但心律不齐患者禁用；哌甲酯，是一种中枢激动剂，为治疗发作性睡病的二线药物，其不良反应比莫达非尼多，包括血压升高和其他自主神经功能紊乱症状；右苯丙胺（本例患者也曾尝试使用），但容易耐受和滥用，有明显的副作用。

可使用抗抑郁药物治疗猝倒，尤其是 SNRI（如文拉法辛）和 SSRI（如氟西汀）。尽管缺乏随机对照试验的证据支持，通常它们的耐受性好，且大部分患者可从经验性治疗中获益。三环类抗抑郁药物耐受性差一点，但也有效，在合适的治疗剂量时其抗胆碱能相关副作用可能是个严重的问题。不建议抗抑郁药物骤然停药，这与猝倒严重反跳相关。

近期，γ- 羟基丁酸盐（GHB 或羟丁酸钠）用于发作性睡病和特别是猝倒的治疗。可能存在严重的副作用，如头晕、恶心和尿床，且存在滥用的可能。随机临床试验结果表明，GHB 对治疗猝倒及日间过度睡眠均有效[19, 20]，如果抗抑郁药物对治疗猝倒效果不佳，可行 GHB 试验性治疗。然而，羟丁酸钠治疗费用昂贵（中等剂量到高剂量在英国每天为 25~50 英镑），药物处方需得到当地医疗委员会小组的特殊批准。本例患者近期正在等待批准进入这项治疗试验。

理论基础：羟丁酸钠国际研究组 2005

- 这项双盲安慰剂对照多中心临床试验纳入 228 名发作性睡病及猝倒的成年患者。
- 入选患者平均年龄为 40.5 岁（16 ~ 75 岁），149 例（65%）为女性。
- 在试验初始阶段停止一切抗抑郁药物治疗，患者被随机分为接受安慰剂（25%）或 3 种剂量之一的羟丁酸钠（每种最高剂量各 25%）治疗。对于接受高剂量治疗的患者，其剂量在试验期逐步增加。
- 使用标准化方法对试验进行评估，包括 Epworth 嗜睡量表、清醒维持试验及研究基线和研究结束时的临床总体印象评分。全部评估均表明接受高剂量羟丁酸钠治疗的患者得到更大的改善，存在统计学差异（$P < 0.001$），且治疗效果与药物剂量之间呈明显的剂量 - 反应关系。

REM 睡眠行为障碍

REM 睡眠是一种生理上特别的状态。与 3，4 睡眠期相比，REM 期大脑活动不同步，EEG 大体上表现为高频低幅信号，表面上与觉醒相似。眼动频繁，但肌张力下降（失张力）。迷走神经系统活跃，心率和呼吸的变异比 3，4 期睡眠快。这一系列的变化受作用于网状激活系统的脑干的小群神经元的调控[21]（图 11.3）。

在 REM 睡眠行为障碍（RBD）中，REM 睡眠的核心特征表现缺失，尤其是失张力缺失。简单来说，可以把 RBD 当成是与猝倒相反的表现：前者是在 REM 睡眠中未能保持失张力，后者是在觉醒时突发失张力[22]。目前患病率的次最优数据有限，估计为 0.5%。它可以表现为孤立症状，也可以与其他睡眠障碍或神经疾病相关。显然 RBD 与抗抑郁治疗有很强的相关性。在老年人中可能是神经退行性疾病的前驱症状，特别是帕金森病、Lewy 体痴呆或多系统萎缩，10 年患病风险 > 40%[23]。年轻成人中，它通常与发作性睡病相关（大约有 1/3 的 RBD 患者存在发作性睡病）。RBD 的病因尚不清楚，RBD 的不同表现可能有不同的原因。例如，在老年人中，共核蛋白病可能会导致脑干中睡眠相关的区域出现功能障碍，而食欲肽功能障碍则被认为在 RBD 与发作性睡病的相关性中起到重

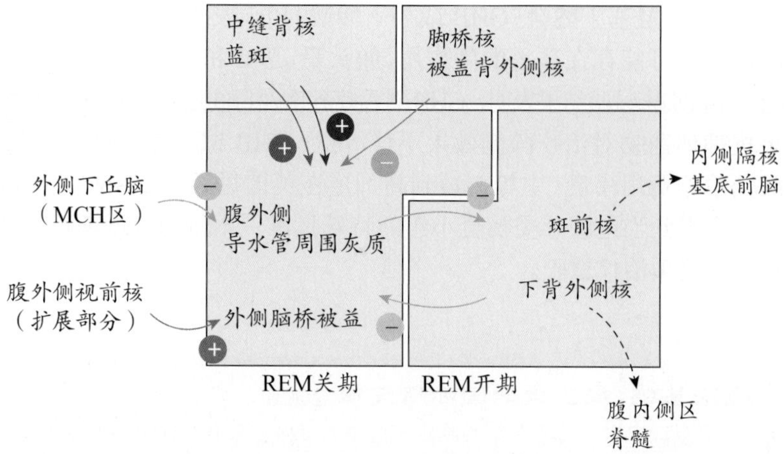

图 11.3 以脑干神经元网络为基础的 REM 睡眠控制触发模型。脑干中的 REM 关期和 REM 开期神经元集群中存在相互作用的 GABA 能抑制。REM 关期神经元活动受来自外侧下丘脑的食欲肽和甘丙肽 / GABA 影响，被来自中缝背核和蓝斑的兴奋性含血清素能和去甲肾上腺素能激活，被来自脑桥脚 / 背外侧被盖核的胆碱能集群抑制。REM 关期和 REM 开期相互抑制的神经元集群使得 REM 状态可以快速转换。从这个环路图中可以直观看出为什么许多药物可以改变睡眠的生理状态以及为什么发作性睡病患者会难以入睡和难以维持睡眠。

Adapted from *Nature*, 441(7093), Lu J, Sherman D, Devor M, Saper CB, A putative flip-flop switch for control of REM sleep, pp. 589–94, © 2006, with permission from Nature Publishing Group.

> **专家点评**
> 虽然 RBD 在老年人群中常与神经退行性疾病有关，但发作性睡病和 RBD 患者的情况似乎并非如此，这进一步证实了在这组患者中 RBD 的发展有不同的机制。

要作用[24]。

RBD 管理包括确保患者和陪护者安全。床栏和额外加用的床垫可以预防伤害，使用床上闹钟在患者出现大幅度活动时唤醒患者可能有帮助。药物治疗主要为安眠剂，常首选氯硝西泮（每晚 0.25~2mg）。因为氯硝西泮可加重认知功能障碍与阻塞性睡眠呼吸暂停综合征，必须谨慎使用。佐匹克隆可作为替代药物，褪黑素（3~12mg）治疗也有效。在与帕金森病相关的 RBD 中，包括普拉克索在内的多巴胺受体激动剂有时有效。临床上，使用羟丁酸钠治疗合并 RBD 的发作性睡病伴猝倒的患者，他们的 RBD 症状常可得到改善。然而，羟丁酸钠并未被批准用于治疗 RBD。

RBD 与发作性睡病的相关性及治疗难点

如前所述，RBD 和发作性睡病之间存在关联。在诊断为发作性睡病的患者中积极筛查 RBD，两者常常同时存在[25]。同样，年轻的 RBD 患者中发作性睡病的发病率高[26]。这种不幸的关联使两种情况的处理变得尤为困难。治疗发作性睡病的抗抑郁药物可以使 RBD 症状显露或恶化 RBD 症状，治疗 RBD 症状的安眠药物可加剧白日嗜睡。证据基础相对有限、诊断相对年轻化、疾病复杂性和潜在的神经生物学机制尚未完全被了解，均使这两个相关疾病的治疗非常困难。

专家结语

本病例着重说明了发作性睡病是如何影响清醒和睡眠状态的。因为患者大脑无法正常调节睡眠-清醒周期,特别是 REM 睡眠。其典型的四联征中的一些表现很可能是由于觉醒状态时出现 REM 现象,即,猝倒和睡眠麻痹可能是由于觉醒时或入睡前或初醒前 REM 失张力。入睡幻觉和初醒幻觉分别由于在睡眠起始和最后 REM 的梦境所致。

鉴别发作性睡病和其他更常见的引起日间过度嗜睡的原因非常重要,例如行为引起的睡眠不足综合征,根本原因只是患者没有得到足够的睡眠。对每个患者使用体动记录仪进行为期 2 周的睡眠模式研究通常有助于鉴别诊断。

本病例提示,发作性睡病患者常合并其他的睡眠障碍,如 RBD 或阻塞性睡眠呼吸暂停,且可能共同引起相关症状。对这些睡眠障碍进行治疗是疾病管理的重要部分。

点评专家:Sofia H. Eriksson

(郭思华 译　徐志强 审)

参考文献

1. Middelkoop, HA, Lammers GJ, Van Hilten BJ, et al. Circadian distribution of motor activity and immobility in narcolepsy: assessment with continuous motor activity monitoring. *Psychophysiology* 1995; 32(3): 286–91.
2. Mindell JA., Bartle A, Wahab NA, et al. 2011. Sleep education in medical school curriculum: a glimpse across countries. *Sleep Med* 2011; 12(9): 928–31.
3. Soldatos CR, Lugaresi E. Nosology and prevalence of sleep disorders. *Semin Neurol* 1987; 7(3): 236–42.
4. Bodkin C, Manchanda S. Office evaluation of the 'tired' or 'sleepy' patient. *Semin Neurol* 2011; 31(1): 42–53.
5. Ridsdale L, Evans A, Jerrett W, et al. Patients who consult with tiredness: frequency of consultation, perceived causes of tiredness and its association with psychological distress. *Br J Gen Pract* 1994; 44(386): 413–16.
6. Johns MW. A new method for measuring daytime sleepiness: the Epworth Sleepiness Scale. *Sleep* 1991; 14(6): 540–5.
7. Carskadon MA, Dement WC, Mitler MM, et al. Guidelines for the multiple sleep latency test (MSLT): a standard measure of sleepiness. *Sleep* 1986; 9(4): 519–24.

8. Silber MH, Rye DB. Solving the mysteries of narcolepsy: the hypocretin story. *Neurology* 2001; 56(12): 1616–18.

9. Kilduff TS, Peyron C. The hypocretin/orexin ligand–receptor system: implications for sleep and sleep disorders. *Trends Neurosci* 2000; 23(8): 359–65.

10. Siegel JM, Boehmer LN. Narcolepsy and the hypocretin system—where motion meets emotion. *Nat Clin Pract Neurol* 2006; 2(10): 548–56.

11. Vignatelli L, d' Alessandro R, Candelise L. 2008. Antidepressant Drugs for Narcolepsy. In *Cochrane Database System Rev* 2008; CD003724.

12. Mignot E. Genetic and familial aspects of narcolepsy. *Neurology* 1998; 50 (2) (Suppl 1): S16–22.

13. Aran A, Lin L, Nevsimalova S, et al. 2009. Elevated anti-streptococcal antibodies in patients with recent narcolepsy onset. *Sleep* 2009; 32(8): 979–83.

14. Han F, Lin L, Warby SC, et al. 2011. Narcolepsy onset is seasonal and increased following the 2009 H1N1 pandemic in China. *Ann Neurol* 2011; 70(3): 410–17.

15. Plazzi G, Poli F, Franceschini C, et al. 2008. Intravenous high-dose immunoglobulin treatment in recent onset childhood narcolepsy with cataplexy. *J Neurol* 2008; 255 (10): 1549–54.

16. Chen W, Black J, Call P, Mignot E. Late-onset narcolepsy presenting as rapidly progressing muscle weakness: response to plasmapheresis. *Ann Neurol* 2005; 58 (3): 489–90.

17. Hecht M, Lin L, Kushida CA, et al. Report of a case of immunosuppression with prednisone in an 8-year-old boy with an acute onset of hypocretin-deficiency narcolepsy. *Sleep* 2003; 26(7): 809–810.

18. Fronczek R, Verschuuren J, Lammers GJ. Response to intravenous immunoglobulins and placebo in a patient with narcolepsy with cataplexy. *J Neurol* 2007; 254 (11): 1607–8.

19. US Xyrem® Multicenter Study Group. A randomized, double blind, placebo-controlled multicenter trial comparing the effects of three doses of orally administered sodium oxybate with placebo for the treatment of narcolepsy. *Sleep* 2002; 25(1): 42–9.

20. US Xyrem® Multicenter Study Group. A double - blind, placebo-controlled study demonstrates sodiumPUBLICoxybate is effective for the treatment of excessive daytime sleepiness in narcolepsy. *J Clin Sleep* Med 2005; 1(4): 391–7.

21. Lu J, Sherman D, Devor M, Saper . A putative flip–flop switch for control of REM sleep. *Nature* 2006; 441(7093): 589–94.

22. Brown RE，Basheer R，J McKenna JT，et al. Control of Sleep and Wakefulness. *Physiological Reviews* 2012；92（3）：1087–1187.

23. Postuma RB，Gagnon JF，Vendette M，et al. Quantifying the risk of neurodegenerative disease in idiopathic REM sleep behavior disorder. *Neurology* 2009；72（15）：1296–1300.

24. Knudsen S，Gammeltoft S，Jennum PJ. 2010. rapid eye movement sleep behaviour disorder in patients with narcolepsy is associated with hypocretin-1 deficiency. *Brain* 2010；133（2）：568–79.

25. Nightingale S，Orgill JC，Ebrahim IO. The association between narcolepsy and REM behavior disorder（RBD）. *Sleep Med* 2005；6（3）：253–8.

26. Bonakis A，Howard RS，Ebrahim IO，et al. 2009. REM sleep behaviour disorder（RBD）and its associations in young patients. *Sleep Med* 2009；10（6）：641–5.

病例

12 症状时隐时现，而病灶却越来越大

David Paling

病史

患者女性，25岁，右利手，因3次发作性神经系统功能障碍，转至神经科就诊。发病前，患者身体健康，既往无特殊病史。

患者第一次预约诊疗前11个月首次发作，自觉步态不稳，在1天之中进行性加重。第2天上班时因骑车不稳，改为步行。工作期间对门的左侧判断错误。2~3天后上述症状逐渐恶化，且双眼左半视野模糊不清，无复视及其他颅神经症状，无肢体麻木或无力。急诊科检查发现患者步态不稳，遂收住院。遗憾的是，我们未能获得详细神经系统查体资料。头颅MRI扫描结果显示右侧顶叶大片异常信号，左侧枕叶有一小病灶。腰椎穿刺显示初压正常，CSF细胞计数、蛋白质和葡萄糖水平均在正常范围内；CSF培养为阴性，未查到CSF寡克隆带。腰穿后出现严重的头痛，坐位或立位时加重，平卧后缓解。严重的头痛致使患者5天内不敢活动。5天后，头痛消失，活动时自觉完全恢复正常。住院期间，仅使用了镇痛药和止吐药。

临床提示：腰椎穿刺后头痛

头痛是腰椎穿刺常见的并发症，约占穿刺的1/3[1]。头痛与体位相关，坐位加重，平卧好转，通常发生在腰椎穿刺后前3天[2]。其他症状还包括耳鸣、听觉过敏、畏光和恶心[3]。虽然颈部强直提示感染性疾病，但是，腰穿后并发症也有过报道。超过95%的患者头痛在一周内消退[3]。

腰椎穿刺后建议卧床休息和增加液体量，但是循证医学证据表明这些措施不能够减轻头痛[4]。无损型腰椎穿刺针采取分离技术，不切断硬膜纤维，尽管操作难度大，且存在穿刺失败的可能性，但是，头痛的发生率显著降低[1,5]。

患者第2次发作是在首次预约诊疗之前的7个月。当天晚上，患者右腿感觉异常。次日清晨，行走时右腿拖地，但仍然能够骑自行车上班。工作时，自觉找词困难，出现几处语音词替换，例如："shot"为"shop"和

“boot”为“blue”。她意识到语言错误。书写时字迹不端正，语法错误，但是，没有阅读困难。入院后进一步行 MRI 扫描，未提供检查结果。由于恐惧第一次腰穿后严重的头痛，患者拒绝再次行腰穿检查。给予静脉注射甲泼尼龙治疗 3 天，2 周后症状开始改善，3 周后，完全恢复正常。

患者第 3 次发作是在预约诊疗之前的第 5 天。自觉肢体沉重感，最初是右下肢，3 天后累及右上肢，同时伴右腿、右手小指和无名指感觉异常，3 天后症状加重。

追问病史，患者无排尿、排便或认知损害症状，既往无其他的神经系统症状发作，特别是无疼痛性视觉障碍或 Uhthoff 或 Lhermitte 现象。患者长期口服避孕药，第 1 次发作时停用。无其他用药史及神经系统疾病家族史。

临床提示：可能的炎症性神经系统疾病的病史采集

回顾神经系统病史有助于诊断多发性硬化，因此，值得花费时间去追查以前的症状。虽然有些症状（手臂或腿部无力）很有可能是主观感觉，并且患者不会将其他症状归因于神经系统疾病，因此需要仔细推敲。

- 既往发作的症状，包括复视、单眼后疼痛、视力或色觉受损，可能提示脑干或视神经炎症性病变。上述症状和疾病可能是由眼科医生处理的，这些记录可能不在医院病案里。目前视觉诱发电位不在 MS 诊断共识的标准中[6]，但是，对于视觉通路内的症状性或无症状性脱髓鞘性病变，可以提供有价值的信息。
- 既往“眩晕”病史（尤其是年轻人）。要特别警惕全科医生记录表上“迷路炎”的病史，尤其是当患者对疾病的叙述不典型时。
- 年轻人，不明原因的尿急、尿失禁或勃起困难。
- 年轻人，坐骨神经痛，伴或不伴背痛，尤其是已经行腰椎 MRI 检查而结果正常者。
- Lhermitte 征——头部屈曲时，向下沿颈椎、胸椎、双臂或双腿的麻木及疼痛感。
- Uhthoff 征——温度诱发的神经系统症状加重（例如，运动或热水浴之后）。

全身查体正常。神经系统检查可见，高级心理功能、语言和书写正常。颅神经，包括视野粗测（红色视标）、眼底和眼外肌运动正常。锥体束受损导致双下肢轻微无力，右侧髋膝屈曲肌力为 4 ++ / 5 级。右侧上下肢的腱反射比左侧活跃。右侧足底反射升高。针刺觉、振动觉和关节位置觉无异常。共济运动正常，行走时右腿略呈划圈动作。

全血细胞计数、肾功能、肝功能、自身免疫筛查（ANA，ENA，ANCA）、ESR、CRP、ACE 和 HIV、肝炎和莱姆病血清学检查均正常或阴性。复查脑和脊髓 MRI 显示右侧顶叶的病变延伸至胼胝体，左侧顶 - 枕叶病变向内侧延伸（图 12.1，扫描图 1）。无强化，无新发病变，髓内没有病灶。复查腰椎穿刺。CSF 检查显示淋巴细胞 3 个，红细胞 4 个，蛋白质、葡萄糖、乳酸和 ACE 均正常。细胞学检查正常，PCR 检测 HSV1+2、VZV、EBV、肠道病毒和小 RNA 病毒均为阴性。CSF 单克隆带检测阳性，血清中阴性。

学习要点：CSF 中的单克隆带和寡克隆带

寡克隆带是浆细胞产生的克隆抗体，只存在于 CSF 中，而血清阴性，表明免疫介导的炎症过程局限于脑内。见于 95% 的临床确诊为 MS 的患者，但是，也可见于中枢神经系统感染、神经系统炎症性及肿瘤性疾病。单克隆带可见于 MS 的病程中，特别是早期；然而，对 MS 的诊断特异性较差[7]。发病初期单克隆带阳性的大多数患者，复查腰穿时出现寡克隆带，最终诊断为 MS。脑脊液复查时单克隆带消失的患者中，MS 少见。CSF 单克隆带持续阳性，不仅见于 MS，脑淋巴瘤也有过报道[8]，所以，尤其是像本例患者一样临床病史比较特殊者时，密切随访单克隆带是非常重要的。

未经任何治疗，患者症状在两周内完全消失。临床诊断可能为 MS；然而，存在少数不典型特征需进行进一步检查，临床特点提示复发期间皮层受累、MRI 可见病灶持续扩大，CSF 发现孤立的单克隆带。

初次就诊 4 个月后，因新症状的出现而复诊。变化始于 11 天前，最初表现为右腿无力，且 2 天内加重，随后出现找词困难，特别是低频词汇。在此期间自觉右侧视力模糊，右侧面部麻木。无提示感染的症状。

查体时，发现确切的、新出现的神经功能缺损，即表达性失语、失算，理解力相对完好。不完全右侧同向偏盲和黄斑回避。眼外肌运动检查显示平滑追随运动时伴有扫视运动，向右注视时更明显，无眼球震颤或复视。双侧眼底正常。右侧面部三叉神经全部皮节支配区感觉减退，右侧核上性面神经麻痹。右侧上下肢肌张力增高，右上肢肌力减退（MRC 分级），呈锥体束分布：右肩外展 3 级，腕伸肌 2 级，手指伸展为 0 级；右腿：髋关节屈曲为 3 级，膝关节屈曲为 2~3 级，踝背屈为 1 级。右侧反射比左侧活跃，右侧足底反射伸性。如果无双侧辅助，患者几乎寸步难行。

复查 MRI 显示左侧颅内病变范围扩大，周边弥散受限，增大区域可见对比强化（图 12.1，扫描图 2）。右侧病灶稍有增大，没有看到新发病变。与神经放射学医师讨论 MRI 检查结果，他们认为符合肿瘤样 MS，但不能排除肿瘤。患者住院治疗，静脉注射 3 天甲泼尼龙，然后口服药逐渐减量。复查腰椎穿刺，CSF 寡克隆带阳性，血清学阴性。CSF 细胞学检查正常。CTPET 扫描寻找其他部位恶性肿瘤的证据，结果在正常范围内。复查血液学和尿试纸检查，结果正常。

注射类固醇的第 2 天，临床症状开始改善，2 周后复查。复查时，病情继续好转，失语和失算消失，无力症状明显改善，只有右侧上下肢轻微无力。右侧反射比左侧活跃，足底反射呈屈曲反应，可以独立行走。但

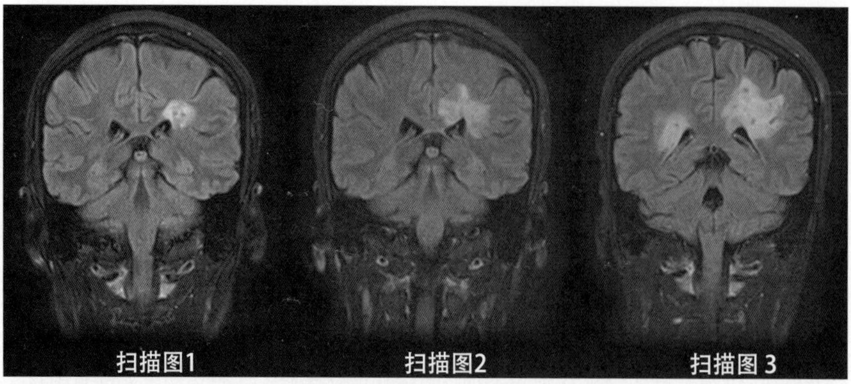

图 12.1 冠状位 FLAIR 序列显示病变进展。扫描图 1、2 和 3 序列分别是患者第一次就诊后的 3 周、4 个月和 4.5 个月进行的扫描。

Reproduced with thanks to Dr Zane Jaunmuktane, UCL Institute of Neurology, UK.

MRI 显示后来两个病灶的体积增大（图 12.1，扫描图 3），额叶区域出现一处新的强化病灶。

由于病灶体积的不断增大，与神经外科医生会诊后共同决定，进行脑活检以排除肿瘤性疾病。通过术前 MRI 引导，施行无框架立体定位脑活检术，次日患者出院。

✪ 学习要点：脑活检与神经系统疾病

脑活检的目的是建立组织学诊断，尤其是诊断结果对预后存在本质的影响，或者显著影响治疗决策。手术技术的改进，特别是使用立体定位导航技术，提高了组织学诊断的可能性，降低了相关风险 [9]。尽管建立组织学诊断的潜在获益，但是，仍然需要根据具体情况仔细权衡，包括，麻醉、局部脑出血、活检部位感染相关的风险，上述风险可能导致局灶性神经功能缺损、痫性发作甚至死亡 [10]。组织活检也可能取材到无诊断意义的标本。

疑似肿瘤的脑活检（如本病例患者），在临床实践中已经很成熟。在神经系统实践中，脑活检也有助于 HIV 患者脑部病变的诊断，以及其他神经系统炎症性疾病的诊断，如 CNS 血管炎和神经结节病，目前证实，非侵袭性检查无法得到确诊结果 [11]。

“ 专家点评

脑活检具有挑战性。既往临床病程、类固醇疗效、发病时脑内出现多发性病灶、寡克隆带不匹配均指向炎症性病因，虽然经过类固醇治疗，但是，陈旧性病灶的扩大并非典型的炎症性疾病的表现，提示潜在肿瘤的可能性。此外，尽管颅内炎症性病灶熟知的原因是 MS，但也可见于血管炎和非 MS 炎性疾病，例如视神经脊髓炎（NMO）谱系疾病。由于常规 MS 的治疗对可能是 CNS 血管炎的患者无效，而对于 NMO 的患者反而增加疾病的活动性，所以，鉴别病因非常重要。

活检显示炎性脱髓鞘，支持 MS 的诊断（图 12.2），她来到医院，与医生探讨第一代疾病修饰剂（β- 干扰素或格拉默醋酸盐）或第二代药物（那他珠单抗）的优缺点。

临床提示：多发性硬化的修饰治疗

目前，英国有 8 种 MS 修饰剂（截至 2014 年 5 月），还有更多的药物处于研发后期。这些药物均已证明能够减少复发 - 缓解期的复发率。目前还无确切的证据表明延缓继发进展型 MS 的发病，或者推迟与复发无关的致残[12]。然而，长期随访研究有限。

2006 年以前，有 β-1a、β-1b 两种干扰素和格拉默醋酸盐，均为注射给药，在关键性试验中，与安慰剂对比，复发率降低了 1/3。β- 干扰素是内源性干扰素 -β 的合成制剂，作用于 T 细胞，具有抗炎作用。在临床应用中，经常引起流感样副作用，注射前通常服用对乙酰氨基酚或非甾体抗炎药。血液系统和肝功能障碍的发生率低，需要定期进行血液学监测，而且可能加重抑郁。

格拉默是由 4 种类似髓鞘碱性蛋白的氨基酸组成的人工合成多肽的混合物，与抗原递呈细胞结合，激活调节性 T 细胞。实际工作中，70% 的患者至少发生一次注射部位的不良反应；严重程度轻重不同，从无症状红斑到明显的脂肪萎缩和不适感。

在英国，这些药物由 NHS 资助给在两年内至少有 2 次临床显著复发和协助下行走至少 10 米的患者（醋酸格拉默资助给无协助行走 100 米的患者）。关于临床显著复发没有具体的说明，但临床医生通常解释为导致日常活动受损或需要类固醇治疗。这些通常是 MS 患者的一线药物。

目前 3 种疾病修饰剂已经上市。

特立氟胺是一种口服治疗药，2014 年 NICE 批准在英国使用。它是来氟米特的活性代谢产物，用于类风湿性关节炎，抑制嘧啶合成及 DNA 的复制，减少活化淋巴细胞的增殖。关键性试验表明，与安慰剂相比，复发率降低了 31%。副作用包括恶心、腹泻、感觉异常、脱发、肝酶异常和致畸的可能性。药物清除缓慢，需历经 8 个月至 2 年代谢，尽管可以通过口服考来烯胺或活性炭（11 天）加速清除。在英国，特立氟胺由 NHS 资助，用于在过去 2 年内出现 2 次临床显著复发的患者。

芬戈莫德是鞘氨醇 -1- 磷酸盐受体阻滞剂，防止淋巴细胞从淋巴结中溢出。证据表明，与安慰剂相比，复发率降低了 54%~60%。其副作用包括短暂性心动过缓和 AV 阻滞，这意味着患者应在第一次服药后监测 6h，中断治疗时也应进行监测。其他副作用包括黄斑水肿、淋巴细胞减少和肝功能异常，需要眼科和血液学监测。在英国，芬戈莫德由 NHS 资助，用于 β 干扰素治疗无效或复发率增加的患者。

那他珠单抗在后续的临床要点和循证版块详细讨论。

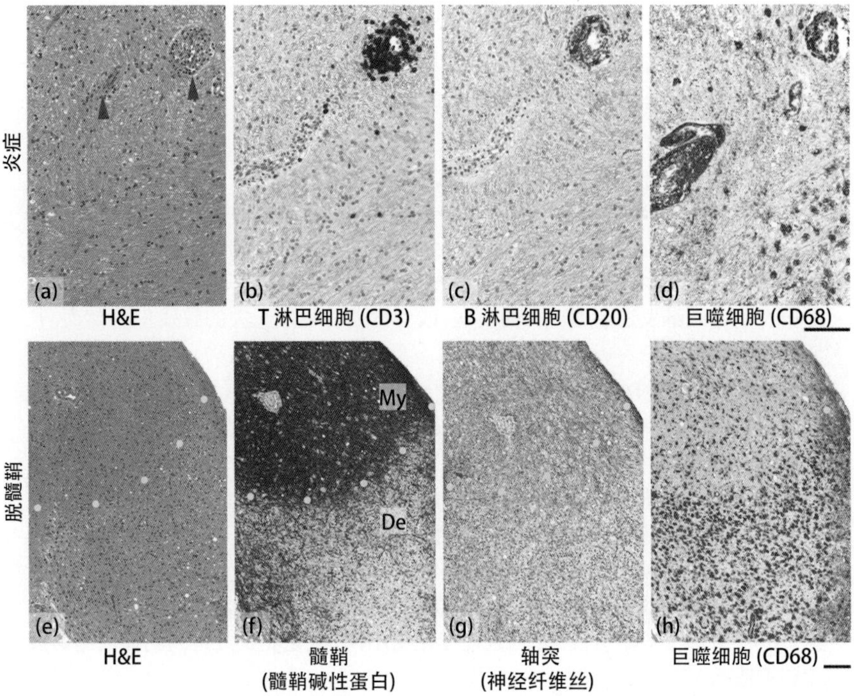

图 12.2 脑活检标本特异性染色：炎症[(a)-(d)]，脱髓鞘[(e)-(h)]，轴突完整(g)和巨噬细胞(h)。(a)-(d)炎症：苏木精－伊红(H & E)染色(a)显示血管周围单核炎性细胞的广泛浸润；多数淋巴细胞是 CD3+T 淋巴细胞(b)及少量 CD20＋B 淋巴细胞(c)；血管周围有大量巨噬细胞，弥散存在于神经组织中(d)。脱髓鞘[(e)-(h)]：H & E 染色(e)显示病灶与周围神经组织之间边缘相对清晰；髓鞘碱性蛋白(SMI94)抗体对髓鞘(f)进行免疫染色，显示受累区域髓鞘几乎完全消失，而过磷酸化神经丝(SMI31)抗体轴突(g)染色，轴突在同一区域相对保留。CD68(h)免疫染色显示脱髓鞘病灶中大量泡沫性巨噬细胞。箭头表示血管周围的炎症。虚线表示髓鞘保留(My)和髓鞘脱失(De)区域之间的边界。比例尺：100μm。(见彩插)

Reproduced with thanks to Dr Zane Jaunmuktane, UCL Institute of Neurology, UK.

临床提示：那他珠单抗的临床可行性

那他珠单抗是一种人源化 IgG4 单克隆抗体，与白细胞表面的极迟抗原 -4 的 α4 亚基结合，防止 α4 亚基跨越血脑屏障。采取静脉输注，剂量为 300mg，维持 1 个多小时，每 4 周给药一次。

最受关注的副作用是发生进行性多灶性白质脑病(PML)的风险增加。虽然静脉输液的耐受性好，但可能引发过敏反应，通常发生在前 7 个剂量，最常见的是在第二次给药时。常常表现为荨麻疹，伴或不伴有过敏反应的其他特点。迟发型超敏反应也有报道，发生在给药后数小时至数天，包括发烧、搔痒和萎靡不振。肝损害罕见，不过已有报道，所以推荐监测肝功能。6%的患者中可见到抗那他珠单抗抗体持续阳性，这部分患者的临床疗效不理想，输液相关的反应持续存在[13]。

患者进行 JC 病毒抗体筛查，对发生 PML 的风险分层。JC 病毒抗体阳性，但是，考虑到复发时的严重性，她决定在临床和影像学监测 PML 的情况下，继续应用那他珠单抗治疗。

✪ 学习要点：那他珠单抗的患者发生进行性多灶性白质脑病的风险

SENTINEL 试验[14]发现了两例 PML，其中一例是致命性的，2005 年该药物被暂时撤回。PML 是由 JC 病毒引发的脑部机会性感染。JC 病毒可以存在于正常人体内，儿童期无症状的原发感染后，在肾脏、骨髓和淋巴组织呈持续静止状态。在免疫抑制（可能是继发于那他珠单抗、免疫抑制药物、艾滋病毒或恶性肿瘤）的背景下，发生于宿主免疫应答和 JC 病毒之间复杂的相互作用，导致变异的致病性病毒重新激活[15]。这种致病性病毒感染、破坏少突胶质细胞，导致广泛性脱髓鞘和继发性神经元损伤。2006 年，再次引入那他珠单抗，并启动全球 PML 患病风险监测项目。

截止至 2014 年 5 月，全球范围内大约 123 000 人使用那他珠单抗治疗 MS（< http:// www.biogenidec.co.uk>）。源于临床试验和药物警戒计划的数据使发生 PML 的风险进行个体化分层成为可能[16]。发生 PML 确定的危险因子包括：抗 JC 病毒抗体状态、治疗时间、早先使用免疫抑制剂（如：米托蒽醌、甲氨蝶呤、环磷酰胺、硫唑嘌呤和麦考酚酸酯）。表 12.1 示出 JC 病毒阳性患者根据这些危险因素的 PML 发病率。6 年以上的治疗信息仍然很少，因此难以进行准确的风险分层。

表 12.1　根据先前是否应用免疫抑制剂进行分层 JC 病毒抗体阳性患者 PML 的发病率

那他珠单抗治疗时间	先前没有使用免疫抑制剂	先前使用免疫抑制剂
1~24 个月	每 1000 人 0.7（CI 0.5~1.0）	每 1000 人 1.8（CI 1.1~2.7）
25~48 个月	每 1000 人 5.4（CI 4.4~6.2）	每 1000 人 11.2（CI 8.6~14.3）
49~72 个月	每 1000 人 6.1（CI 4.8~7.8）	数据不足

Data from www.biogenidec.co.uk, accessed May 2014.

✪ 学习要点：进行性多灶性白质脑病的监测

PML 是那他珠单抗治疗危及生命的并发症。早期的评价提示确诊后 3 个月内死亡率为 30%~50%。然而，最近报道，早期诊断、停用那他珠单抗可以改善结局，并且血浆置换疗法可以加速 CNS 免疫功能重建[16,17]。

早期识别可以改善结局，提示医生、患者及家属持续警惕 PML 临床特征十分重要。常见于 PML 的特征，在 MS 复发中是不典型的，包括认知改变、神经行为症状、语言障碍、视觉症状和痫性发作[15,18]。症状通常在数周到数月内逐渐进展，与 MS 复发相比，类固醇通常没有改善。任何症状都需要及时的检查，包括脑部 MRI 扫描、腰椎穿刺行 JC 病毒 PCR 检测。

PML 病灶在头颅 MRI 表现为单发或多发的 T2 高信号。与 MS 的局限性病变相反，通常表现为弥漫性病灶。此外，病灶主要位于皮层下，即使大病灶也没有占位效应[19]。

脑脊液 PCR 检测 JC 病毒阳性，强烈支持 PML 的诊断。然而，病毒载量低使得检测困难[18]，在病理确诊的病例中，CSF PCR 可以反复阴性，所以，PCR 阴性结果不能排除 PML[20]。

患者近期情况：那他珠单抗治疗第 8 个月，没有不良反应，MS 症状完全消失，神经系统查体正常，重返工作岗位。

讨论

本例患者，临床病史表现为复发和缓解的神经系统功能障碍，缓解形式包括自发性及类固醇治疗相关。临床证据支持神经炎症性疾病，但是，有些特征相当不典型，需要进一步评估。临床确实存在时间和空间上至少两处播散性病灶的客观性证据，但是，遵照 MacDonald 标准[6]，我们做出 MS 的诊断证据不足，原因如下：复发期间，以皮质功能障碍为突出表现，包括失语和失算，可以见于 MS，但属于少见情况[21]。神经影像学特征为大于 2cm 的大病灶，伴占位效应、水肿、环形强化和囊性变，这些特点也不常见。虽然在肿瘤样 MS 为罕见表现[22]，但是这些特征提示肿瘤性病变，尤其是多达 50 % 的淋巴瘤或多灶性胶质瘤的患者，可见到多发性病灶。类固醇治疗后病灶仍进行性扩大并持续强化，与患者和神经外科医师会诊后，我们建议患者进行了脑活检，这能够有效地排除肿瘤，明确诊断，开始有针对性治疗。

根据患者复发的频率和严重程度，结合 1 年前两次明确的复发提示为快速进展的重症 MS，我们决定采用那他珠单抗治疗，这是目前允许用于治疗 MS 的最有效的治疗方法[24, 25]。那他珠单抗最令人担忧的副作用之一是 PML 的风险，可以根据临床相关因素和血液学 JC 病毒抗体检测进行风险分层。患者既往没有用过免疫抑制剂，但是，JC 病毒抗体阳性，因此，发生 PML 的近似风险在最初的 2 年将低于 1/1000，接下来的 2 年里是 5.4/1000[16]。在此治疗期间，将密切关注临床和 MRI 系列成像。我们治疗机构的方案是每年进行 MRI 扫描，如果患者出现新发神经系统症状，尤其不是 MS 复发的典型症状，需要增加扫描次数。

“ 专家点评

那他珠单抗治疗的 MS 患者，MRI 是筛查发生 PML 的最佳方案，目前无专家共识，但是，对于那些处于更高风险的人群（例如 JC 病毒抗体阳性的人群）要提高警惕，经过两年或更长时间的治疗以及先前使用免疫抑制剂的患者，通常推荐连续扫描。

连续扫描的目的有两个：早期检测 PML 病灶，希望改善临床结局；更新基线扫描数据，与提示 PML 的新症状进行影像学对比。

证据表明，出现提示意义症状的人群，早期检测 PML 可以改善预后[16, 26, 27]。迄今为止，少数出现症状前的 PML 患者有良好的结局[27]。随着经验的增加，PML 公认的影像学特征也在不断积累[28]，但仍有待确定能够发现早期无症状病变序列。

鉴于 2 年后 PML 风险显著增加，我们将在 2 年后再次与患者商讨治疗方案，如果患者和医生同意继续使用那他珠单抗，再寻求一致性意见。

最后，肿瘤样表现的 MS 充满戏剧性，临床直觉远期预后不良，但是，研究表明该患者可能并非如此，随访结果显示，与年龄 – 病程及疾病 – 病程匹配的人群相比，该患者残疾更少，进展更慢 [22,29]。

理论基础：复发 – 缓解型多发性硬化的那他珠单抗治疗

AFFIRM 试验与安慰剂对照，SENTINEL 试验与干扰素 β1a 联合使用，确定了那他珠单抗治疗 MS 的有效性。

在 AFFIRM 试验中，与安慰剂相比，那他珠单抗使年复发率降低 68%，T2 新发病灶或增大病灶减少 83%，钆增强病灶降低 92% [24]。

SENTINEL 试验表明，与单用 β1a 干扰素相比，那他珠单抗联合 β1a 干扰素使年复发率降低 55%，T2 新发病灶或增大病灶减少 83%，钆增强病灶降低 89%[14]。

这些试验年复发率的降低，那他珠单抗效果明显高于此前 MS 的其他疾病修饰治疗的试验（33%），包括 β 干扰素和醋酸格拉默。

在这些试验之后，国立健康和临床优化研究所（National Institute for Health and Clinical Excellence，NICE）批准那他珠单抗用于下列情况：一年内有两次或多次致残性复发（快速进展型 MS），以及脑 MRI 扫描钆增强病灶或 T2 病灶负荷显著增加的患者。

专家结语

在这个案例中，早期症状的自发缓解提示炎症病因比肿瘤病因可能性更大，回顾分析英国年轻患者中枢神经系统炎症性疾病最常见的原因是 MS，但 MS 的确诊仍然十分困难，尤其是在第一次临床发作后。需要进行一系列临床和影像学评估，明确可能的病因，肿瘤性还是炎症性，并确定是否早期活检。

头颅影像存在多病灶损害，进一步降低了原发性肿瘤的可能性，但也不能完全排除。MS 典型的病灶部位（脑室周围、近皮层、后颅窝或脊髓）增加了最终诊断为 MS 的可能性，再次强调这些表现并非特异性表现；例如，NMO 或 NMO 谱系疾病可能符合目前 MS 的影像学标准（2010 年 McDonald 标准）。

MRI 不完全环形钆增强（开口通常面向灰质）多见于脱髓鞘，而肿瘤少见 [30]，尽管有报道表现，原发性中枢神经系统淋巴瘤可能具有相同的影像学表现，但这种情况很少见 [31]。

MS的疾病修饰治疗用于其他中枢神经系统炎症性疾病时，可能无效或有害。初步诊断为MS的患者，如果临床特征或检查结果不典型、MS疾病修饰治疗无效或者治疗过程中疾病的活动性反而增强，则应该重新考虑诊断。

点评专家：Declan Chard

（刘学文 译 徐志强 审）

参考文献

1. Lavi R，Yarnitsky D，Rowe JM，et al. Standard vs atraumatic Whitacre needle for diagnostic lumbar puncture：a randomized trial. *Neurology* 2006；67：1492–4.
2. Turnbull DK，Shepherd DB. Post-dural puncture headache：pathogenesis，prevention and treatment. *Br J Anaesth* 2003；91：718–29.
3. International Headache Society. International Headache Classification 2 2004. Available at：<http：//ihs-classification.org/en/（accessed 21 April 2014）.
4. Arevalo-Rodriguez I，Ciapponi A，Munoz L，et al. Posture and fluids for preventing postdural puncture headache. *Cochrane Database Syst Rev* 2013；7：CD009199.
5. Thomas SR，Jamieson DRS，Muir KW. Randomised controlled trial of atraumatic versus standard needles for diagnostic lumbar puncture. *BMJ* 2000；321：986–92.
6. Polman CH，Reingold SC，Banwell B，et al.（2011）. Diagnostic criteria for multiple sclerosis：2010 revisions to the McDonald criteria. *Ann Neurol* 2011；69：292–302.
7. Davies G，Keir G，Thompson EJ，Giovannoni G. The clinical significance of an Intrathecal monoclonal immunoglobulin band：a follow-up study. *Neurology* 2003；60：1163–6.
8. Trip SA，Wroe SJ，Davies G，Giovannoni G. Primary CNS mantle cell lymphoma associated with an isolated CSF monoclonal IgG band. *Eur Neurol* 2003；49：187–8.
9. Yuen J，Zhu CX，Chan DT，et al. A sequential comparison on the risk of haemorrhage with different sizes of biopsy needles for stereotactic brain biopsy. *Stereotact Funct Neurosurg* 2014；92：160–9.
10. Air EL，Leach JL，Warnick RE，McPherson CM. Comparing the risks of frameless stereotactic biopsy in eloquent and noneloquent regions of the brain：a retrospective review of 284 cases. *J Neurosurg* 2009；111：820–4.
11. Rice CM，Gilkes CE，Teare E，et al. Brain biopsy in cryptogenic neurological disease. *Br J Neurosurg* 2011；25：614–20.

12. Shirani A，Zhao Y，Karim ME，et al. Association between use of interferon beta and progression of disability in patients with relapsing-remitting multiple sclerosis. *JAMA* 2012；308：247–56.

13. Calabresi PA，Giovannoni G，Confavreux C，et al. The incidence and significance of anti-natalizumab antibodies：results from AFFIRM and SENTINEL. *Neurology* 2007；69：1391–1403.

14. Rudick RA，Stuart WH，Calabresi PA，et al. Natalizumab plus interferon beta-1a for relapsing multiple sclerosis. *N Engl J Med* 2006；354：911–23.

15. Tan CS，Koralnik IJ. Progressive multifocal leukoencephalopathy and other disorders caused by JC virus：clinical features and pathogenesis. *Lancet Neurol* 2010；9：425–37.

16. Bloomgren G，Richman S，Hotermans C，et al. Risk of natalizumab-associated progressive multifocal leukoencephalopathy. *N Engl J Med* 2012；366：870–80.

17. Dahlhaus S，Hoepner R，Chan A，et al. Disease course and outcome of 15 monocentrically treated natalizumab-associated progressive multifocal leukoencephalopathy patients.*J Neurol Neurosurg Psychiatry* 2013；84：1068–74.

18. Clifford DB，De Luca A，DeLuca A，et al. Natalizumab-associated progressive multifocal leukoencephalopathy in patients with multiple sclerosis：lessons from 28 cases. *Lancet Neurol* 2010；9，438–46.

19. Sahraian MA，Radue E-W，Eshaghi A，et al. Progressive multifocal leukoencephalopathy：a review of the neuroimaging features and differential diagnosis. *Eur J Neurol* 2012；19：1060–9.

20. Kuhle J，Gosert R，Bühler R，et al. Management and outcome of CSF-JC virus PCRnegative PML in a natalizumab-treated patient with MS. *Neurology* 2011；77，2010–16.

21. Pardini M，Uccelli A，Grafman J，et al. Isolated cognitive relapses in multiple sclerosis. *J Neurol Neurosurg Psychiatry* 2014；85（9）；1035–7.

22. Lucchinetti CF，Gavrilova RH，Metz I，et al. Clinical and radiographic spectrum of pathologically confirmed tumefactive multiple sclerosis. *Brain* 2008；131：1759–75.

23. Lolli V，Tampieri D，Melançon D，Delpilar Cortes M. Imaging in primary central nervous system lymphoma. *Neuroradiol J* 2010；23：680–9.

24. Polman CH，O' Connor PW，Havrdova E，et al. A randomized，placebo-controlled trial of natalizumab for relapsing multiple sclerosis. *N Engl J Med* 2006；354：899–910.

25. Lanzillo R，Quarantelli M，Bonavita S，et al. Natalizumab vs interferon beta 1a in relapsing-remitting multiple sclerosis：a head-to-head retrospective study. *Acta Neurol*

Scand 2010; 126: 306–14.

26. Phan-Ba R, Belachew S, Outteryck O, et al. The earlier, the smaller, the better for natalizumab-associated PML. In MRI vigilance veritas? *Neurology* 2012; 79: 1067–9.
27. Blair NF, Brew BJ, Halpern J-P. Natalizumab-associated PML identified in the presymptomatic phase using MRI surveillance. *Neurology* 2012; 78: 507–8.
28. Yousry TA, Pelletier D, Cadavid D, et al. Magnetic resonance imaging pattern innatalizumab-associated progressive multifocal leukoencephalopathy. *Ann Neurol* 2012; 72: 779–87.
29. Altintas A, Petek B, Isik N, et al. Clinical and radiological characteristics of tumefactive demyelinating lesions: follow-up study. *Mult Scler* 2012; 18: 1448–53.
30. Smith PD, Cook J, Trost NM, Murphy MA. Teaching NeuroImage: open-ring imaging sign in a case of tumefactive cerebral demyelination. *Neurology* 2008; 71: e73.
31. Zhang D, Hu LB, Henning TD, et al. MRI findings of primary CNS lymphoma in 26 immunocompetent patients. *Korean J Radiol* 2010; 11: 269–77.

病例

13 进行性听力下降

Krishna Chinthapalli

病史

患者女性，36 岁，因影像学发现颅内异常钙化就诊神经科。

学习要点：颅内钙化的原因 [1,2]

生理性钙化

- 年龄相关的多处脑组织结构中的钙化
- 2/3 的成年人发生松果体钙化（松果体及缰部钙化先于松果体钙的患者占 15%）
- 在 20 岁以后，脉络丛钙化也非常常见，通常发生在侧脑室脉络丛
- 在老年人可见脑膜的钙化（大脑镰、小脑幕、蛛网膜颗粒）
- 1% 的成人发生基底节轻度斑点状钙化

神经皮肤综合征相关钙化

- 结节性硬化症：50% 患者有钙化结节或室管膜下结节
- Sturge-Weber 综合征（SWS），少部分患者存在线性皮质钙化
- 罕见情况下，1 型神经纤维瘤可能出现颅内肿瘤的钙化
- 颅内脂肪瘤，50% 的患者存在颅内钙化

感染性钙化

- 先天性感染引起钙化包括 TORCH（弓形虫、风疹、巨细胞病毒、单纯疱疹病毒）和 HIV
- 感染性肉芽肿：
  - 疫区旅行史非常重要
  - 结核病中，超过 10% 的患者有脑内结核球钙化
  - 脑囊虫病可能出现包囊钙化
- 罕见的慢性病毒性脑炎或者真菌感染可能发生钙化

肿瘤性钙化

- 良性肿瘤和恶性肿瘤的钙化无区别
- 80% 的少突神经胶质细胞瘤可能发生钙化
- 70% 的生殖细胞或松果体肿瘤可能发生钙化
- 60% 的颅咽管瘤可能发生钙化
- 高达 50% 的原始或胚胎发育不良性神经上皮肿瘤（PNET 或 DNET）可能发生钙化
- <20% 的脑膜瘤或者星形胶质细胞瘤患者可能发生钙化

（待续）

（续）

- 转移瘤很少发生钙化

血管性钙化

- 动脉钙化与动脉粥样硬化和年龄相关
- 动脉钙化 60% 发生在颈内动脉，20% 发生在椎动脉，大脑中动脉和基底动脉各占 5%
- 25% 的动静脉畸形患者有钙化
- 动脉瘤发生钙化通常是圆形的，并且与壁内血栓相关

代谢性和内分泌性钙化

- 钙代谢性疾病，包括甲状旁腺功能亢进、甲状旁腺功能减退、假性甲状旁腺功能减退引起钙化
  - 甲状腺功能减退偶尔也与钙化相关
  - 线粒体疾病

营养不良性钙化

- 营养障碍性钙化发生在损伤后的部位，比如，外伤、手术、梗死、放疗

原发性钙化

- Fahr 病是不好确定的罕见的基底神经节钙化，目前认为与遗传相关

> **专家点评**
> CT 成像对颅内钙化最敏感，但 MRI 的梯度回波序列也可以作为一种有用的辅助方法。神经放射学专家的影像报告可能对鉴别诊断有价值。

患者因双侧耳聋拟行人工耳蜗植入术，术前耳鼻喉外科医生安排头颅 CT 平扫后转诊至神经科。

患者出生史：30 周时因不明原因与同卵双胞胎姐妹早产。出生时体重为 1.310kg。患者 8 岁时家人发现她双耳听力轻微减退。然而，20 岁时仅被诊断为听力下降。从 27 岁开始患者应用双耳助听器，并一直在听力科随访。在患者 35 岁时，注意到听力损失恶化，以至于助听器无法听到手机打开扬声器模式时的电话声。患者言语正常。此时，重复纯音听阈图提示明显的双侧感音神经性耳聋（图 13.1），比 2 年以前显著恶化（图 13.2）。

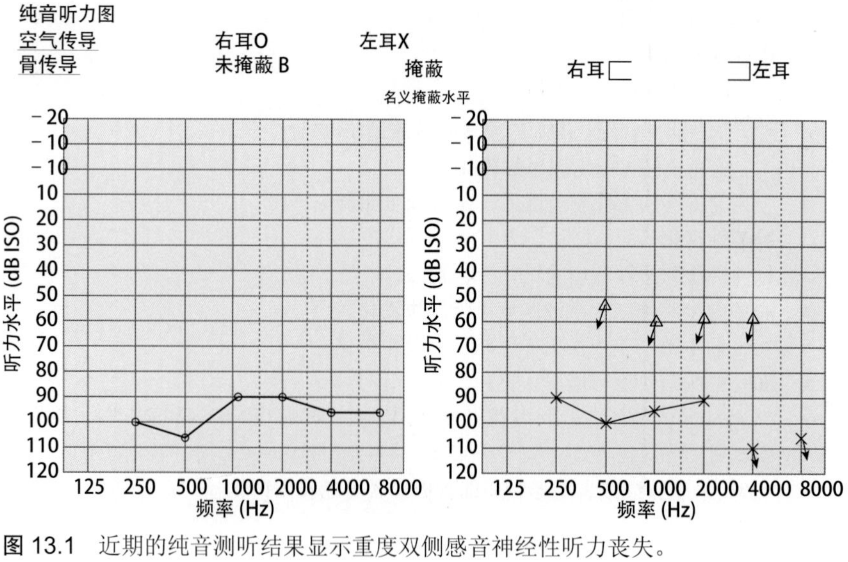

图 13.1 近期的纯音测听结果显示重度双侧感音神经性听力丧失。

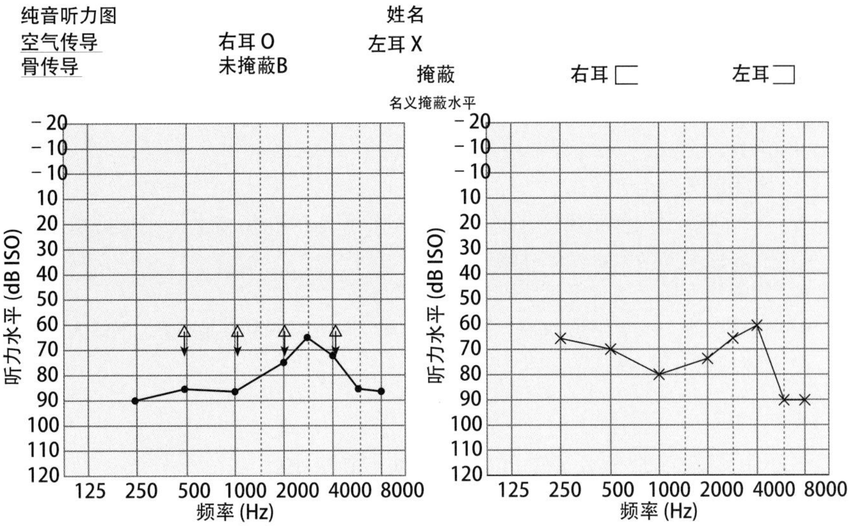

图 13.2　2 年前的听力图显示，与最近的听图相比，双侧感觉听力损失较轻，尤其是在左耳（右图）。

✪ 学习要点：听力图诠释 [3]

检查

- 纯音测听的测量使用听力计，此装置可以产生所需要的单一频率声音（纯音）和特定音量。
- 在双侧耳朵播放不同音量和频率的声音。记录不同频率能被受试者听到的最低音量（阈值）。
- 受试者在接受耳镜检查后，在安静的房间进行此项检查，并且需要受试者对能听到的声音刺激做出应答。

听力图

- 听力图代表听力检查的结果。声音频率（Hz）作为横坐标轴，声压强（dB）作为纵坐标轴。
- 横坐标轴从左到右频率（Hz）递增，纵坐标轴音量压强（dB）从下到上递减，在纵坐标轴的顶端是 0dB 听力水平（db HL）。
- 正常听力在频率 125~8000Hz 为 0~20dB HL，正常阈值是零分贝。标度是对数关系，因此，20db HL 音量是 0db HL 的一百倍。
- 先通过耳机声音测试气导。第一个被应答的声音（阈值）记录在听力图中，O 代表右耳，× 代表左耳（图 13.1）。
- 骨导使用振动装置置于乳突，< 代表右耳，> 代表左耳。
- 假如一侧耳朵听力更差，使用稳态噪音屏蔽对侧耳朵听到声音。气导检查中使用△记录右耳，□记录左耳。骨导使用 [记录右耳] 记录左耳。

结果

- 传导性耳聋存在气－骨导间距，骨导大于气导。不存在气－骨导间距提示感音神经性耳聋或正常听力。
- 轻度听力下降（阈值 20~40dB），听不到轻声或者耳语。
- 中度听力下降（阈值 40~70dB），听不到正常言语对话声音。

（待续）

（续）

- 重度听力损失（阈值 70~90dB），仅能听到大声喊话。
- 极重度听力损失（阈值≥ 90dB），只能听到非常大的声音，比如，发动机的声音。

临床意义

- 英国国家卫生与临床优化研究所（NICE）指南[4]指出对于 2~4Hz 的极重度听力损失可以植入人工耳蜗。
- 佩戴助听器无效时可以植入单侧人工耳蜗。
- 同时双侧人工耳蜗植入唯一指征是极重度听力下降和其他残疾，包括失明从而对听力依赖增加的患者。

心电图示正常无长 QT 间期。耳部 CT 正常。

该患者符合人工耳蜗植入标准，转至耳鼻咽喉外科治疗。耳镜和鼓室导抗均正常。患者同意人工耳蜗植入术。因此，常规予以脑部和颞骨岩部 MRI 检查。MRI 显示尾状核和双侧丘脑 T1WI 弥漫性高信号（图 13.3）。请神经科对影像学进行会诊。神经科会诊前行头颅 CT 平扫。检查发现双侧尾状核、壳核、苍白球、丘脑对称性高信号（图 13.4）。

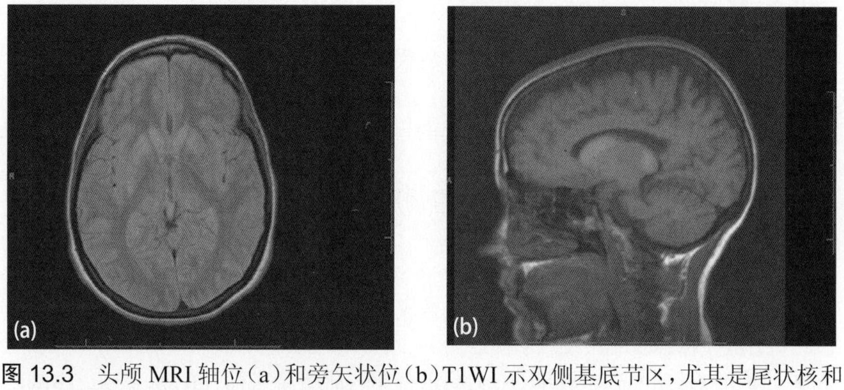

图 13.3 头颅 MRI 轴位（a）和旁矢状位（b）T1WI 示双侧基底节区，尤其是尾状核和丘脑对称性高信号。

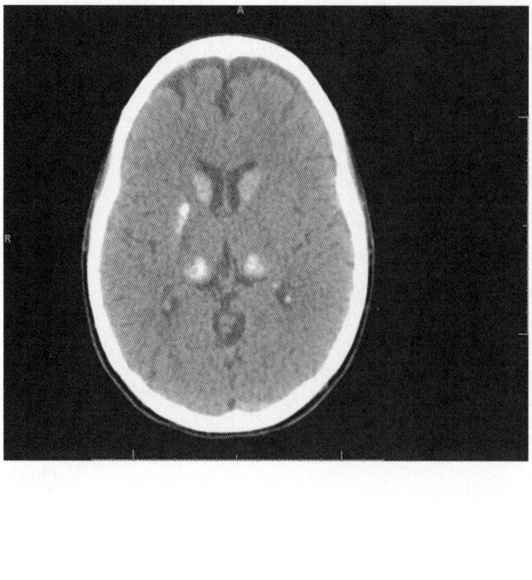

图 13.4 头颅轴位 CT 平扫显示基底节区和丘脑高密度。右侧壳核和丘脑后部区域钙化。

在临床上，患者由于不能交流而感到失落，而对方也变得沮丧。在这种情况下她感到紧张，也发现很难与她年幼的儿子沟通。这导致了她失去独立性，并与他人的互动减少。例如，因为害怕被排外，她开始躲避家庭聚会。除了耳聋，她没有神经系统症状，例如无力或感觉障碍。在询问时，她透露她在过去大部分时间体重过轻。没有其他既往病史，尤其没有糖尿病或癫痫发作。除补充营养品外，她没有过服用任何药物。她不抽烟或喝酒。她母亲患有糖尿病，她舅舅可能患有肌肉疾病。她的孪生姐妹从 26 岁开始双耳也有轻微的听力下降，最近开始使用双侧助听器，并有跌倒和平衡障碍。

神经系统查体，患者警觉性、定向力正常，能够理解唇读。颅神经查体未见异常，眼球各项运动到位。无不自主运动，包括抽搐或震颤。然而，她的四肢腱反射消失，四肢肌力和轻触觉和本体感觉无异常。无共济失调表现。

神经传导检查提示以前未发现的轻度感觉性周围神经病变。常规血液检查包括全血细胞计数、尿素、电解质、肝功能、甲状腺功能、肌酸激酶、葡萄糖、钙、磷、甲状旁腺激素均正常。采用血标本线粒体 DNA 突变分析，发现了一个异质性突变 m.3243A>G，估计变异占其总线粒体 DNA 的 38%。

她接受人工耳蜗植入后，被转诊至成人临床遗传学诊所进行遗传咨询和进一步的专家建议。

讨论

首次报道线粒体异常与疾病相关的是 2 例进展性近端肌病的患儿，肌肉活检显示线粒体体积非常大和酶活性增强[5]。1988 年，研究发现线粒体 DNA 的突变出现在这些线粒体肌病中[6]。自那时以来，发现了一系列线粒体突变与疾病有关，已知表型既有扩大又有重叠。

据估计，5000 人中有 1 人存在致病性线粒体 DNA 突变[7]。线粒体通过氧化磷酸化产生能量。其结构蛋白不仅由核 DNA 编码，而且线粒体内部 DNA 可以自己编码。这两种类型的 DNA 突变都能引起线粒体疾病。细胞核 DNA 突变引起线粒体疾病与许多其他遗传代谢性疾病一样，属于常染色体隐性遗传。然而，在线粒体中编码 DNA 聚合酶的 *POLG* 基因的突变，可能会导致常染色体显性遗传的慢性进行性眼外肌麻痹。*POLG* 突变影响线粒体 DNA 的转录并且可以耗竭线粒体 DNA 水平（如阿尔佩斯综合征）或在转录线粒体 DNA 时缺失（如伴构音障碍和眼肌麻痹的感觉性共济失调性神经病变）。线粒体 DNA 的转录过程中由于线粒体只存在于卵子而不是精子中，线粒体 DNA 本身就显示出母系遗传的特征模式（图 13.5）。

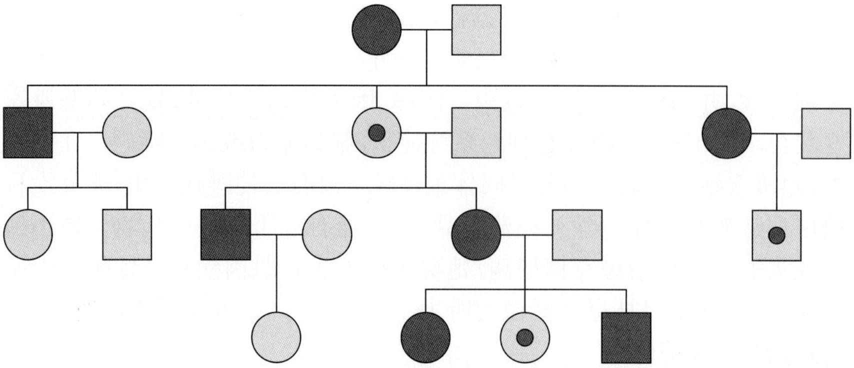

图 13.5 典型的线粒体 DNA 突变遗传性模式图，线粒体 DNA 突变仅由母亲遗传。由于遗传异质性，不是所有的后代都会受到影响。

与核 DNA 不同，每个细胞中有数百个线粒体 DNA 拷贝，而不仅仅是两个。这些拷贝可能各不相同，这就是所谓的异质性。为了评估线粒体疾病的严重性，重要的是要知道变异的 DNA 拷贝量与正常 DNA 拷贝量的比率，就像上面病例的基因测试结果一样。线粒体 DNA 突变易于导致功能丧失，线粒体功能受损前必须达到一定的阈值。此患者 38% 的突变 DNA 异质水平足以产生临床表型。在一项 126 人存在 m.3243A> G 突变的研究中发现，平均异质水平为 22%[9]。尽管脑中可能异质性水平不同，但血清异质性水平与疾病严重程度显著正相关。

线粒体疾病被认为是存在于任何年龄、任何器官、任何症状中，但正如人们所料，线粒体疾病的症状和体征在诸如脑、肌肉和心脏等高代谢活动的器官系统中非常突出。多年来已经确认了一些经典的线粒体综合征（表 13.1）。表型的不同意味着神经科医师必须保持对线粒体疾病的高度警惕性，但是有一些有特征性的“警示指标”（特征性的症状）提示应该对患者做出基础性检查。特别是存在家族史或多器官受累，应引起怀疑（表 13.2）。在这个阶段转诊患者给代谢或线粒体疾病专家可能是必要的。

McFarland 等 [13] 提出一种如果怀疑是线粒体病的诊断遵循的流程图（图 13.6）。首先，基线调查和临床评估应确定患者是否存在公认的线粒体综合征，如表 13.3 所列。线粒体氧化磷酸化途径受损导致无氧呼吸增加，许多线粒体疾病引起血清乳酸升高。实际上，由于运动或止血带的使用，血清乳酸也会增加，限制了它的特异性 [14]。如果是这样的话，应该进行基因测试。否则，可能需要骨骼肌活检的组织化学分析来确定线粒体疾病。进一步的检查包括呼吸链酶参与氧化磷酸化的生化分析和应用 DNA 测序、聚合酶链反应（PCR）行基因检测。

在本病例中，孪生姐妹存在感音神经性耳聋并且母亲存在糖尿病的这样一种家族史，这与母系遗传一致。因此，怀疑母系遗传的糖尿病和耳聋综合征（MIDD），应行常见线粒体突变相关检查。MIDD 最常见的病

“ 专家点评

尽管有的病例报道提示由父亲遗传，但线粒体突变几乎从来不遗传自父亲 [8]。母亲传递给儿子和女儿的概率是一致的。一些线粒体疾病事实上是由于细胞核 DNA 突变（例如，阿尔佩斯综合征中的 POLG 突变），因此，可以表现为常染色体显性遗传，常染色体隐性遗传或者 X- 连锁方式遗传。

表 13.1　线粒体综合征和列举相关基因*

综合征	特征	基因例子(和突变)
Alpers 综合征[10]	发育延迟/退化 癫痫 肝功能衰竭	*POLG*(核)伴有 mtDNA 耗竭
Kearns-Sayre 综合征	进行性眼外肌麻痹(PEO) 上眼睑下垂 色素性视网膜病 心脏传导异常	>1kb mtDNA 缺失
Leigh 综合征[11]	神经变性(肌张力下降、痉挛状态、共济失调) 双侧、对称性脑损害	*SURF*1 *MT-ATP*6(mtDNA)
LHON	莱贝尔遗传 视神经性病变	*MT-ND*4 (m.11778G>A)
MEGDEL[12]	甲基戊二酸尿症 耳聋 脑病 Leigh 样综合征	*SERAC*1
MELAS	线粒体脑肌病 乳酸酸中毒 卒中样发作	*MT-TL*1 (m.3243A>G)
MIDD	母系遗传 糖尿病 耳聋	
MERRF	肌阵挛性癫痫 肌肉活检碎红纤维	*MT-TK* (m.8344A>G)
MNGIE	线粒体神经-胃肠障碍 脑肌病	TYMP
NARP	神经病变 共济失调 色素性视网膜炎	*MT-ATP*6 (m.8993T>G)
MEMSA	肌阵挛性癫痫 肌病 感觉性共济失调	*POLG*(核)伴有 mtDNA 缺失
SANDO	感觉共济失调性神经病伴发音困难 眼肌麻痹	

*对于线粒体 DNA(mtDNA)基因,括号内描述的是最常见点突变。

因是位于线粒体 MT-TL1 基因的第 3243 位点的腺嘌呤突变为鸟嘌呤的点突变,其编码 tRNA 亮氨酸 1 蛋白,即 m.3243A>G,在一般人群中，3%的糖尿病患者中存在 m.3243A>G 突变[15]。

表 13.2 增加怀疑线粒体疾病的关键"警示指标"征象

系统	特征
神经系统	脑卒中样损害，尤其是不符合血管分布(不在一个血管分布区) 脑病，特别是丙戊酸应用过后出现 部分性癫痫持续状态、肌阵挛或癫痫持续状态 共济失调、小脑萎缩 感音性神经性听力下降，假如发病早并且存在家族史 智力障碍、发育迟滞或认知功能下降
眼科	视神经萎缩 眼肌麻痹 色素性视网膜病 眼上睑下垂
其他	心肌病 糖尿病 胃肠运动障碍或者梗阻 乳酸酸中毒 对全身麻醉敏感

Data from *Pediatrics* 120(6), Haas RH, Parikh S, Falk MJ, et al., Mitochondrial disease: a practical approach for primary care physicians, pp. 1326-33,© 2007, with permission from American Academy of Pediatrics; *Dev Disabil Res Rev* 16(2), Parikh S, The neurologic manifestations of mitochondrial disease, pp. 120-8, ©2010, with permission from John Wiley & Sons.

然而，与其他线粒体突变一样，m.3243A>G 突变的患者展现出很大的表型谱[16]。在一项研究中，这个突变中的患者，30% 的诊断为 MIDD，10% 符合 MELAS 诊断（线粒体脑肌病，乳酸性酸中毒和卒中样发作），6% 为进展性眼外肌麻痹，1% 为 MERRF（肌阵挛性癫痫伴破碎红纤维病）综合征。个体症状有相似的异质性：51% 有感音神经性听力损失，42% 有糖尿病，27% 有近端肌病，24% 有共济失调，23% 有偏头痛，18% 有癫痫发作，9% 是无症状的。笔者指出，如果没有典型的临床线粒体综合征或母系线粒体突变家族史，拥有多个"警示指标"可能指向线粒体疾病。

线粒体疾病的管理应从受累的其他器官做完整的基线评估开始。吞咽评估有利于评估吞咽困难和误吸的风险及有利于优化营养摄入。应提供遗传咨询和讨论以预防疾病遗传后代。胚胎产前检查没有广泛应用，并且由于异质性因素造成此检查解释困难。

免疫接种是安全的，但一些药物应避免应用于线粒体病[18]（表13.4）。应避免代谢应激，如发热、脱水或饥饿等，或积极治疗以避免失代偿。线粒体病的治疗没有高质量的证据，但是辅酶 Q10、核黄素、精氨酸和耐力训练报道是有益的[13]。由于许多系统性症状特点，因此治疗是对症性的。可能包括无创正压通气治疗呼吸衰竭、物理治疗和巴氯芬缓解

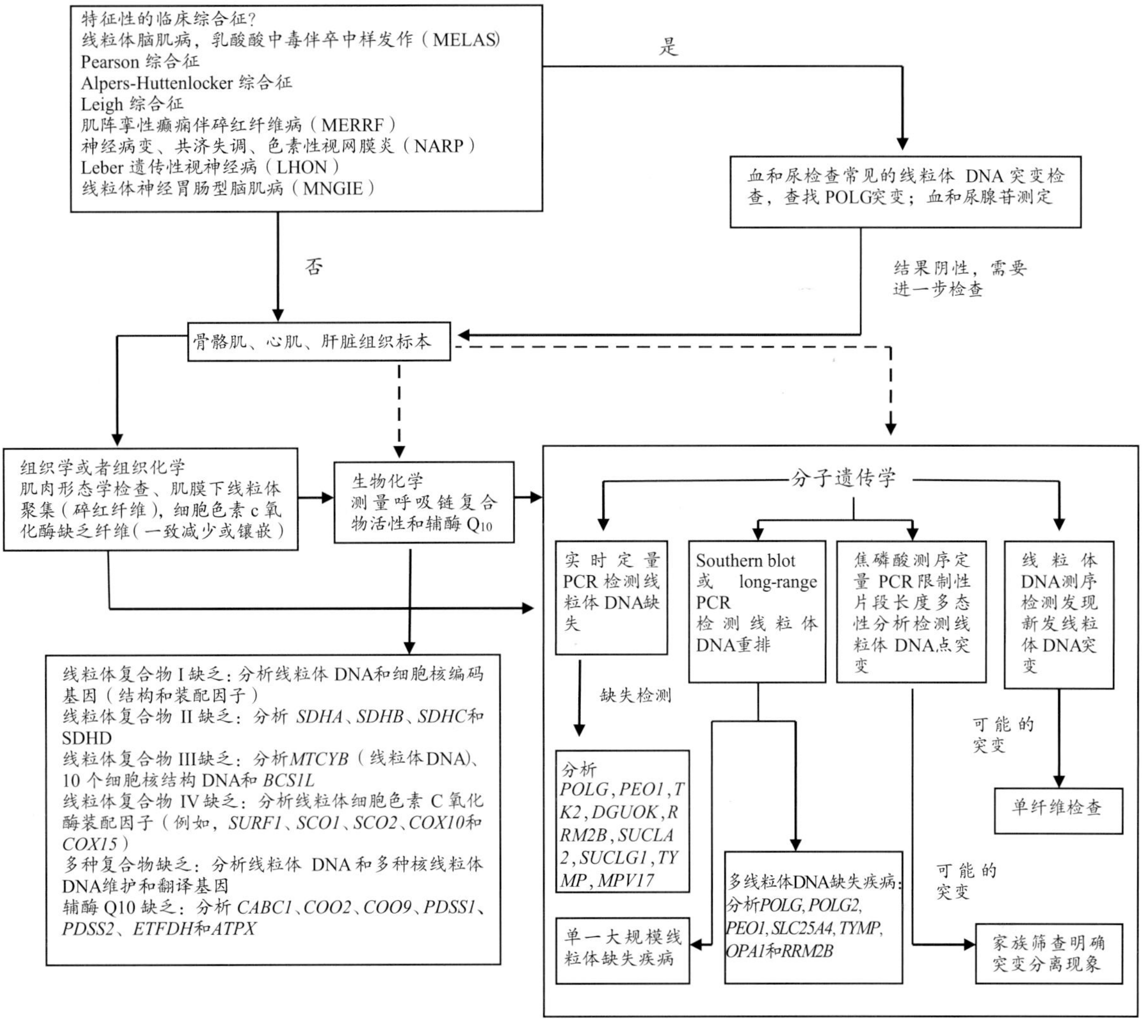

图 13.6 可疑线粒体疾病的诊断流程

Reproduced from *Lancet Neurol* 9(8), McFarland R, Taylor RW, Turnbull DM, A neurological perspective on mitochondrial disease, pp. 829–40, © 2010, with permission from Elsevier.

痉挛状态。

国家医疗服务体系中使用的心脏病、癫痫和眼科相关指南是纽卡斯尔线粒体中心开发的 [19~21]。所有患者均应常规心电图和超声心动图检查。心脏传导异常或阵发性症状可能需要长时程动态心电图检查和后续心脏起搏器或者消融治疗。扩张型心肌病或肥厚型心肌病患者应使用 β 受体阻滞剂和血管紧张素转换酶抑制剂。

尽管线粒体病患者可能出现癫痫发作，但心律失常也更为常见。另外基线血液检查可显示肌酸激酶升高、血清乳酸升高。因此，诊断意识丧失的发作可能并非易事。局灶性或非惊厥性癫痫持续状态和代谢性脑梗死也可能发生。

感音神经性耳聋在线粒体疾病中很常见，但常规筛查往往被忽视。

临床提示：依酚氯铵试验

如果在线粒体疾病的人中行依酚氯铵试验可能存在危险，因为可能引起心脏传导阻滞。患者有眼肌麻痹或上睑下垂，鉴别诊断考虑线粒体疾病可能，做依酚氯铵试验时要谨慎。

表 13.3 基线检查和评估

检查	阳性结果
血清乳酸、肌酸激酶、葡萄糖	乳酸、葡萄糖增高，或者轻微肌酸激酶增高
头颅 CT 平扫	颅内钙化
头颅 MRI 平扫	对称性深部脑白质高信号或者梗死样损害
脑脊液分析，包括乳酸、蛋白、葡萄糖、细胞计数	乳酸增高
心电图	心律不齐、心脏传导阻滞
超声心动图	肥厚性心肌病
听力图	感音神经性听觉减退
眼科评估	视神经萎缩、色素性视网膜病

Data from *Pediatrics*, 120(6), Haas RH, Parikh S, Falk MJ, et al. Mitochondrial disease: a practical approach for primary care physicians, pp. 1326-33,© 2007, with permission from the American Academy of Pediatrics

如果是极重度听力下降，应考虑人工耳蜗植入。此例患者需要做心电图，以寻找可致突然死亡的 Jervell 和 Lange-Nielsen 综合征 [22]。

理论基础 [17]

Glover EI，Martin J，Maher A，et al. A randomized trial of coenzyme Q10 in mitochondrial disorders. *Muscle Nerve* 2010；42（5）：739–48.

辅酶 Q10 是氧化磷酸化途径中酶的辅助因子，是抗氧化剂。它没有药品许可证，而是在许多国家（包括美国和英国）作为一种补充剂销售。许多报告表明在线粒体疾病中应用辅酶 Q10 可能获益，这项试验评估了一系列的生化、生理和临床结果。

这是一项招募加拿大安大略省 30 例线粒体病患者（包括 15 例 MELAS）的随机双盲交叉试验，是线粒体疾病的最大试验之一。交叉试验前参试者服用安慰剂或辅酶 Q10 600mg，每日 2 次，第一次持续 60 天。

服用辅酶 Q10 或安慰剂期间，辅酶 Q10 参试者虽然血液辅酶 Q10 水平增加了 5 倍，但肌力，氧化损伤标志物，乳酸水平（血浆和大脑皮层磁共振光谱）、日常活动和生活质量无差异。

试验表明，每日服用最高可用剂量的辅酶 Q10 并没有短期获益。但是辅酶 Q10 仍然经常用在线粒体疾病中，所幸副作用少。目前还不清楚基因表达调控或适应性变化是否会得到长期获益，辅酶 Q10 改进剂的试验正在进行之中。

表 13.4 已报告的线粒体毒性药物和已知的机制

药物	症状	机制
丙戊酸	肝病，少见情况下直接出现脑病	抑制脂肪酸氧化、柠檬酸循环、氧化磷酸化
抗反转录病毒	周围神经病、肝功能不全、肌病	mtDNA 复制受损
他汀	肌病	多种假设机制，包括 CoQ10 消耗
阿司匹林	Reye 综合征	抑制和解耦连氧化磷酸化
氨基苷类抗生素	听力下降、心脏毒性、肾毒性	mtDNA 翻译受损
氨基苷类和顺铂类化疗药	听力下降、心脏毒性、肾毒性	mtDNA 翻译受损
扑热息痛(对乙酰氨基酚)	肝损伤	氧化应激
二甲双胍	乳酸酸中毒	抑制氧化磷酸化，增加糖酵解
β- 受体阻滞药	运动耐受性降低	氧化应激
类固醇	Kearns-Sayre 综合征恶化	不明确

CoQ10，辅酶 Q10；mtDNA，线粒体 DNA。

Reproduced from *Curr Treat Options Neurol* 11(6), Parikh S, Saneto R, Falk MJ, et al. A modern approach to the treatment of mitochondrial disease. pp. 414-30,© 2009, with permission from Springer.

临床提示：线粒体疾病避免应用丙戊酸钠

因为增加肝脏毒性和丙戊酸钠脑病风险，在所有线粒体疾病患者中应避免应用丙戊酸钠。

专家结语

多位专家看到了该患者的耳聋，但从未探究过线粒体疾病的可能性。致病性线粒体基因突变占总人口的 0.5%。m.3243A>G 突变与耳聋和糖尿病有关，但常规筛查不常见。神经科医生不仅要看到 MELAS 综合征中该基因突变，也要清楚该基因引起的其他表型的出现。影像学上，线粒体疾病与基底节钙化有关，50% 的患者可以出现；发现基底节钙化时需要排除代谢性疾病，但大多数基底结钙化的病例依然是特发性的。确诊可使患者和家属了解其病情和预后，如果愿意可以进行预测性检查，可以筛查可能受累的其他器官系统，也可以使患者避免不必要的检查。

点评专家：Graham Warner

（徐志强 译 桑川 审）

参考文献

1. Kıroğlu Y，Callı C，Karabulut N，Oncel C. Intracranial calcifications on CT. *Diagn*

Interv Radiol Ank Turk 2010；16（4）：263–9.

2. Celzo FG，Venstermans C，De Belder F，et al. Brain stones revisited—between a rock and a hard place. *Insights Imaging* 2013；4（5）：625–35.
3. Walker JJ，Cleveland LM，Davis JL，Seales JS. Audiometry screening and interpretation. *Am Fam Physician* 2013；87（1）：41–7.
4. ationalInstitute for Health and Care Excellence 2009. Cochlear implants for children and adults with severe to profound deafness. *NICE Technology Appraisal Guidance* TA166. Available at：<http：//publications.nice.org.uk/cochlear-implants-for-children-and-adults-with-severe-to-profound-deafness-ta166/guidance>
5. Coleman RF，Nienhuis AW，Brown WJ，et al. New myopathy with mitochondrial enzyme hyperactivity. Histochemical demonstration. *JAMA* 1967；199（9）：624–30.
6. Holt IJ，Harding AE，Morgan-Hughes JA. Deletions of muscle mitochondrial DNA in patients with mitochondrial myopathies. *Nature* 1988；331（6158）：717–19.
7. Ylikallio E，Suomalainen A. Mechanisms of mitochondrial diseases. *Ann Med* 2012；44（1）：41–59.
8. Schwartz M，Vissing J. Paternal inheritance of mitochondrial DNA. *N Engl J Med* 2002；347（8）：576–80.
9. De Laat P，Koene S，van den Heuvel LPWJ，et al. Clinical features and heteroplasmy in blood，urine and saliva in 34 Dutch families carrying the m.3243A>G mutation. *J Inherit Metab Dis* 2012；35（6）：1059–69. doi：10.1007/s10545-012-9465-2.
10. Saneto RP，Cohen BH，Copeland WC，Naviaux RK. Alpers–Huttenlocher syndrome. *Pediatr Neurol* 2013；48（3）：167–78.
11. Baertling F，Rodenburg RJ，Schaper J，et al. A guide to diagnosis and treatment of Leigh syndrome. *J Neurol Neurosurg Psychiatry* 2014；85（3）：257–65.
12. Wortmann SB，Vaz FM，Gardeitchik T，et al. Mutations in the phospholipid remodeling gene SERAC1 impair mitochondrial function and intracellular cholesterol trafficking and cause dystonia and deafness. *Nat Genet*. 2012；44（7）：797–802.
13. McFarland R，Taylor RW，Turnbull DM. A neurological perspective on mitochondrial disease. *Lancet Neurol* 2010；9（8）：829–40.
14. Haas RH，Parikh S，Falk MJ，et al. Mitochondrial disease：a practical approach for pri-mary care physicians. *Pediatrics* 2007；120（6）：1326–33.
15. Schaefer AM，Walker M，Turnbull DM，Taylor RW. Endocrine disorders in mitochondrial disease. *Mol Cell Endocrinol* 2013；379（1–2）：2–11.
16. Nesbitt V，Pitceathly RDS，Turnbull DM，et al. The UK MRC Mitochondrial Disease Patient Cohort Study：clinical phenotypes associated with the m.3243A>G mutation—implications for diagnosis and management. *J Neurol Neurosurg Psychiatry* 2013；84

（8）：936–8.

17. Glover EI，Martin J，Maher A，et al. A randomized trial of coenzyme Q10 in mitochondrial disorders. *Muscle Nerve* 2010；42（5）：739–48.

18. Parikh S，Saneto R，Falk MJ，et al. A modern approach to the treatment of mitochondrial disease. *Curr Treat Options Neurol* 2009；11（6）：414–30.

19. Newcastle Mitochondrial Centre. *Cardiac Involvement in Adult Mitochondrial Disease：Screening and Initial Management* 2010. Available at：<http：//www.mitochondrialncg. nhs.uk/documents/Cardiology Guidelines_2011.pdf>

20. Newcastle Mitochondrial Centre. *Epile Psy in Adult Mitochondrial Disease：Investigation and Management* 2010. Available at：<http：//www.mitochondrialncg.nhs.uk/documents/ Epilepsy Guidelines 2011.pdf>

21. Newcastle Mitochondrial Centre. *Ocular Involvement in Adult Mitochondrial Disease：Screening and Initial Management* 2011. Available at：<http：//www.mitochondrialncg. nhs.uk/documents/Ophthalmology Guidelines_2011.pdf>

22. Yanmei F，Yaqin W，Haibo S，et al. Cochlear implantation in patients with Jervell and Lange -Nielsen syndrome，and a review of literature. *Int J Pediatr Otorhinolaryngol* 2008；72（11）：1723–9.

病例

14 呼吸和运动困难

Jennifer Spillane

病史

患者男性，64 岁，以“全身不适、乏力、双腿发沉 4 周”为主诉就诊其全科医生。既往高血压病史，其他情况尚可，未规律服药。吸烟 30 年，20 支 / 日，已戒烟。常规检查和常规血化验结果无明显异常。

6 周后，其身体不适加重，住进了当地的医院。患者思维混乱，全身无力，近端肌肉为著。入院后不久，其格拉斯哥昏迷量表（GCS）评分为 11 分。动脉血气显示 pH 值 7.15，PO_2 6.9 kPa，PCO_2 11.6 kPa，考虑患者存在继发于神经肌肉无力的 2 型呼吸衰竭，被送进重症病房（ICU），进一步行气管插管及辅助通气。诊断为左侧肺炎，并接受抗生素治疗。后进行气管切开术，随后转至神经重症病房（NICU）。

学习要点：ICU 急性神经肌肉无力的鉴别诊断

在 ICU，肌无力患者的诊断是具有挑战性的，尤其是在有严重全身性疾病的背景下，神经肌肉无力最初可能不被识别。急性起病的神经肌肉疾病可分为慢性疾病恶化以及新发疾病两类。后一种情况如该患者，轻微的症状可能以前出现过，但被忽视了。此外，如果患者难以脱离呼吸肌辅助通气，在手术后可能出现潜在的神经肌肉无力。在 ICU 中，中枢神经系统或脊髓综合征可能与神经肌肉无力的病因难以区分，需要考虑鉴别诊断（见表 14.1）。

由于 ICU 的神经肌肉无力患者常常存在脑病、需要镇静及机械辅助通气，临床评估可能仅限于检查各反射情况。肌电图通常可确定神经肌肉无力的位置。

到达 NICU 后，患者行气管切开术，GCS 评分 14 分。患者双侧上睑下垂，左侧甚于右侧。眼球各运动方向充分。舌肌运动缓慢，无舌肌纤颤。在检查四肢时，肌张力正常，但上肢和下肢近端肌群严重无力。当停止辅助通气时，呼吸肌很快产生疲劳，并注意到在吸气时腹部反常向内运动，表明膈肌无力。上肢反射正常存在，下肢反射消失，跖反射屈性。感觉检查正常，其余查体无明显异常。

专家点评

虽然反常呼吸方式表明膈肌无力，但这常常被忽视，尤其是当患者需要紧急插管和辅助通气时。

表 14.1 在 ICU 出现急性神经肌肉无力的病因[1~4]

前角细胞	ALS，脊髓灰质炎，脊髓灰质炎后综合征，SMA，肯尼迪病，西尼罗河脑炎
周围神经病	GBS，CIDP，危重症多发性神经病，遗传性运动感觉神经病，卟啉病，感染性多发性神经病（CMV 多发性神经根病），急性血管炎神经病
神经－肌肉接头疾病	重症肌无力，Lambert–Eaton 综合征，先天性肌无力综合征，肉毒素中毒
肌病和肌营养不良	横纹肌溶解症，急性酒精性肌病，病毒性肌病（如 HIV） 炎性肌病（散发性包涵体肌炎，肌皮炎，多发性肌炎） 危重症肌病 遗传性肌营养不良症（Duchenne's，Becker's，FSHD，LGMD 尤其是 LGMD 2C-2F，2I 强直性肌营养不良） 先天性肌病（中心核肌病，肌管肌病，肌球蛋白肌病，肌原纤维肌病，多微小轴空病） 线粒体疾病 代谢性肌病（酸性麦芽糖酶缺乏） 中毒性肌病（有机磷中毒）
CNS	中风，脑炎，脑桥中央脱髓鞘疾病，脑干梗死
脊髓	创伤，梗死，横贯性脊髓炎，急性缺血

ALS，肌萎缩侧索硬化；SMA，脊肌萎缩；GBS，吉兰－巴雷综合征；CIDP，慢性炎性脱髓鞘性多发神经病；CMV，巨细胞病毒；FSHD，面肩肱型肌营养不良；LGMD，肢带型肌营养不良。

对该患者进行了详细的检查：常规血液检查无明显异常，感染和代谢指标筛查均为阴性，头颅 CT 和 MRI 检查正常，腰椎穿刺开放压力为 15cmH_2O，CSF 无细胞且蛋白为 0.78g/L，葡萄糖 3.2mM/L（血清葡萄糖 5.4），培养阴性，病毒 PCR 阴性，EEG 显示为中度脑病，没有癫痫发作的证据。

在 NICU 中进行了电生理检查，以帮助寻找其严重无力的原因。感觉传导是正常的，但复合肌肉动作电位（CMAP）波幅较小。3Hz 的重复刺激引起波幅递减。然而，大力收缩引起的 CMAP 波幅增加超过 100%，与突触前神经肌肉传递障碍一致（图 14.1）。

电压门控钙通道抗体检查为阳性，支持 Lambert-Eaton 肌无力综合征（LEMS）的诊断。其他抗体试验，如抗 N- 甲基 -D- 天冬氨酸受体抗体、抗乙酰胆碱受体抗体和抗神经元抗体均为阴性。

对潜在肿瘤进行筛查，胸部、腹部和骨盆 CT 表现为纵隔和肺门淋巴结肿大、双侧胸腔积液，但无明确的实质病灶。CT 引导下纵隔淋巴结活检示 CD56、TTF-1 和突触素免疫阳性的恶性细胞，与小细胞肺癌（SCLC）一致。基线肿瘤分期示无远处转移。

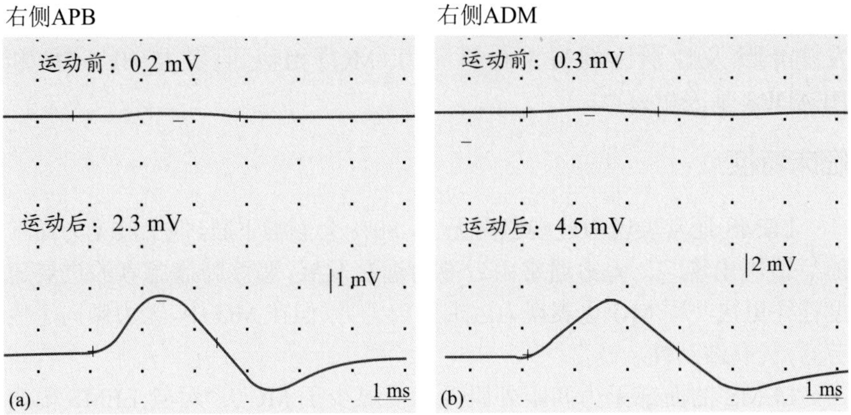

图 14.1　运动前后刺激模拟高频刺激。刺激（a）拇短展肌及（b）小拇指展肌，运动前（上图）和运动后 10 秒（下图）。运动后振幅显著增加，与突触前功能障碍一致。

该患者诊断支持伴有副肿瘤 LEMS 的 SCLC，最初给予 5 次血浆置换治疗，治疗反应良好，并逐渐脱离呼吸机。随后给予其 3，4- 二氨基吡啶（3，4-DAP），每次 10mg，每日 4 次。

患者无手术适应证，所以给予化疗（6 个周期的卡铂 - 依托泊苷），并接受辅助放疗。患者耐受性良好，但神经系统症状急性恶化，近端肌力出现无力加重。对其进行静脉注射免疫球蛋白（2g/kg，使用 4 天），然后开始口服泼尼松 30mg/d。

NICU 出院 9 个月后，他继续口服泼尼松和 3，4-DAP，并逐渐减量。复查影像学检查显示肿瘤体积明显缩小。肌力较前好转，可以独立活动，仅下肢近端力量稍差。

讨论

Lambert - Eaton 肌无力综合征（LEMS）

LMES 是一种累及神经肌肉接头的自身免疫性疾病，临床首次发现是在 20 世纪 50 年代[5]。因为其具有独特的电生理学特征，具有小的基线 MAP 和强直后增强，它最初被认为是一种与重症肌无力（MG）不同的疾病。它的特点是从突触前运动神经末梢释放含有突触前乙酰胆碱囊泡减少。85% 的患者出现针对 P / Q 型电压门控钙通道（VGCC）的抗体，并且被认为导致动作电位诱导的突触前神经末梢钙流入减少，这是囊泡释放减少的原因[6]。

最大的病例系列研究显示，50%~60% 的 LMES 患者有潜在的恶性肿瘤，最常见的是 SCLC[7-9]。其余的患者发展为一种特发性自身免疫性疾病。

流行病学

LMES 是罕见的，患病率为 2.3/1 000 000，年发病率为 0.5/1 000 000[10]。

副肿瘤型 LMES 发病率相对较低，其预后较差[11]。非副肿瘤性 LEMS 的发病年龄及性别比例与重症肌无力（MG）相似，且其与 HLA B8 和 HLADR3 基因相关[6]。

临床特征

LEMS 通常表现为近端肌肉无力，80% 会影响下肢，但上肢无力通常随后很快出现[7]。无力通常由近端向远端发展，恶性肿瘤患者的进展速度往往更快[12]。MG 也表现为近端肌肉无力，但在 MG 中，无力倾向于疲劳感，具有波动性。

LEMS 的面部无力和眼外肌受累明显少于 MG[6]。尽管 LEMS 确实可出现眼部症状，但与 MG 相比，它们很少单独出现[7]。

该患者出现的呼吸衰竭，在 LEMS 中并不常见，但也已经为人所知，而且偶有报道称其为主要临床症状[13]。它通常与恶性肿瘤有关，在报道的病例中有 1/3 发生在应用神经肌肉阻断剂之后[8,13~15]。

80%~90% 的 LMES 患者中会出现自主神经功能障碍，可能在肌无力发作之前发生[16]。副肿瘤性 LMES 患者的自主症状可能更为严重[17]。口干是最常见的症状，其次是男性勃起功能障碍和便秘。直立性低血压、排尿困难和干眼症较少见[7]。

在临床检查中，通常近端无力易被发现，与 MG 相反，患者常常反射减弱或无反射。在约 40% 的 LMES 患者中，可出现反射亢进[18]。

表 14.2　鉴别 LEMS 与 MG

	MG	LEMS
常见症状	85% 有眼部症状	85% 有下肢近端无力
疲劳性	常见	通常不明显，运动后无力可能改善
反射	正常	40% 反射消失，但运动后会再出现
电生理学	CMAPS 正常，低频重复神经刺激递减	CMAPS 波幅下降，低频刺激递减，高频刺激或大力收缩递增
血清学	85% 的患者抗乙酰胆碱受体抗体阳性；其余不同比例的患者具有抗肌肉特异性酪氨酸激酶抗体（Mu SK）	85%~90% P/Q VGCC 抗体阳性
与恶性肿瘤关系	15% 患者有潜在胸腺瘤 60% 患者有胸腺增生	50%~60% 患者具有潜在恶性肿瘤最常见的是小细胞肺癌
对症治疗	抗乙酰胆碱酯酶抑制剂（溴吡斯的明）	3,4- 二氨基吡啶

临床提示：LWMS 有三种临床症状

近端肌无力，反射障碍和自主神经功能障碍三联征应高度怀疑 LEMS，并且非所有患者都具有所有症状[8]。

诊断

LMES 的诊断是具有挑战性的，从刚开始出现症状到正确诊断的平均延迟诊断时间，副肿瘤性 LMES 为 4 个月，非副肿瘤性 LMES 为 19 个月[7]。据报道，非专科中心的非副肿瘤性 LEMS 患者的诊断延迟高达 4.2 年[19]。

电生理学

重复神经刺激（RNS）试验是诊断 LMES 的主要电生理学检查方法。经典结果包括：在休息时复合 CMAP 波幅下降，低频刺激（2~5Hz）递减，以及高频刺激（50Hz）或短暂运动后短时递增。传统上，高频刺激递增 100% 被用作诊断 LMES 的金标准，并且是非常特异的。但是高频刺激递增 60% 对 LMES 的诊断敏感性为 97%，排除 MG 的特异性为 99%[20]，其他影响突触前神经肌肉传递的疾病，如肉毒素中毒，可以有相似结果。

LEMS 患者的单纤维肌电图一般也不正常，表现为颤抖和阻滞增加。但是这种异常并不特异，不能区分 LEMS 与 MG。

在轻度 LMES 中，电生理学检查结果有类似于 MG 的正常振幅，低频重复刺激递减，以及轻微易化[21]。

血清学

在约 90% 的 LMES 患者中检测到 P/Q 型 VGCC 的抗体，在近 100% 伴 SCLC 的 LMES 患者中检测到该抗体[22, 23]。

在高达 33% 的 LMES 患者中发现了 N 型 VGCC 抗体，但这些患者也有抗 P/Q 通道的抗体[23]。在小鼠中通过被动转移实验建立了 LMES 中致病性的抗体[24-26]。还显示了 LEMS 抗体通过 P/Q 型 VGCC 在 SCLC 细胞和运动神经元中降低钙电流[27, 28]。

但是 P/Q 型 VGCC 的抗体并不是 LEMS 专属。3%~5% 的 SCLC 患者没有 LEMS 的临床或电生理特征，但可能抗体阳性[29]。特别是在没有神经肌肉接头功能障碍的临床证据情况下，与 SCLC 相关的副肿瘤性小脑变性患者可出现 LEMS 血清学阳性。据报道单纯小脑共济失调 VGCC 抗体也可为阳性[30]。

肿瘤筛查

LMES 的诊断应进行对肿瘤的彻底和系统的检查，因为 50%~60% 的病例是副肿瘤性的；与 LMES 相关的最常见的恶性肿瘤是 SCLC[7, 8]。LMES 是 SCLC 最常见的副肿瘤表现，发生在 1%~3% 的肿瘤患者中[32]。但是其他肿瘤，包括非小细胞肺癌，以及乳腺、膀胱、肾和淋巴增生性恶性肿瘤，均有与 LEMS 有关的报道[32]。神经系统疾病一般在恶性肿瘤之前出现，而肿瘤最初可能无法检测。

临床提示：脊髓髓内血管瘤的术前准备

10%~15% 的 LMES 患者血清学阴性，因此没有检测到抗体不能排除 LMES。这些患者的临床表型与血清阳性患者相似，但 SCLC 较少见[31]。

胸部 X 线检查不足以排除肺部恶性肿瘤，患者需要行胸部 CT 和 FDG-PET 扫描，并经常进行支气管镜检查。如果初始检查是阴性的，则应重复检查。但是大多数恶性肿瘤在 12 个月内可检查出来，很少在 24 个月后再发现肿瘤 [32]。

某些临床线索，如相关的小脑共济失调、其他副肿瘤抗体的存在，以及神经症状的快速进展，可能提示有潜在肿瘤的存在 [32]。抗 SOX 1 蛋白抗体也被证明是 LEMS 患者的 SCLC 的血清学标志物，其特异性为 95%，敏感性为 65%[33]。

临床提示：小细胞肺癌筛查

最近，来自两组 LMES 患者数据被用来研发筛查评分，DELTA-P 分用于预测 LEMS 患者中潜在的 SLCC 的存在（见表 14.3）。

根据不同类别计算 DELTA 总分，其得分范围为 0~6。得分 0~1 对应于 SLCC 低于 3%，而 4 或更多的分数对应于 SCLC 高达 90% 的概率 [34]。建议所有新诊断的患者接受胸部 CT 检查，如果是正常的，行 FDG-PET 检查，如果仍是正常的，则计算 DELTA-P 评分，进一步筛选肿瘤（见图 14.2）。

表 14.3 DELTA-P 评分

	出现症状 <3 个月	得分
D	构音障碍、吞咽障碍、延髓及颈部无力	1
E	勃起功能障碍	1
L	体重下降 >5%	1
T	抽烟史	1
A	发病年龄 >50 岁	1
P	Karnofsky Performance 评分 <60（患者至少需要日常生活活动的帮助）	1

Reproduced from *Lancet Neurol* 10(12), Titulaer MJ, Lang B, Verschuuren JJ, Lambert–Eaton myasthenic syndrome: from clinical characteristics to therapeutic strategies, pp. 1098–1107, © 2011, with permission from Elsevier.

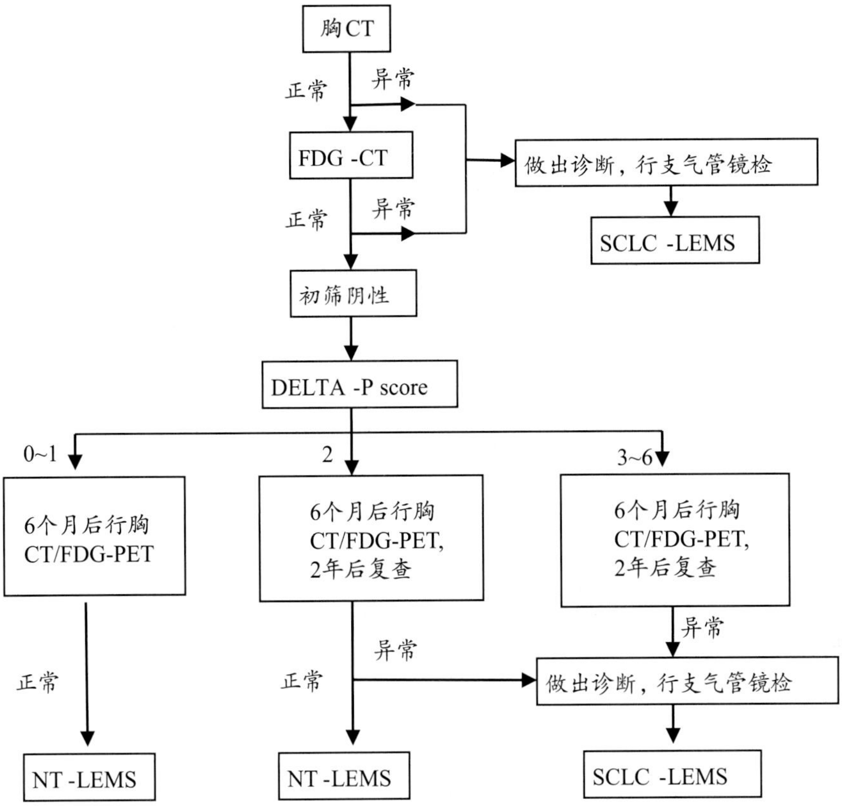

图 14.2　LEMS 筛查 SCLC 的流程图。

Reproduced from *Lancet Neurol* 10(12), Titulaer MJ, Lang B, Verschuuren JJ, Lambert–Eaton myasthenic syndrome: from clinical characteristics to therapeutic strategies, pp. 1098–1107, © 2011, with permission from Elsevier.

治疗

肿瘤治疗

LMES 的治疗依赖于潜在肿瘤的存在。如果存在 SCLC，治疗必须针对原发病。如果治疗了引起该综合征的恶性肿瘤，神经症状也会得到改善 [35]。SCLC 治疗通常涉及联合化疗，如顺铂和依托泊苷，而不是手术。蒽环类药物，以环磷酰胺、阿霉素和长春新碱为基础的方案，也被广泛应用 [36]。必要时，患者也可以接受放射治疗。

有趣的是，有报道称副肿瘤性 LMES 患者与不伴神经症状的恶性肿瘤患者相比，肿瘤预后良好。正在进行的前瞻性研究的初步结果显示，与 LEMS 患者相比，具有 LEMS 的抗体阳性 SCLC 患者具有生存期中位数更长 [37]。然而，需要更多的数据来支持这一结果。

对症治疗

LEMS 的对症治疗包括延长神经末梢动作电位的药物，从而增加神经肌肉收缩中的乙酰胆碱释放。钾通道阻断剂氨力农（4- 氨基吡啶）已被用于 LEMS，但其使用受到限制，因为它很容易穿过血脑屏障影响中枢神经系统 [38]。

3，4- 二氨基吡啶（3，4-DAP）被更广泛地应用，是欧洲神经联合会（EFNS）工作小组推荐的副肿瘤性和非副肿瘤性 LEMS 的一线对症治疗药物 [6]。已经有 4 项双盲随机对照试验探讨了 54 例患者中 3，4-DAP 的有效性，并且最近在 Cochrane 数据库系统回顾中对其使用的证据进行了综述 [39-42]。数据显示与安慰剂相比 3，4-DAP，可显著改善肌肉力度、CMAP 波幅、肌无力定量评分（QMS）、LEMS 分类和主观症状评分等。口周感觉异常是一种常见的副作用，但往往是暂时性的。高剂量 3，4-DAP 可诱发癫痫发作，且癫痫患者禁用。偶尔出现 QT 间期的延长的副作用，并且在开始用该药物时，推荐每年行临床脑电图监测 [43]。

盐酸胍也阻断钾通道，并已被用于对症治疗 LEMS[36]。但因骨髓抑制、肾小管酸中毒、慢性间质性肾炎、心律失常和肝毒性等严重的副作用，未被广泛应用 [21]。一项小型开放性研究概述了低剂量盐酸胍联合溴吡斯的明在 9 名 LEMS 患者中的应用 [44]。虽然盐酸胍能有效地控制神经系统症状，但因为严重的胃肠道副作用，3 名患者停止使用该药物。并且它在英国没有被许可上市。

主要治疗 MG 的溴吡斯的明，已被证明在治疗 LEMS 时单独使用时并不比的安慰剂效果好，同 3，4-DAP 联合使用时也未见更好的治疗效果 [41]。

免疫调节治疗

如果 3，4-DAP 能有效控制症状，则不需要进一步治疗。但是如果症状经对症治疗后效果不佳，可能需要免疫调节治疗。泼尼松和硫唑嘌呤是最常用的免疫调节剂，在一个研究中，70% 的自身免疫性 LEMS 患者中两者联合使用 [45]。虽然这种组合在回顾性研究中是有效的，但这些药物尚未在前瞻性随机对照临床试验中进行研究 [46]。使用硫唑嘌呤作为类固醇激素疗法的替代治疗的理由是从 MG 中推断出来的，其中它减少了治疗失败的次数，并且允许使用比单独使用泼尼松治疗更低的类固醇剂量 [47]。也有报道证实在少数严重无力的 LEMS 患者中采取利妥昔单抗治疗有效 [48, 49]。有一个病例报告描述了环孢素可使 LEMS 症状缓解 [50]。

血浆置换和静脉注射免疫球蛋白（IVIG）用于急性重症肌无力的治疗。血浆置换在小部分副肿瘤和非副肿瘤性 LEMS 患者中可使临床和肌电图短期好转 [51]。临床症状改善可能不超过 10 天，比典型的 MG 长 [52]。随机双盲安慰剂对照交叉试验表明，IVIG 可使肌力显著改善和 VGCC 抗体滴度下降 [53]。这种改善在 2~4 周达到高峰，在 8 周后效果减弱。关于 IVIG 益处的其他数据很少，但病例报告表明它是有益的 [54, 55]。

专家结语

该病例显示当患者出现全身无力及 II 型呼吸衰竭时诊断困难。近端无力可归因于除神经肌肉接头疾病以外的多种原因，虽然该病例未提及深反射的情况，但反射消失可被排除或归因于危重症神经肌病。强直刺激或大力收缩可引起 MAP 增加是诊断 LEMS 的线索，尽管这也可能因为它不是常规 EMG 的一部分而被错过。它被认为是由于突触前钙离子的逐渐积累，使更多的乙酰胆碱囊泡释放，超过突触后动作电位的阈值。3，4-DAP 还通过阻断钾通道增加突触前钙内流，从而增大突触前动作电位。该患者被发现患有小细胞肺癌，并对免疫抑制有效果，提示抗突触前 P/Q 型钙通道的抗体具有抗肿瘤作用，但如果 3，4-DAP 无效，则应应用免疫抑制治疗。

点评专家：Dimitri M. Kullmann

（房进平 译 赵鹏 审）

参考文献

1. Dhand UK. Clinical approach to the weak patient in the intensive care unit. *Respir Care* 2006; 51(9): 1024–1040.
2. Gorson KC. Approach to neuromuscular disorders in the intensive care unit. *Neurocrit Care* 2005; 3(3): 195–212.
3. Hutchinson D, Whyte K. Neuromuscular disease and respiratory failure. *Pract Neurol* 2008; 8(4): 229–37.
4. Lacomis D, Petrella JT, Giuliani MJ. Causes of neuromuscular weakness in the intensive care unit: a study of ninety-two patients. *Muscle Nerve* 1998; 21(5): 610–17.
5. Eaton LM, Lambert EH. Electromyography and electric stimulation of nerves in diseases of motor unit: observations on myasthenic syndrome associated with malignant tumors. *JAMA* 1957; 163(13): 1117–24.
6. Titulaer MJ, Lang B, Verschuuren JJ. Lambert–Eaton myasthenic syndrome: from clinical characteristics to therapeutic strategies. *Lancet Neurol* 2011; 10(12): 1098–1107.
7. Titulaer MJ, Wirtz PW, Kuks JBM, et al. The Lambert–Eaton myasthenic syndrome 1988–2008: a clinical picture in 97 patients. J *Neroimmunol* 2008; 201–2: 153–8.
8. O' Neill JH, Murray NM, Newsom-Davis J. The Lambert–Eaton myasthenic syn-

drome：a review of 50 cases. *Brain* 1988；111（Pt 3）：577–96.

9. WirtzPW，Smallegange TM，Wintzen AR，Verschuuren JJ. Differences in clinical features between the Lambert–Eaton myasthenic syndrome with and without cancer：an analysis of 227 published cases. *Clin Neurol Neurosurg* 2002；104（4）：359–63.
10. Wirtz PW，Nijnuis MG，Sotodeh M，et al. The epidemiology of myasthenia gravis，Lambert–Eaton myasthenic syndrome and their associated tumours in the northern part of the province of South Holland. *J Neurol* 2003；250（6）：698–701.
11. itulaer MJ，Verschuuren JJGM. Lambert–Eaton myasthenic syndrome：tumor versus nontumor forms. *Ann NY Acad Sci* 2008；1132：129–34.
12. Wirtz PW，Wintzen AR，Verschuuren JJ. Lambert–Eaton myasthenic syndrome has a more progressive course in patients with lung cancer. *Muscle Nerve* 2005；32（2）：226–9.
13. Smith AG，Wald J. Acute ventilatory failure in Lambert–Eaton myasthenic syndrome and its response to 3，4-diaminopyridine. *Neurology* 1996；46（4）：1143–5.
14. Sanders DB，Kim YI，Howard JF Jr，Goetsch CA. Eaton–Lambert syndrome：a clinical and electrophysiological study of a patient treated with 4-aminopyridine. *J Neurol Neurosurg. Psychiatry* 1980；43（11）：978–85.
15. Gracey DR，Southorn PA. Respiratory failure in Lambert–Eaton myasthenic syndrome. *Chest* 1987；91（5）：716–18.
16. Waterman SA. Autonomic dysfunction in Lambert–Eaton myasthenic syndrome. *Clin Auton Res* 2001；11（3）：145–54. RELEASE
17. O' Suilleabhain P，Low PA，Lennon VA. Autonomic dysfunction in the Lambert–Eaton myasthenic syndrome：serologic and clinical correlates. *Neurology* 1998；50（1）：88–93.
18. Odabasi Z，Demirci M，Kim DS，et al. Postexercise facilitation of reflexes is not common in Lambert–Eaton myasthenic syndrome. *Neurology* 2002；59（7）：1085–7.
19. Pellkofer HL，Armbruster L，Krumbholz M，et al. Lambert–Eaton myasthenic syndrome differential reactivity of tumor versus non-tumor patients to subunits of the voltage-gated calcium channel. J *Neuroimmunol* 2008；204（1-2）：136–9.
20. Oh SJ，Kurokawa K，Claussen GC，Ryan HF. Electrophysiological diagnostic criteria of Lambert–Eaton myasthenic syndrome. *Muscle Nerve* 2005；32（4）：515–20.
21. Sanders DB. Lambert–Eaton myasthenic syndrome：diagnosis and treatment. *Ann NY Acad Sci* 2003；998：500–8.
22. Lennon VA，Kryzer TJ，Griesmann GE，et al. Calcium-channel antibodies in the Lambert– Eaton syndrome and other paraneoplastic syndromes. *N Engl J Med* 1995；332（22）：1467–74.

23. Motomura M，Lang B，Johnston I，et al. Incidence of serum anti-P/O-type and anti-N-type calcium Cchannel autoantibodies in the Lambert–Eaton myasthenic syndrome. *J Neurol Sci* 1997；147（1）：35–42.

24. Lang B，Molenaar PC，Newsom-Davis J，Vincent A. Passive transfer of Lambert–Eaton myasthenic syndrome in mice：decreased rates of resting and evoked release of acetylcholine from skeletal muscle. *J Neurochem* 1984；42（3）：658–62.

25. Lang B，NewsomDavis J，Prior C，Wray D. Antibodies to motor nerve terminals：an elec-trophysiological study of a human myasthenic syndrome transferred to mouse. *J Physiol* 1983；344：335–45.

26. Fukunaga H，Engel AG，Lang B，et al. Passive transfer of Lambert–Eaton myasthenic syndrome with IgG from man to mouse depletes the presynaptic membrane active zones. *Proc Natl Acad Sci USA*，1983；80（24）：7636–40.

27. oberts A，erera S，Lang B，et al. Paraneoplastic myasthenic syndrome IgG inhibits 45Ca2+ flux in a human small cell carcinoma line. *Nature* 1985；317（6039）：737–9.

28. García KD，Beam KG. Reduction of calcium currents by Lambert–Eaton syndrome sera：motoneurons are preferentially affected，and L-type currents are spared. *J Neurosci* 1996；16（16）：4903–13.

29. Titulaer MJ，Klooster R，Potman M，et al. SOX antibodies in small-cell lung cancer and Lambert–Eaton myasthenic syndrome：frequency and relation with survival. *J Clin Oncol* 2009；27（26）：4260–7.

30. Gilhus NE. Lambert–Eaton myasthenic syndrome：pathogenesis，diagnosis，and therapy. *Autoimmune Dis* 2011；2011：973808.

31. Nakao YK，Motomura M，Fukudome T，et al. Seronegative Lambert–Eaton myasthenic syndrome：study of 110 Japanese patients. *Neurology* 2002；59（11）：1773–5.

32. Titulaer MJ，Wirtz PW，Willems LNA，Vet al. Screening for small-cell lung cancer：a follow-up study of patients with Lambert–Eaton myasthenic syndrome. *J Clin Oncol* 2008；26（26）:4276–81.

33. Sabater L，Titulaer M，Saiz A，et al. SOX1 antibodies are markers of paraneoplastic Lambert–Eaton myasthenic syndrome. *Neurology* 2008；70（12）：924–8.

34. Titulaer MJ，Maddison P，Sont JK，et al. Clinical Dutch–English Lambert–Eaton myas-thenic syndrome（LEMS）tumor association prediction score accurately predicts small-cell lung cancer in the LEMS. J Clin Oncol 2011；29（7）：902–8.

35. Chalk CH，Murray NM，Newsom-Davis J，et al. Response of the Lambert–Eaton myas-thenic syndrome to treatment of associated small-cell lung carcinoma. *Neurology* 1990；40（10）：1552–6.

36. Verschuuren JJGM，Wirtz PW，Titulaer MJ，et al. Available treatment options for the

management of Lambert–Eaton myasthenic syndrome. *Expert Opin Pharmacother* 2006; 7(10): 1323–36.

37. Maddison P, Lang B. Paraneoplastic neurological autoimmunity and survival in small-cell lung cancer. *J Neroimmunol* 2008; 201–2: 159–62.
38. Keogh M, Sedehizadeh S, Maddison P. Treatment for Lambert–Eaton myasthenic syndrome. Cochrane Database Syst Rev. 2011; 2: CD003279.
39. McEvoy KM, Windebank AJ, Daube JR, Low PA. 3, 4-Diaminopyridine in the treatment of Lambert–Eaton myasthenic syndrome. N Engl J Med 1989; 321(23): 1567–71.
40. Sanders DB, Massey JM, Sanders LL, Edwards LJ. A randomized trial of 3, 4-diaminopyridine in Lambert–Eaton myasthenic syndrome. *Neurology* 2000; 54(3): 603–7.
41. Wirtz PW, Verschuuren JJ, Van Dijk JG, et al. Efficacy of 3, 4-diaminopyridine and pyridostigmine in the treatment of Lambert–Eaton myasthenic syndrome: a randomized, double-blind, placebo-controlled, crossover study. *Clin Pharmacol Ther* 2009; 86(1): 44–8.
42. Oh SJ, Claussen GG, Hatanaka Y, Morgan MB. 3, 4-Diaminopyridine is more effective than placebo in a randomized, double-blind, cross-over drug study in LEMS. *Muscle Nerve* 2009; 40(5): 795–800.
43. Lindquist S, Stangel M. Update on treatment options for Lambert–Eaton myasthenic syndrome: focus on use of amifampridine. *NeuroPsychiatr Dis Treat* 2011; 7: 341–9.
44. Oh SJ, Kim DS, Head TC, Claussen GC. Low-dose guanidine and pyridostigmine: relatively safe and effective long-term symptomatic therapy in Lambert–Eaton myasthenic syndrome. *Muscle Nerve* 1997; 20(9): 1146–52.
45. Maddison P, Lang B, Mills K, Newsom-Davis J. Long term outcome in Lambert–Eaton myasthenic syndrome without lung cancer. *J Neurol Neurosurg Psychiatry* 2001; 70(2): 212–17.
46. Newsom-Davis J, Murray NM. Plasma exchange and immunosuppressive drug treatment in the Lambert–Eaton myasthenic syndrome. *Neurology* 1984; 34(4): 480–5.
47. Palace J, Newsom-Davis J, Lecky B. A randomized double-blind trial of prednisolone alone or with azathioprine in myasthenia gravis. Myasthenia Gravis Study Group. *Neurology* 1998; 50(6): 1778–83.
48. Maddison P, McConville J, Farrugia ME, et al. The use of rituximab in myasthenia gravis and Lambert–Eaton myasthenic syndrome. *J Neurol Neurosurg Psychiatr* 2011; 82(6): 671–3.
49. Pellkofer HL, Voltz R, Kuempfel T. Favorable response to rituximab in a patient with anti-VGCC-positive Lambert–Eaton myasthenic syndrome and cerebellar dysfunction.

Muscle Nerve 2009；40（2）：305–8.

50. Yuste Ara JR，Beloqui Ruiz ，Artieda Gonzalez-Granda J，et al. [Cyclosporin A in the treatment of Eaton–Lambert myasthenic syndrome]. *An Med Interna* 1996；13（1）：25–6（in Spanish）.
51. Newsom-Davis J，Murray NM. Plasma exchange and immunosuppressive drug treatment in the Lambert–Eaton myasthenic syndrome. *Neurology* 1984；34（4）：480–5.
52. Newsom-Davis J. A treatment algorithm for Lambert–Eaton myasthenic syndrome. *Ann NY Acad Sci* 1998；841：817–22.
53. Bain PG，Motomura M，Newsom-Davis J，et al. Effects of intravenous immunoglobulin on muscle weakness and calcium-channel autoantibodies in the Lambert–Eaton myasthenic syndrome. *Neurology* 1996；47（3）：678–83.
54. Bird SJ. Clinical and electrophysiologic improvement in Lambert–Eaton syndrome with intravenous immunoglobulin therapy. *Neurology* 1992；42（7）：1422–3.
55. Takano H，Tanaka M，Koike R，et al. Effect of intravenous immunoglobulin in Lambert– Eaton myasthenic syndrome with small-cell lung cancer：correlation with the titer of anti-voltage-gated calcium channel antibody. *Muscle Nerve* 1994；17（9）：1073–5.

病例

15 发作性感觉和运动事件

Ross W. Paterson

病史

患者女性，74 岁，因手臂发作性刺痛、麻木，不能运动大约 15 分钟就诊。既往有吸烟史（40 包 / 年），50 多岁时诊断为高血压病、高脂血症，并进行药物治疗。

该患者考虑为短暂性脑缺血发作（TIA），经绿色通道转诊到神经血管病科。

专家点评

TIA 传统定义为推测起源于血管的突发局灶性神经功能缺损，持续不超过 24h[1]。这个持续时间有点武断，特别是大多数这类事件在不到一个小时就缓解了。有趣的是许多患者在脑影像方面也有梗死的证据。与传统的基于时间的描述相比，美国卒中协会建议使用基于组织的定义取代，确定 TIA 是由于局部缺血而无急性梗死的短暂性发作性神经功能障碍[2]。这显然需要早期脑部影像，最好是磁共振检查加上弥散加权成像（DWI）。然而在实践中，无论恢复快或慢，影像上是否有脑缺血损伤的证据，检查和治疗管理上都基本一致。

学习要点：TIA 后卒中的风险

脑卒中常常在 TIA 之后发生，ABCD2 评分（表 15.1）是一个有用的临床工具，可以测评这种风险并指导专科医生紧急评估。英国皇家医学院全国卒中临床指南建议，拟诊 TIA 的患者，ABCD2 评分 4 分或以上，应在症状出现 24h 内接受专科评估和检查，而那些 3 分或低于 3 分的患者也应该尽快得到检查，但时间限于一周内[3]。除了临床参数外，影像学也有助于评估症状快速缓解的患者的卒中风险。影像上急性梗死表现、脑血管狭窄或闭塞可能预示着随后卒中的高风险性[4]。表 15.2 提供了一种 TIA 患者的检查方法，表 15.3 列出了常见的治疗方案。

临床提示：弥散加权成像

弥散加权成像（DWI）是一种测量水分子随机运动的磁共振成像。急性缺血时细胞毒性水肿导致水分子扩散性下降，DWI 上表现为亮的高信号病灶，而在表观弥散系数图（ADC）上是暗的低信号病灶。缺血发生后数分钟 DWI 就会有阳性表现，并且可以持续保持 7~14 天。水含量增加的组织如陈旧梗死灶，可能会在 DWI 上产生一个高信号亮区，被称为“T2 穿透”，但 ADC 图将可以正确的将急性病变（ADC 低信号）和陈旧梗死灶（ADC 高信号）区别开。

其他病理情况下导致 DWI 高信号的情况包括：严重低血糖，癫痫持续状态，活动期多发性硬化斑，脑脓肿或朊蛋白病（通常引起皮质 DWI 高信号，被称为“皮层缎带征”）。

表 15.1 ABCD2 评分与卒中相关风险

符号	参数	标准	得分
A	年龄	≥ 60 岁	1
B	血压	收缩压≥ 140mmHg 或舒张压≥ 90mmHg	1
C	临床表现	单侧无力	2
		语言障碍不伴有无力	1
D1	症状持续时间	≥ 60min	2
		10~59min	1
D2	糖尿病	诊断糖尿病	1
总分			0~7
		卒中风险（百分比）	
总分	2 天	7 天	90 天
0~3	1.0	1.2	3.1
4~5	4.1	5.9	9.8
6~7	8.1	11.7	17.8

在神经血管病医院见到这位患者，其血压为 150/100mmHg。ABCD2 评分为 5 分，行脑 CT 扫描结果显示正常。颈动脉多普勒检查未发现任何斑块或显著狭窄。心电图显示窦性心律。空腹血糖和血脂不高。开始给予 300mg 负荷剂量的阿司匹林，继之每日 75mg 阿司匹林。继续服用 40mg 辛伐他汀。

患者 2 天后回急诊科，期间病情曲折反复。症状是刻板性的，从手和脚的感觉变化开始，患者描述为“麻刺”感，缓慢扩散（超过数分钟）到相

表 15.2　TIA 的检查[2]

检查	一线	二线
脑成像	MRI	CT
血管	颈动脉超声	MRA，CTA，DSA，TCD
心脏检查	心电	24h 动态心电，TTE，TOE，发泡试验
实验室检查	空腹血糖，尿素、电解质，血沉，葡萄糖，血脂，凝血	易栓症，自身免疫，同型半胱氨酸，血红蛋白电泳，CSF 分析，遗传学检查（如 CADASIL，Fabry 病）

MRA，磁共振血管造影；CTA，CT 血管造影；DSA，数字减影血管造影；TCD，经颅多普勒；TTE，经胸超声心动图；TOE，经食管超声心动图；CSF，脑脊液；CADASIL，伴有皮质下梗死和白质脑病的常染色体显性遗传脑动脉病。

Data from Warlow CP, Dennis MS, Wardlaw JM, et al., *Stroke: Practical Management* (3rd edn), © 2008, with permission from John Wiley & Sons; *Stroke* 40(6), Easton JD, Saver JL, Albers GW, et al., AHA/ASA Scientific Statement. Definition and evaluation of transient ischemic attack, pp. 2276–93, © 2009, with permission from Wolters Kluwer Health, Inc.

表 15.3　TIA 的管理

生活方式	戒烟，有规律锻炼，控制体重，健康饮食，安全范围内饮酒
降压	ACE 抑制剂，血管紧张素Ⅱ受体阻滞剂，利尿剂，钙通道阻滞剂
降脂	他汀药
抗血小板治疗	氯吡格雷，阿司匹林 + 缓释双嘧达莫，阿司匹林单药治疗
颈动脉狭窄（50%~90%）	颈动脉内膜剥脱术，颈动脉支架
心房纤颤	低分子肝素，华法林，阿哌沙班，达比加群酯，利伐沙班，左心耳封堵器

Data from *National Clinical Guideline for Stroke* (4th edn), Intercollegiate Stroke Working Party, 2012, © 2012, Royal College of Physicians; *N Engl J Med* 366(20), Davis SM, Donnan GA., Clinical practice: secondary prevention after ischemic stroke or transient ischemic attack, © 2012, with permission from Massachusetts Medical Society; *Stroke* 42(1), Furie KL, Kasner SE, Adams RJ, et al., Guidelines for the prevention of stroke in patients with stroke or transient ischemic attack: a guideline for healthcare professionals from the American Heart Association/American Stroke Association, pp. 227–76, © 2011, with permission from Wolters Kluwer Health, Inc.

邻的身体部位，直至左面、左臂、左腿受累。尽管患者儿子诉说发作期间喃喃自语，但患者说并没有对周围环境丧失意识。在 15~20min 后患者很快恢复正常。

讨论

鉴于这种重复刻板性的发作性质，鉴别诊断是否有所改变？

是的。虽然仍有可能是短暂性脑缺血发作引起重复性、刻板性事件，但这种情况很少见。有一种可能的血管原因是内囊预警综合征，其是一种少见原因，可能由于豆纹动脉血管病引起内囊短暂性缺血，引起重复、刻板的运动、感觉或感觉运动症状，并发卒中风险很高：42%~60% 的患者在 7 天出现完全卒中 [5, 6]。发作持续时间和严重程度随时间而加重 [5]，并且可能是灌注依赖性的，因此易受血压波动的影响。相反，非小血管病引起的复发性 TIA 带来的卒中风险并不比单次 TIA 大 [6]。然而，这个重复发作事件的病史需要对鉴别诊断进行修订，并且考虑其他非血管性病因。详细的病史 / 家族史将有助于鉴别其他原因（汇总见表 15.4）。

表 15.4 鉴别 TIA 与其他短暂性神经系统事件的病史及检查特点

	TIA	偏头痛先兆	癫痫发作	功能性	代谢性脑病	短暂先兆发作
前驱症状	无	1. 先兆期 数小时 / 数天 2. 先兆：局灶性神经现象（口及臂部感觉先兆是偏头痛继视觉先兆之后的第二位常见症状）	频繁，先兆形式取决于抽搐发作的定位	无前驱症状，但社会心理应激可以促发	非特异性；焦虑不安，烦躁不安；人格改变；嗜睡	无
发作	数秒以上	数分钟以上，罕见突发	数秒以上	可变	隐袭	超过数秒到数分钟
演变	局灶性症状很少显著变化	60%~70% 随后头痛，无头痛性先兆随年龄增长更常见	通常超过 1~2min	可变和不协调	复发和缓解过程	超过数分钟
意识丧失	无	无，基底型偏头痛例外	是，如果有失神发作	无，但表现出过度的缺乏关注或无动于衷支持诊断	是	可能
持续时间	小于 24h；通常小于 30min	典型为 5~60 min	1~5 min	可变	可变，但常数小时到数天	5~60min
频率	孤立事件	可频繁，重复和刻板	可变	可变	可变	可频繁，重复，和形式刻板

Adapted from *Pract Neurol* 14(1), Nadarajan V, Perry RJ, Johnson J, Werring DJ, Transient ischaemic attacks: mimics and chameleons, pp. 23–31, © 2014, reproduced under the Creative Commons Attribution License 3.0; Cephalalgia 33(7), Viana M, Sprenger T, Andelova M, Goadsby PJ, The typical duration of migraine aura: a systematic review, pp. 483–90, © 2013, with permission from SAGE Publications.

症状演变的时间和演变方式有助于诊断。在本病例，感觉症状扩展缓慢，超过数分钟，在身体相邻部分之间蔓延。而缺血性卒中的发作通常是骤然突变的。由于癫痫放电扩散，源于躯体感觉皮层的癫痫症状可以扩散数分钟，但大多数癫痫发作进展更迅速。典型的偏头痛先兆扩展缓慢，至少超过 5min（IHCD-II）。

症状的性质有助于诊断：阳性症状（过度功能性症状，如感觉异常或视觉先兆）更可能是癫痫、偏头痛或短暂先兆发作，而 TIA 发作时更常见的为阴性症状（功能丧失，如麻木或无力）[7]。

临床提示：复发刻板性发作的检查

- **脑电图：**如果发作期或发作间期呈现出癫痫样脑电证据，则可以用来“纳入”而不是“排除”癫痫的诊断。
- **血管影像：**CT 或磁共振血管造影有助于鉴别大血管病变，但很少用于诊断小血管病变。罕见情况下，当内囊预警综合征怀疑是血管炎引起时，可以行血管造影来探测血管炎的证据。

学习要点：刻板性 TIA

由穿支或分支动脉疾病引起的 TIA 比其他的缺血性病因表现得更刻板，可以一天发作多次。在单纯运动卒中前，反复发作的偏瘫被称为内囊预警综合征，但也可能发生在其他部位的皮质下病灶和脑干，而不仅局限于内囊[8]。内囊预警综合征少见（TIA 的 1.5%），但预后不良，7 天卒中风险高达 60%[6]。

专家点评

除了讨论症状与模仿 TIA 的疾病外，值得牢记的是，在很少情况下 TIA 可能看起来像其他疾病。这些 TIA 的变异型，包括肢体抖动性 TIA，这种 TIA 面部不受累，病因是由于颈动脉或大脑中动脉严重狭窄脑组织低灌注所致。这些情况以及有时在脑干缺血中出现的痉挛抽动样动作，可能看上去类似于（癫痫）抽搐发作。意识水平的改变不是 TIA 特征；然而，极少情况下可在丘脑或脑干短暂性缺血时出现。头痛并非不可能发生脑缺血，而且更可能见于年轻女性、后循环受累或以前偏头痛病史者，这些血管事件有潜在可能被误解为偏头痛。

脑组织结构影像

在下列情况下须行磁共振检查：

- 排查可能引起癫痫的结构性病变。
- 发现陈旧卒中灶，特别是腔隙性梗死，或者可证实脑小血管病的脑白质疏松证据。
- 探测凸面蛛网膜下隙出血或皮质浅表铁沉积，这是短暂先兆发作的原因。

在本案例，患者磁敏感加权成像（SWI）显示了皮质浅表铁沉积（图 15.1）。

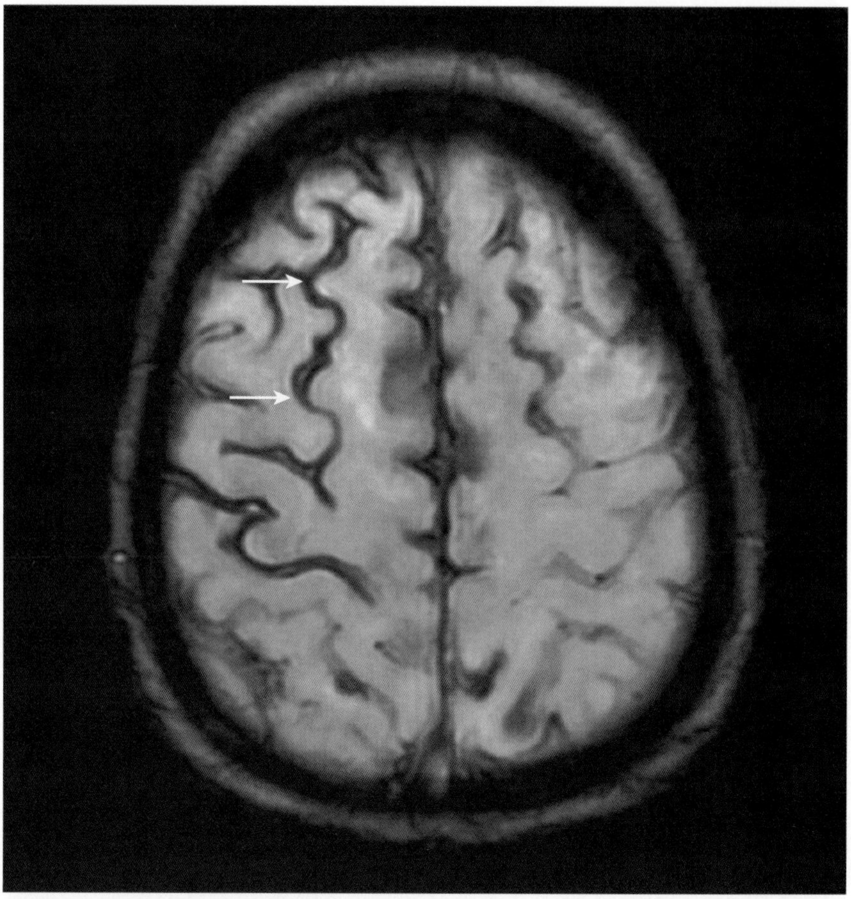

图 15.1 MRI 磁敏感加权成像显示浅表铁沉积区。

学习要点：磁敏感成像

磁敏感加权成像(SWI)是一种独特的梯度回波 MRI 技术，对探测静脉血、出血、铁沉积非常敏感。磁敏感对探测微出血(小点状低信号，通常小于 5mm)、皮质浅表铁沉积和局灶蛛网膜下隙出血敏感，其中一些影像学特征有助于支持脑淀粉样血管病的诊断。

临床提示：MRI 上的微出血

有两种常用的 MRI 技术检测微出血：T2* 加权梯度回波(GRE)技术和磁敏感加权成像(SWI)。SWI 是在 T2* 加权 MRI 基础上变化而来，包括相位信息的 MRI。微出血显示为小的(小于 5 mm)低信号(黑色)圆形病灶。它们很容易被误认为正常血管(血管流空)或脑海绵状血管瘤[9]。由于 MRI 信号在这些病变边界上的放大效应(晕效应)，扫描中显示的微出血比实际尺寸(实际微出血可 <1mm)要大。

临床上缓慢进展的阳性感觉症状，再结合磁共振表现，使神经科医生做出短暂先兆发作(TAA)的诊断[10]，也称为淀粉样发作[11]，是由于脑淀粉样血管病引起的。

学习要点：脑淀粉样血管病是短暂先兆发作的一个原因

- 脑淀粉样血管病变（CAA）是一种尸检诊断，但应用波士顿诊断标准可以在生存期间对疾病的可能性做出预测[12]。
- CAA 的病理特点是小血管和中等大小血管动脉外膜积聚 β- 淀粉样蛋白 40（区别于阿尔茨海默病的老年斑中所发现的细胞外 β- 淀粉样蛋白 42）[13]。
- 由于没有基于人口的研究，CAA 导致短暂先兆发作的患病率不详。
- 短暂先兆发作的病理生理学机制未明，但它们更可能发生在有皮质浅表铁沉积或局灶蛛网膜下隙出血表现的脑区域[14]。
- 可发生阳性或阴性感觉或视觉症状，多重刻板性发作常见[15]。
- 短暂性局灶性神经系统发作后，症状性脑叶出血风险很高，在 1 年之内大约是 50%[15]。
- 微出血形成的病理生理机制未明，但微出血更可能发生于有淀粉样蛋白沉积的放射学证据的脑区域[16]。
- 脑叶微出血的存在不但与未来脑出血的风险增加有关，也与缺血性卒中有关。伴有颅内自发出血的微出血患病率是 68%[17]。

专家点评

短暂先兆发作不是脑淀粉样血管病的唯一临床表现。它的临床谱系还包括症状性脑出血、认知损害 / 痴呆，以及少见情况下由炎症（淀粉样血管炎）引起的快速进展性认知和神经功能下降。与脑淀粉样血管病相关的最重要的神经影像（MRI）包括脑微出血（GRE/SWI）、脑白质疏松症（T2/FLAIR）、凸面蛛网膜下隙出血（GRE/SWI），皮质浅表铁沉积（GRE/ SWI）及微梗死（DWI）。

临床提示：可能的脑淀粉样血管病

波士顿标准（如下所示）可用于确定 CAA 的可能性。然而在实践中，很少有理由对患者在生存期间进行病理学检查。

- 确定的脑淀粉样血管病：
  - 全面完整的尸检显示脑叶、皮质或皮质 / 皮质下出血及严重脑淀粉样血管病病理学证据。
- 病理学支持的可能的脑淀粉样血管病：
  - 临床资料和病理组织（清除的血肿组织或皮质活检标本）表现有如上所述的出血和某种程度的血管淀粉样沉积。
  - 不需要尸检。
- 很可能的脑淀粉样血管病：
  - 不必病理证实。
  - 患者 >55 岁
  - 符合临床病史
  - MRI 显示不同大小 / 时间的多发出血，没有其他原因解释的。
- 可能的脑淀粉样血管病：
  - 患者 >55 岁
  - 符合临床病史
  - MRI 显示单个脑叶、皮质或皮质 / 皮质下出血，没有其他原因的，多发出血有一个可能但不确定的原因，或一些不典型部位的出血。

临床提示：淀粉样发作与癫痫发作及偏头痛鉴别

应该警惕老年人新出现的刻板性视觉障碍－尽管这些事件可能是偏头痛的表现，但它不太可能出现在那些没有任何偏头痛史的患者中。这种刻板性视觉障碍发作可能代表了淀粉样发作。用适合的 MRI 序列围绕枕叶寻找表面铁沉积、蛛网膜下隙出血迹象或脑叶微出血的证据。淀粉样发作时间通常长于癫痫发作，短于 TIA 发作，几乎可以肯定被医生低估。这类发作可能每天发生几次，也可能不那么频繁。排除其他合理性的怀疑诊断之后，详尽的病史很可能足以证实其诊断。

停用抗血小板药物，继续辛伐他汀联合氨氯地平治疗（剂量增加）。在接下来的两个星期里，患者继续有规律的发作（多达每日 5 次）。因此以临床实用性为基础试用托吡酯，发作终止。

专家点评

对于本患者，他汀类药物应用的必要性可能会受到质疑，因为它可能潜在增加脑出血的风险。在缺乏特定的随机临床试验数据的情况下，人们可能仅能推测对于近期淀粉样相关脑叶出血患者，避免他汀类药物治疗可能是可取的。对于根据脑影像而怀疑脑淀粉样血管病，但无症状性的大的脑出血的患者，如本例患者，他汀类药物治疗的风险和获益尚不明确。无论高血压的情况如何，为防止脑淀粉样血管病颅内出血，降压治疗肯定是有益的。短暂先兆发作常对抗癫痫药物有治疗反应。

CAA 应用抗血小板药物的出血风险

对于 CAA 患者，我们要考虑抗血栓和溶栓治疗的安全性，这些治疗可能会增加 CAA 患者脑出血的风险。脑微出血患者在急性缺血性卒中溶栓后可能增加症状性脑出血的风险。然而，目前的数据不足以证明仅仅基于存在脑微出血而不溶栓的合理性[18]。一些证据表明 CAA 是抗凝相关脑出血的危险因素。对脑叶微出血可靠的检测在将来可能作为决定抗凝治疗的工具[19]。脑微出血与抗血小板药物应用后的脑出血有关。大量脑叶微出血患者，脑出血的风险可能超过抗血小板治疗的获益[20]。

图 15.2 示出抗血小板治疗在脑淀粉样血管病中潜在的致命风险。

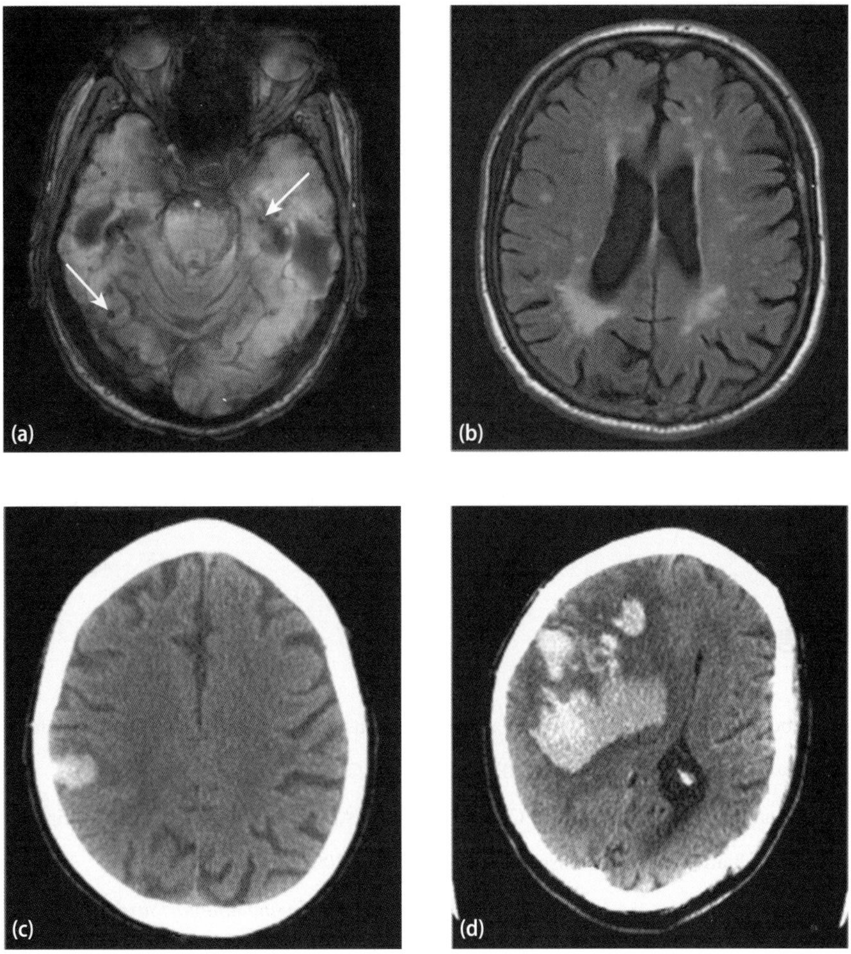

图 15.2　77 岁男性出现反复性发作的左臂感觉变化及无力。头颅 MRI 显示(a)微出血(箭头)以及(b)白质缺血性改变。给予氯吡格雷治疗。10 个月后突发左侧偏瘫入院。头部 CT 显示(c)右侧额叶血肿,(d)血肿体积于 24h 内增大,导致中线移位和脑疝。

结论

短暂性神经系统发作的鉴别诊断具有挑战性,因为症状和体征通常在评估时已经缓解。因此诊断在很大程度上取决于患者对病史的描述和专家对病史的解读。高达 60% 的患者转诊到 TIA 诊所最终没有诊断为 TIA[21]。即使对于脑卒中训练有素的神经科医生,仅基于临床症状而诊断 TIA 也不可靠[22]。因此要合理利用临床检查,最重要的是用合适的 MRI 序列来完善诊断。这可以降低那些真正 TIA 患者的完全卒中风险,并防止那些非真正 TIA 的患者暴露于不适当的二级预防,如抗栓治疗带来的危险。

专家结语

尽管已知有许多原因，但引起短暂性神经系统症状，常见的并可与TIA混淆的原因，包括偏头痛先兆、癫痫发作和功能性症状表现[7]。短暂单侧麻痹比那些有其他短暂神经系统症状、体征的患者更有可能是TIA[23]。当发作是反复和刻板性质时，除了罕见的血管病表现，如内囊预警综合征外，应考虑"淀粉样发作"或者癫痫。第二个病例（图15.2）着重阐述了如果脑淀粉样血管病没有被确诊，会造成潜在的危害。需要更多的工作来确定患者溶栓、抗凝或抗血小板治疗中的最大风险。

点评专家：Laszlo K. Sztriha

（桑川 译 赵伟 审）

参考文献

1. Albers GW，Caplan LR，Easton JD，et al. Transient ischemic attack—proposal for a new definition. *N Engl J Med* 2002; 347（21）：1713–16.
2. Easton JD，Saver JL，Albers GW，et al. AHA/ASA Scientific Statement. Definition and evaluation of transient ischemic attack. *Stroke* 2009；40（6）：2276–93.
3. Intercollegiate Stroke Working Party. *National Clinical Guideline for Stroke*（4th edn）（London：Royal College of Physicians）；2012.
4. Giles KA，Hamdan AD，Pomposelli FB，et al. Stroke and death after carotid endarterectomy and carotid artery stenting with and without high risk criteria. *J Vasc Surg* 2010；52（6）：1497–1504.
5. Donnan GA，O' Malley HM，Quang L，et al. The capsular warning syndrome：pathogenesis and clinical features. *Neurology* 1993；43（5）：957–62.
6. Paul NL，Simoni M，Chandratheva A，Rothwell PM. Population-based study of capsular warning syndrome and prognosis after early recurrent T A. *Neurology* 2012；79（13）：1356–62.
7. Nadarajan V，Perry RJ，Johnson J，Werring DJ. Transient ischaemic attacks：mimics and chameleons. *Pract Neurol* 2014；14（1）：23–31.
8. Davis SM，Donnan GA. Clinical practice. Secondary prevention after ischemic stroke or transient ischemic attack. *N Engl J Med* 2012；366（20）：1914–22.
9. Viswanathan A，Chabriat H. Cerebral microhemorrhage. *Stroke* 2006；37（2）：550–5.
10. Izenberg A，Aviv RI，Demaerschalk BM，et al. Crescendo transient Aura attacks：a

transient ischemic attack mimic caused by focal subarachnoid hemorrhage. *Stroke* 2009；40（12）：3725–9.

11. Greenberg SM，Vonsattel JP，Stakes JW，et al. The clinical spectrum of cerebral amyloid angiopathy：presentations without lobar hemorrhage. *Neurology* 1993；43（10）：2073–9.
12. Smith EE，Greenberg SM. Clinical diagnosis of cerebral amyloid angiopathy：validation of the Boston criteria. *Curr Atheroscler Rep* 2003；5（4）：260–6.
13. Verbeek MM，Kremer BP，Rikkert MO，et al. Cerebrospinal fluid amyloid beta（40）is decreased in cerebral amyloid angiopathy. *Ann Neurol* 2009；66（2）：245–9.
14. Charidimou A，Peeters A，Fox Z，et al. Spectrum of transient focal neurological episodes in cerebral amyloid angiopathy：multicentre magnetic resonance imaging cohort study and meta-analysis. *Stroke* 2012；43（9）：2324–30.
15. Charidimou A，Law R，Werring DJ. Amyloid 'spells' trouble. *Lancet* 2012；380（9853）：1620.
16. Dierksen GA，Skehan ME，Khan MA，et al. Spatial relation between microbleeds and amyloid deposits in amyloid angiopathy. *Ann Neurol* 2010；68（4）：545–8.
17. Koennecke HC. Cerebral microbleeds on MRI：prevalence，associations，and potential clinical implications. *Neurology* 2006；66（2）：165–71.
18. Shoamanesh A，Kwok CS，Lim PA，Benavente OR. Postthrombolysis intracranial hemorrhage risk of cerebral microbleeds in acute stroke patients：a systematic review and meta-analysis. *Int J Stroke* 2013；8（5）：348–56.
19. Fisher M. MRI Screening for chronic anticoagulation in atrial fibrillation. *Front Neurol* 2013；4：137.
20. Gregoire SM，Jager HR，Yousry TA，et al. Brain microbleeds as a potential risk factor for antiplatelet-related intracerebralhaemorrhage：hospital-based，case–control study.*J Neurol Neurosurg Psychiatry* 2010；81（6）：679–84.
21. Prabhakaran S，Silver AJ，Warrior L，et al. Misdiagnosis of transient ischemic attacks in the emergency room. *Cerebrovasc Dis* 2008；26（6）：630–5.
22. Castle J，Mlynash M，Lee K，et al. Agreement regarding diagnosis of transient ischemic attack fairly low among stroke-trained neurologists. *Stroke* 2010；41（7）：1367–70.
23. Amort M，Fluri F，Schafer J，et al. Transient ischemic attack versus transient ischemic attack mimics：frequency，clinical characteristics and outcome. *Cerebrovasc Dis* 2011.

病例

16 遗传性疾病的诊断

Ignacio Rubio-Agusti

病史

一位 39 岁的电脑程序员，因出现震颤、协调障碍、健忘转至神经科诊室。

患者在 3~4 年前随意运动时出现双上肢震颤，如在电脑上打字、写字或手持茶杯时出现震颤，并且逐渐进展，累及双下肢，站立时加重。患者的双手变得越来越笨拙，行走时易向两边倾倒，步态不稳，有时摔倒在地。自觉下楼梯困难及阅读书本困难，但可在电脑屏幕或电视上进行阅读。同时，患者出现轻度言语含糊，但不影响交流，无吞咽困难。患者自觉思维不及既往灵敏，短时记忆和计算能力变差。

患者足月顺产，无生产并发症。儿童时期发育正常，并获得信息工程学位。患者父母非近亲结婚，患者兄弟姐妹 3 人。其弟弟在 33 岁时出现与患者相似的症状。

体格检查：眼球向下垂直运动缓慢且受限，但前庭眼反射检查中活动范围正常。水平扫视和平稳追踪运动正常。轻度构音障碍，面部表情减少。双上肢存在姿势性震颤和运动性震颤，表现为不规则抖动，偶尔出现手肌阵挛和双上肢静止性震颤。手指呈现肌张力障碍姿势。指鼻试验和跟膝胫试验不稳。站立时，腿部存在不规则的抖动性低频震颤。牵张反射活跃，伴踝阵挛。跖反射正常，无肢体乏力或痉挛。手指快速轮替运动僵硬和轻度运动迟缓。行走时步基增宽，转身时无法交叉步伐，双上肢摆臂运动减少。针刺觉、振动觉和位置觉正常，存在姿势反射受损。腹部检查触及脾肋缘下 5cm。综上所述，患者存在神经系统受累和脏器受累，神经系统表现包括小脑症状、认知受损、运动障碍（震颤、肌张力障碍、帕金森症状和肌阵挛），脏器受累表现为脾大。

学习要点：先天性代谢异常的临床线索

- 先天性代谢异常（IEM）是一组因基因缺陷引起代谢途径障碍的遗传性疾病。每一种遗传性疾病均罕见，但加起来它们又是常见的，占所有遗传性疾病的 1/3[1]。
- 由于中枢神经系统的复杂性和高代谢性，代谢性疾病常累及中枢神经系统。患者多伴有神经和（或）精神症状。
- IEM 中许多疾病是可治的，当出现以下情况时应考虑 IEM 的可能[2]：
    - 症状的严重程度和（或）类型存在波动性
    - 表现为代谢相关因素触发的症状（如药物、节食、并发疾病，或其他分解代谢状态）
    - 症状分布广泛，累及多个神经系统（如小脑、锥体系统、锥体外系统、认知）
    - 相关的全身症状或体征，包括眼部症状、皮肤症状、骨畸形和内脏肥大
    - 不典型的临床表现，包括不常见的症状 / 体征或对常规治疗无反应（如对抗癫痫药物治疗反应差的癫痫发作）
    - 存在亲属中新生儿死亡或兄弟姐妹病因不明的神经系统症状的家族史。

大多数 IEM 为常染色体隐性遗传病。但值得注意的是，多数病例会表现为散发性。

临床提示：扫视和代谢性疾病[3]

- 自主性扫视运动指快速的眼球集合运动，伴随注视眼的快速转换。该运动引起双眼黄斑在注视野中快速转换。
- 扫视试验，可以通过让患者来回看两个有一定距离的目标（如钢笔尖和考官的鼻子）完成。两个目标间不应超过 30°（否则可能需要不同的扫视活动）。可以在垂直和水平平面上进行试验。
- 应对扫视的 4 个方面进行评估。
    - 延迟：在眼睛开始移动之前是否有暂停？
    - 准确度：眼睛准确停在目标上还是需要在初始运动后再停在目标上？
    - 速度：运动速度是否比正常速度慢？
    - 共轭：双眼是否以相同的速度移动？
- 如果患者无法自主朝一个方向凝视（凝视麻痹），应完善追踪和前庭眼反射检查。在核上性凝视麻痹早期它们均为正常。然而，凝视偏斜减少可以影响追踪测试结果。
- 控制垂直扫视运动的核上性结构位于中脑前部，靠近动眼神经核和滑车神经核。控制水平扫视运动的结构位于脑桥，靠近外展神经核。许多病因可导致这些结构发生病变或引起功能障碍，如肿瘤、卒中、脱髓鞘或感染。对于扫视异常的患者，应完善颅脑 MRI 以排除结构病变。
- 垂直扫视运动异常是 Niemann-Pick 病 C 型（尼曼 - 匹克病，NPC）的特征表现，通常在病程的早期出现。一开始扫视异常表现为运动迟缓和范围缩小，随后出现扫视运动消失（垂直性核上性眼肌麻痹）。回顾该患者病史，垂直注视障碍包括下楼梯困难和向下看困难（如看书困难，但看电脑显示器没有问题）。除非有意完善扫视检查，否则这一体征很容易被忽视。而一项更常用的检查——追踪检测，会表现为正常。在疾病晚期，水平扫视也会受损。
- 其他溶酶体贮积症（LSD）也能影响扫视。Gaucher 病影响水平扫视，氨基己糖脂酶 A 缺乏可影响水平和垂直扫视。

颅脑 MRI 显示双侧额叶白质非特异性信号改变，基底节区及小脑未见异常。

心理测试结果显示执行功能和记忆力轻度受损。患者的言语 IQ 及操作 IQ 均在正常水平，但低于发病前。

基础的血液检查，包括血常规、肝功能、肾功能、甲状腺功能、血脂、维生素 B_{12}、维生素 E、血清铜、电解质和自身免疫相关检查，结果均正常。完善皮肤活检以排查尼曼 - 匹克病。

✪ 学习要点：成人尼曼 – 匹克病 C 型（NPC）症状与体征

- NPC 的临床表现多种多样。可包括全身系统表现和神经系统表现，症状可在出生到晚年任一时期出现 [4]。
- 全身和神经系统受累可能在不同的时间开始出现，表现为独立的过程，其潜在的病理生理学可能不同。
- 全身系统症状包括肝脏受累（胆汁淤积、肝功能不全、肝大）、脾大和少见的肺部浸润。持续时间长的新生儿黄疸常见，通常可自愈，且新生儿期过后，肝脏受累并非显著的特征表现。15% 的患者可能无脾大，而且随着年龄的增长，脾大往往会消退。神经系统受累迟于内脏受累，但常为进展性 [4]。
- 几乎所有患者最终会出现神经系统症状，包括：
  - 认知功能障碍
  - 小脑共济失调
  - 延髓症状（构音障碍、吞咽困难）
  - 锥体束征
  - 精神症状
  - 运动障碍
  - 癫痫
- 本病的特征性神经系统表现包括：
  - 垂直性核上性眼肌麻痹（见上文）。
  - 痴笑猝倒：猝倒是突然肌张力消失，无意识丧失（不同于晕厥或癫痫发作），往往由情绪刺激诱发。NPC 患者可能会出现猝倒，常由大笑触发（痴笑猝倒）。据报道，这种症状出现在 20% 的青少年患者中，且容易与其他症状混淆，尤其是跌倒或癫痫发作。
- 目前普遍认为根据起病年龄可表现出不同的起病形式，存在一些重叠症状 [4]。成人起病形式特征 [4,5]：
  - 多达 50% 的患者可以无或只有轻度的全身系统性症状。可疑时，可行腹部超声检查提示存在不明显的肝脾大。
  - 多达 30% 的病例可表现出精神症状 [4,6]。通常包括精神病症状（幻觉、妄想、思维障碍），但也可有其他的表现（抑郁症、躁狂症、强迫症、人格改变）。如果仔细检查，这些患者中的大多数会表现出神经系统症状（如垂直性核上性眼肌麻痹）。
  - 垂直扫视运动异常和小脑、延髓、认知异常是最常见的神经系统症状。认知功能障碍通常累及执行功能和语言记忆能力 [7]。
  - 运动障碍性疾病，包括肌张力障碍、肌阵挛、帕金森病和舞蹈病 [6,8]，会在疾病早期出现，可能高达 60% 的病例有此症状表现或体征。
  - 癫痫在年轻患者中少见。

在从皮肤活检组织培养的成纤维细胞中进行胆固醇酯化和 filipin 染色检查。未检测到胆固醇酯化，成纤维细胞表现出强烈不连续的核周荧光，支持该诊断。基因检测显示患者存在前面描述的 2 个 *NPC*1 致病突变基因的复合杂合突变，随后患者弟弟也检测到同样的致病基因。

✪ 学习要点：NPC 的诊断检查

- 确诊 IEM 要求至少存在以下条件之一：
  - 生化检查提示存在相关代谢通路障碍
  - 分子鉴定提示存在相关致病突变基因。

这些测试通常很复杂、昂贵，无法广泛开展。异常代谢物可在血液、尿液或脑脊液中检测到。功能分析需要细胞或组织样本（白细胞、皮肤成纤维细胞、肌肉），技术要求高，需要高水平的专业知识解读测试结果。在送往专业实验室之前，标本的正确采取和处理非常重要。

- 也可检测一些继发的生化改变。这些测试虽然特异性不高，但使用更为广泛，常常涉及体液（尿液、血浆、脑脊液）中代谢物的测定。在 NPC 中，这些包括[4,8]:
  - 肝功能检查异常
  - 血小板计数减少
  - 壳三糖酶的活性升高（血浆或白细胞）。
- NPC 生物化学机制目前还不清楚。似乎与细胞内脂质运输障碍相关。胆固醇和其他一些脂类物质储存在细胞内，不同的组织有不同的存储模式。
- 传统上依赖于成纤维细胞的 filipin 染色明确诊断。使用低密度脂蛋白培养从皮肤活检获得的成纤维细胞，然后使用与胆固醇结合的荧光染料 filipin 染色。NPC 患者的成纤维细胞显示强烈的泡状核周染色。在 15% 的患者中，试验可能表现出较弱的染色，即所谓的“变异”表型。仍建议完善突变筛查明确诊断[4, 8]，分子遗传学分析已成为首选的诊断性检查。发现之前未报告的意义不明确的的遗传变异可完善 filipin 染色检查。
- ◦ 该病是由位于 18q11-q12 的 *NPC1* 基因（95% 的病例）或位于 14q24.3 的 *NPC2* 基因（＜ 5%）突变所致。*NPC1* 是一种跨膜整合蛋白，*NPC2* 是一种可能具有酶活性的可溶性溶酶体蛋白[4,8]。这些蛋白质的功能还不明确。

确诊后给予患者美格鲁特 200mg 3 次 / 日的底物减少疗法。因患者出现轻微的体重下降和腹泻，将药物减量至 100mg，3 次 / 日后以上症状缓解。1 年后随访时，患者症状稳定。

✪ 学习要点：LSD 的治疗策略

- LSD 的特征是未降解的大分子物质在胞内溶酶体系统蓄积。治疗策略包括以下内容：
  - 酶替代疗法，旨在恢复正常分解代谢。
  - 底物减少疗法，旨在将底物还原到残留酶活性足以防止蓄积的水平。
  - 酶促（伴侣）疗法，旨在稳定突变的酶，使其到达溶酶体的作用部位，并表达其残存的酶活性。这种方法取决于突变的性质。
- 酶替代疗法（ERT）已成功地被用于治疗 Gaucher 病、Fabry 病、Pompe 病和一些黏多醣贮积病的全身系统症状。
  然而由于血液循环中的酶不能透过血脑屏障，这种疗法对中枢神经系统受累的情况无效[9]。
- 亚氨基糖美格鲁特是一种神经酰胺特异的糖基转移酶的抑制剂，神经酰胺特异的糖基转移酶是催化鞘糖脂合成的第一步。与酶替代疗法不同的是，它为口服制剂，且可以透过血脑屏障。测试已证实它在治疗一些糖脂贮积症的底物减少疗法中有效，包括神经源性表现的 Gaucher 病，Tay-Sachs 病和 NPC（在神经元中有明显的神经节苷脂贮积）[10, 11]。临床试验表明，这种疗法能延缓 NPC 神经系统症状的进展[11-13]。

✔ 理论基础：美格鲁特用于 NPC 的治疗[11]

- 在一项随机对照临床试验中，纳入 12 周岁以上、存在神经系统症状且经生化检查确诊的 NPC 患者（n=29），比较接受美格鲁特治疗和接受标准治疗的疗效。同期另一研究中均接受美格鲁特治疗（均为 12 岁以下儿童，n=12）。
- 这项研究分为两个阶段。第一阶段，第一组患者（n=20）接受口服美格鲁特治疗，每次 200mg，每日 3 次；第二组（n=9）接受标准治疗（对症治疗、康复、语言及职业治疗）。在第二阶段，所有患者接受美格鲁特治疗。
- 主要结果指标为水平扫视速度，其与疾病的进展相关。次要结果指标包括吞咽评估、活动评估（标准步行指数）、听觉敏锐度和认知评估（简明精神状态检查量表）。
- 接受治疗的患者的水平扫视速度出现显著改善。吞咽和认知功能改善、减缓运动障碍恶化和稳定听觉功能也可见报道。
- 最常见的副作用是体重减轻和胃肠道症状（腹泻、腹痛、胀气、恶心）。

讨论

NPC 的估计发病率在 0.35/1 000 000~2.2/100 000，可以说是一种罕见病[4]。然而，医师能够及时考虑到这个诊断是非常重要的，因为特定的治疗可能预防或延缓疾病的进展[13]。必须对此诊断提高警惕。本例患者一些重要的临床表现在其他溶酶体贮积病和先天性代谢异常中也可出现。

“ 专家点评

NPC 像大多数的 IEM 一样，是常染色体隐性遗传病。兄弟姐妹均可能患病，但常无法提供家族史证据。有血缘关系的家族史支持遗传性疾病的诊断。NPC 的表型变异性提示仔细询问脏器受累情况（即新生儿胆汁淤积、脾切除术）以及兄弟姐妹的神经症状是很重要的。

存在慢性进展性神经或精神症状或累及数个神经系统的复杂表型（如小脑、延髓、认知、椎体束、椎体外系统等）的患者，应考虑代谢性疾病的可能。NPC 最常见的神经系统症状包括异常的垂直扫视运动、小脑性共济失调、延髓征和认知障碍。鉴别诊断包括以下疾病：

- 其他溶酶体贮积病，如 Gaucher 病 3 型和 GM2 神经节苷脂贮积症（表 16.1）；其他先天性代谢异常，如脑腱黄瘤病；
- 遗传性变性疾病，如复杂的脊髓小脑共济失调；
- 散发性神经退行性疾病，如多系统萎缩；

表 16.1 成人溶酶体贮积症的临床特征 *

疾病	神经系统症状和体征	临床特征	影像学特征
尼曼 - 匹克病 C 型	**小脑性共济失调**、肌张力障碍、肌阵挛、认知障碍、精神症状	垂直性核上性凝视麻痹、痴笑猝倒	-
Gaucher 病 3 型	肌张力障碍、肌阵挛、帕金森综合征、**认知障碍**、癫痫	水平性凝视麻痹、肝脾大	-
GM1- 神经节苷脂贮积病	**肌张力障碍**、帕金森综合征、认知障碍	脊柱后凸、脊柱和髋关节发育不良	壳核后部病变
GM2- 神经节苷脂贮积病	**小脑性共济失调**、肌张力障碍，精神症状	下运动神经元病、小纤维周围神经病变	小脑萎缩
Krabbe 病	**痉挛性截瘫**、小脑性共济失调、周围神经病变	脱髓鞘性周围神经病变	累及皮质脊髓束白质脑病
异染性脑白质营养不良	**小脑性共济失调**、肌张力障碍、痉挛性截瘫、**认知障碍**、**精神症状**、周围神经病变	脱髓鞘性周围神经病变	白质脑病 U 纤维不受损
Fabry 症	脑血管意外	小纤维周围神经病变（手足持续的麻木和刺痛感）、血管角质瘤、角膜营养不良、肾损害、心脏病	丘脑后部病变

* 注意神经系统症状的叠加。频繁出现的征象用粗体显示。特征表现不见得是常见症状。

专家点评

在所有年龄的患者中都应考虑到存在代谢紊乱的可能，特别是有多个神经系统受累时。存在系统性症状、进展性病程提示 IEM 的可能，建议仔细完善眼睛、皮肤、骨骼，和腹腔脏器的检查。骨发育不良和肝脾大提示 LSD 的可能。如果患者存在代谢代偿的病史，在代谢应激情况下出现急性进展（如节食、并发感染等），应考虑中间代谢紊乱的可能。

NPC 的典型神经症状包括垂直扫视运动异常和痴笑猝倒，至少 75% 的患者可发现存在垂直扫视运动异常。Gaucher 病 3 型也可出现扫视运动异常，但多数首先累及且受损最严重的是水平凝视，且伴有明显的其他系统受累，包括肝脾大和骨病。在相似的年龄范围内，表现为慢性进展性神经障碍和垂直扫视运动异常的鉴别诊断还包括：亨廷顿舞蹈病（尤其是早发病例）[14]、Kufor-Rakeb 综合征 [15]、惠普尔病 [16]、神经元铁沉积综合征 [17, 18] 和脊髓小脑共济失调 [19]。

常用的诊断性检查对 NPC 的诊断作用有限。颅脑影像学检查经常未见异常或无非特异性表现，如大脑或小脑萎缩 [4]。

确诊有一定困难，因为 NPC1 没有已知的酶活性可检测，因此无法测定其在白细胞中的功能。不过，在培养的皮肤成纤维细胞的 filipin 染色中发现病理性胆固醇贮积是必要的。基因检测更简单易行，但如果检测到临床意义不明确的新突变，结果就很难解释 [8]。以上检查费用昂贵，且结果常不易解读，无法广泛应用。因此，将患者转诊到专业评估中心可能更有帮助。

一旦诊断明确，应启用美格鲁特底物减少治疗，尤其是在疾病的早期阶段，因为这可以稳定神经症状进展 [13]。

专家结语

在这一类患者中，常规检查结果通常为正常或无特异性，但可用于排除其他疾病。IEM 的诊断需结合存在异常代谢产物、相关代谢途径活性缺陷以及相关基因分析。大多数 LSD 的确诊需检测存在缺陷酶的活性常在白细胞和（或）血浆中，这要求细致地标本制备，且标本延迟送至实验室可能会使检验失效。越来越多的干血纸片试验（如新生儿筛查中所使用的）被用于这类检查，这有利于标本在室温下长期保持稳定。

然而，NPC 不是由溶酶体酶缺乏所致，因此明确诊断更加困难。应首先完善 *NPC1* 基因的分子遗传分析检测。如果检测出两个有致病意义的突变，诊断可明确。如果有一个新的突变，或只有一个等位基因突变，需完善体外培养的成纤维细胞 filipin 染色和胆固醇酯化反应检查。这一过程可能耗费很长时间，但这是可以治疗的疾病，明确诊断非常重要。

点评专家：Robin Lachmann

（郭思华 译 徐志强 审）

参考文献

1. Jimenez-Sanchez G，Childs B，Valle D. Human disease genes. *Nature* 2001；409（6822）：853-5.
2. Saudubray JM，Nassogne MC，de Lonlay P，Touati G. Clinical approach to inherited meta-bolic disorders in neonates：an overview. *Semin Neonatol* 2002；7（1）：3–15.
3. Leigh RJ，Zee DS. The Neurology of Eye Movements（New York：Oxford University Press）；2006.
4. Vanier MT. Niemann–Pick disease type C. *Orphanet J Rare Dis* 2010；5：16.
5. Sévin，M.，Lesca G，Baumann N，et al. The adult form of Niemann–Pick disease type C. *Brain* 2007；130（Pt 1）：120–33.
6. Josephs KA，Van Gerpen MW，Van Gerpen JA. Adult onset Niemann–Pick disease type C presenting with psychosis. *J Neurol Neurosurg Psychiatry* 2003；74（4）：528–9.
7. Klarner B，Klünemann HH，Lürding R，Aslanidis C，Rupprecht R. Neuropsychological profile of adult patients with Niemann–Pick C1（NPC1）mutations. *J Inherit Metab Dis* 2007；30（1）：60–7.
8. Patterson MC，Hendriksz CJ，Walterfang M，et al. Recommendations for the diagnosis and management of Niemann–Pick disease type C：an update. *Mol Genet Metab* 2012；106（3）：330–44.
9. Lachmann RH. Enzyme replacement therapy for lysosomal storage diseases. *Curr Opin Pediatr* 2011；23（6）：588–93.
10. Lachmann RH. Miglustat：substrate reduction therapy for glycosphingolipid lysosomal storage disorders. *Drugs Today*（*Barc*）2006；42（1）：29–38.
11. Patterson MC，Vecchio D，Prady H，et al. Miglustat for treatment of Niemann–Pick C disease：a randomised controlled study. *Lancet Neurol* 2007；6（9）：765–72.
12. Patterson MC，Vecchio D，Jacklin E，et al. Long-term miglustat therapy in children with Niemann–Pick disease type C. *J Child Neurol* 2010；25（3）：300–5.
13. Wraith JE，Vecchio D，Jacklin E，et al. Miglustat in adult and juvenile patients with Niemann–Pick disease type C：long-term data from a clinical trial. *Mol Genet Metab* 2010；99（4）：351–7.
14. Rupp J，Dzemidzic M，Blekher T，et al. Comparison of vertical and horizontal saccade measures and their relation to gray matter changes in premanifest and manifest Huntington disease. *J Neurol* 2012；259（2）：267–76.
15. Williams DR，Hadeed A，al-Din AS，et al. Kufor Rakeb disease：autosomal recessive，levodopa-responsive parkinsonism with pyramidal degeneration，supranuclear

gaze palsy，and dementia. *Mov Disord* 2005；20（10）：1264–71.

16. Averbuch-Heller L，Paulson GW，Daroff RB，Leigh RJ. Whipple' s disease mimicking progressive supranuclear palsy：the diagnostic value of eye movement recording. *J Neurol Neurosurg Psychiatry* 1999；66（4）：532–5.

17. Egan RA，Weleber RG，Hogarth P，et al. Neuro - ophthalmologic and electroretinographic findings in pantothenate kinase-associated neurodegeneration（formerly Hallervorden– Spatz syndrome）.*Am J Ophthalmol* 2005;140（2）：267–74.

18. Paisan-Ruiz . Bhatia KP，Li A，et al. Characterization of PLA2G6 as a locus for dystonia– parkinsonism. *Ann Neurol* 2009；65（1）：19–23.

19. Burk K，Abele M，Fetter M，et al. Autosomal dominant cerebellar ataxia type I clinical features and MRI in families with SCA1，SCA2 and SCA3. *Brain* 1996；119（Pt 5）：1497–1505.

病例

17 恶化的急性精神异常

Umesh Vivekananda

病史

患者女性，20 岁，学生，因发现处于意识模糊状态在室外徘徊被送至医院，评估后由精神科医生接诊。4 天前患者主诉头痛，家属已注意到其行为改变。患者流露出奇怪的想法，对自己家人产生怀疑。入院前 2 天，患者出现视幻觉和妄想（“我”能够看到人体内的东西），且言语内容荒谬。入院后患者较为沉默，值班医生观察到其存在异常姿势，即上臂舞蹈样动作。检查发现患者心动过速，心率达 150bpm，脉搏血氧仪提示血氧饱和度仅为 88%。医疗团队回顾患者病史，认为不排除存在器质性病变。因其生命体征不稳定且需镇静，转至神经重症监护室。

患者无发热。尽管处于镇静状态，无法遵嘱动作，但保留前庭－眼动反射，瞳孔反射正常，四肢肌张力和反射正常，双侧巴氏征阴性。血液学检测，包括血培养、自身免疫系列（ANA，ANCA，ENA，RhF）、维生素 B_{12}，甲状腺功能和卟啉筛查均正常。因患者严重躁动，给予麻醉药物并气管插管辅助通气，行头颅 CT 未见明显异常。随后的腰椎穿刺和血清抗体检查结果见表 17.1。EEG 显示明显的节律性慢活动，符合脑病表现，但未见痫样放电（图 17.1）。头颅 MRI 正常。尝试拔管后患者出现全面性强直－阵挛发作，故只能再次插管，并给予静脉注射负荷剂量的丙戊酸钠。根据上述临床表现和辅助检查结果，怀疑自身免疫性脑炎。

经阴道超声提示右侧卵巢畸胎瘤，5 天后手术切除。N- 甲基 -D- 天冬氨酸型受体（NMDAR）抗体检测阳性，进一步确诊本病。

两个疗程血浆置换、两个疗程静脉注射免疫球蛋白（IVIG）以及一个疗程大剂量激素冲击后给予免疫抑制治疗，疗程持续 5 个月。尽管给予切除肿瘤和免疫抑制治疗，但患者复查 NMDAR 抗体仍能检测到。患者仍然非常躁动，需要静脉镇静维持。病程中患者存在持续性运动障碍，以口面部为主，发作性低血压和室上性心动过速。此外，连续 EEG 捕捉到痫样放电，最初给予丙戊酸钠控制，后改为左乙拉西坦和氯硝西泮。

给予静脉利妥昔单抗 2 次，尽管给药中间曾有一次克雷伯菌败血症发作，但患者的运动障碍在随后的 4 个月内缓慢减轻，能逐渐脱离镇静和

> **专家点评**
>
> 症状的进展符合典型的抗 NMDA 受体脑炎。早期可出现意识模糊，精神异常和（或）癫痫发作。10~20 天后，运动障碍出现，随后可有意识下降和自主神经功能紊乱。
>
> 58% 的病例伴有恶性肿瘤，尤其是卵巢畸胎瘤。

> **临床提示：抗 NMDA 受体脑炎的检测**
>
> 基于 NMDA 受体 GluN1 和 GluN2 亚基共表达的免疫荧光检测可发现血清和脑脊液中的抗体[1]。

表 17.1 最初的脑脊液和抗神经元抗体检查

筛查内容	结果(参考范围)
脑脊液	
蛋白	0.2(0.2~0.5)g/L
糖	4.6(2.5~4.4)mmol/L
白细胞	10(0~5)/mm³
红细胞	3(0)mm³
培养	阴性
病毒学	单纯疱疹病毒1型,单纯疱疹病毒2型,水痘-带状疱疹病毒,巨细胞病毒,EB病毒阴性
血清抗体	
抗Hu	阴性
抗浦肯野细胞	阴性
抗髓鞘	阴性
电压门控钾离子通道	阴性

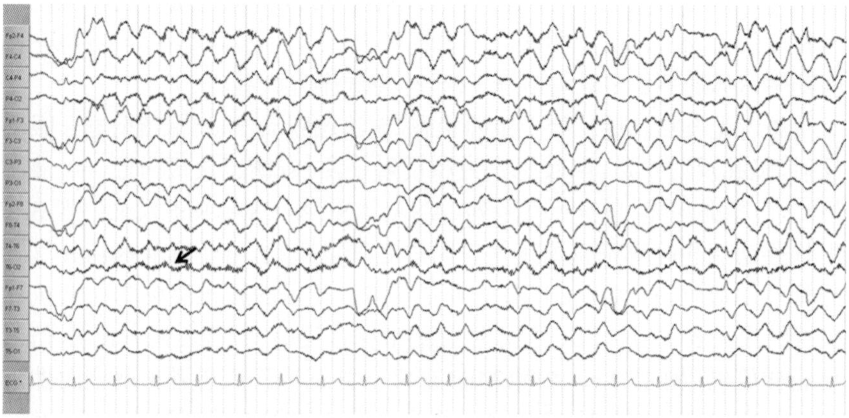

图 17.1 EEG可见持续广泛的节律性δ慢活动,提示严重的全面性脑病。另外存在"超级δ刷"(箭头),即δ活动上叠加β节律。这一现象近期被认为是抗NMDA受体脑炎患者的特征性表现[2]。未见明确的痫样放电以及非惊厥性癫痫持续状态的证据。

临床提示:ICU管理

由于抗NMDAR受体脑炎常累及意识,呼吸功能(低通气),心脏功能(心律失常)以及自主神经功能(血压不稳定),最合适的治疗地点为重症监护室。

通气支持。检查发现轻度的齿轮样肌强直,可能与控制躁动的安定类药物使用有关。此时EEG未再发现痫样活动,但仍符合严重脑病的表现。患者开始有自主动作,在4个月末可认识家人,说一些简单的词汇,如"妈妈"和"爸爸"。这一时期尽管患者逐渐恢复,但复查NMDAR抗体仍为阳性。不幸的是,正当患者准备转至康复科时,突然出现心脏骤停,虽然积极复苏抢救,但仍未能存活。尽管具体原因并不清楚,但推测患者的死亡可能与继发急性心肌炎有关。表17.2汇总了患者在ICU的诊治经过。

表 17.2　患者在神经重症监护室的诊治经过

时间	检查 / 处理
第 1 天	患者入科给予呼吸和心血管支持 怀疑自身免疫性脑炎
第 5 天	头颅 MRI 正常 EEG 提示脑病 超声证实右侧卵巢畸胎瘤
第 10 天	切除卵巢畸胎瘤 抗 NMDAR 抗体显示阳性
第 12 天	第一轮血浆置换
第 45 天	给予大剂量激素
第 71 天	第二轮血浆置换
第 104 天	第一轮 IVIG
第 130 天	第二轮 IVIG
第 147 天	患者症状仍然存在 抗 NMDAR 抗体仍为阳性
第 176 天	第一次给予利妥昔单抗
第 188 天	克雷伯菌败血症发作
第 204 天	第二次给予利妥昔单抗 患者症状逐渐改善
第 250 天	突然出现心脏骤停，随后患者死亡

讨论

近年来，抗体介导的脑炎已逐渐被大家认识。作用于中枢神经系统（CNS）蛋白的抗体最早见于 20 世纪 60 年代对边缘叶脑炎（LE）的研究中发现。LE 最初认为是副肿瘤性疾病，因发现其常伴随肿瘤神经抗体，例如抗 Hu 抗体。现在人们已经逐渐认识到存在非副肿瘤性的 LE，抗体介导的 CNS 疾病领域已经较前扩展，包括脑病，精神障碍，癫痫和痴呆。

副肿瘤性边缘叶脑炎（PLE）

1960 年，Brierley 及其同事报道了最早的 3 例怀疑边缘叶脑炎的患者，描述其特征为“主要累及边缘叶的成人亚急性脑炎”[3]。尸检时发现 2 例患者同时合并可能的支气管癌。“边缘叶脑炎”这一术语是由 Corsellis 及其同事在 1968 年在遇到更多类似患者后提出[4]。其 CNS 病变常伴有恶性肿瘤，推测致病机制可能为免疫介导。

PLE 的诊断仍然较为困难，其常见的临床表现和其他一些疾病，包括脑肿瘤和感染性脑炎等类似。近期一项 50 例 PLE 患者的研究显示，本病主要特征为短期记忆缺失（84%），颞叶起源的癫痫发作（50%），精神异常（42%）包括行为改变和幻觉，以及下丘脑功能障碍（22%）包括高热、嗜睡和内分泌紊乱。这些症状通常在数天或数周内出现。更具有挑战性的是，神经系统症状常早于恶性肿瘤确诊时间。最常见的伴随肿瘤为肺癌，特别是小细胞肺癌，在文献报道的 PLE 病例中大约占 59%。其他恶性肿瘤包括睾丸生殖细胞肿瘤（6%）、乳腺癌（3%）和霍奇金病（7%）[5]。

✪ 学习要点：副肿瘤性边缘叶脑炎的辅助检查

- **MRI**：最常见的异常为颞叶内侧面 T2WI 高信号，其他受累部位可包括脑干和下丘脑。
- **CSF**：绝大多数 PLE 患者可见细胞数增多，蛋白升高，寡克隆带出现以及鞘内合成 IgG。
- **副肿瘤抗体**可见于血清，脑脊液，或两者均有。包括抗 Hu，抗 Yo，抗 Ma 和抗 Ta（也称为抗 Ma2）和抗 CV2 抗体，也有一些新的抗体被发现，但尚未总结其特点。抗 Hu 抗体最常伴小细胞肺癌，抗 Ma2 抗体常合并睾丸肿瘤。其他抗体可与不同种类的恶性肿瘤相关，抗 Yo 抗体和副肿瘤性小脑变性密切相关。

抗神经元抗体见于 60% 的病例，最常见的是抗 Hu 抗体，强烈提示合并肺癌，其次为抗 Ta 抗体，常伴睾丸生殖细胞肿瘤，再次为抗 Ma 抗体。事实上，抗神经元抗体阳性常提示潜在的恶性肿瘤。PLE 的最佳治疗应包括潜在肿瘤的恰当处理。其他免疫调节选择包括激素，环磷酰胺，IVIG 和血浆置换。在之前提到的病例系列研究中，治疗后神经系统症状改善的有 15 例，稳定的有 8 例，恶化的有 11 例，其中 6 例死亡。

伴电压门控钾离子通道抗体的边缘叶脑炎

近期，在表现为 LE 样临床特征的患者中发现 LE 伴电压门控钾离子通道抗体（VGKC-Abs），但未发现恶性肿瘤证据且副肿瘤抗体阴性[6]。其可见血清 / 脑脊液 VGKC-Abs 水平升高（＞ 400μM）。最新研究发现，VGKC-Abs 并不直接与 VGKC 亚基结合，而是与 LGI1 和 CASPR2 两者中的一种相关蛋白结合。CASPR2 抗体也见于获得性神经性肌强直和 Morvan 肌纤维性肌阵挛。

LE 伴 VGKC-Abs 患者可更早出现类似 PLE 的症状，但其突出特征为普遍而全面的记忆缺损。有趣的是，患者也可出现以抗利尿激素分泌异常综合征（SIADH）形式的低钠血症，推测可能与下丘脑相关的现象。磁共振 T2WI 可见颞叶内侧面高信号，不同于 PLE，脑脊液细胞数和蛋白水平正常或轻度升高，通常出现匹配血液的寡克隆带。令人鼓舞的是，这组疾病患者的免疫抑制治疗效果较好。激素，IVIG 和血浆置换的不同组合治疗可改善患者神经精神状态，降低 VGKC-Ab 滴度，同时可缓解 SIADH 相关的低钠血症。

此外，还有其他相对少见的与 LE 相关的抗神经元抗体。AMPA 受体抗体阳性患者表现为突出的精神症状，$GABA_B$ 受体抗体阳性患者常出现癫痫发作。两者均常合并恶性肿瘤，现认为先前报道的抗体阴性的小细胞肺癌患者中可能存在 $GABA_B$ 受体抗体[7]。

抗 NMDA 受体脑炎（ANMDARE）

抗 NMDA 受体脑炎（ANMDARE）最早由 Dalmau 及其同事于 2007 年首先报道，此后发现其为仅次于急性播散性脑脊髓炎（ADEM）的第二常见的免疫介导性脑炎[8]。本例患者临床表现的演变较为典型，开始有发热和头痛的前驱症状。48h 内患者出现癫痫发作和精神症状，如焦虑、失眠和行为异常。随后可见特征性的运动障碍，包括口面部不自主运动（做鬼脸和吐舌）以及躯体和对称性肢体抖动。其他异常运动包括舞蹈手足徐动症、动眼危象和肌张力障碍[9]。数天或数周内出现意识下降伴低通气和自主神经功能紊乱，表现为高热、心动过速、唾液分泌过多、高血压、心动过缓、低血压、尿失禁和勃起功能障碍。这一时期通常需要重症监护支持，如本例患者，接受辅助通气并监测心动过速。

理论基础

Dalmau J，Gleichman AJ，Hughes EG，et al. Anti-NMDA-receptor encephalitis：case series and analysis of the effects of antibodies[9]

100 例抗 NMDAR 受体脑炎患者的病例系列。

- 患者中位年龄 23 岁（5~76 岁）；女性 91 例。
- 所有患者均表现为精神症状或记忆障碍；癫痫发作 76 例，无反应（意识下降）88 例，运动障碍 86 例，自主神经功能障碍 69 例，低通气 66 例。
- 98 例患者行肿瘤筛查，其中有 58 例（59%）合并肿瘤，最常见的为卵巢畸胎瘤。早期肿瘤治疗的患者（通常联合免疫治疗）与其余患者相比，预后更好（p=0.004）且神经系统症状复发更少（p=0.009）。75 例患者恢复或仅有轻度后遗症，25 例患者症状较重或死亡。
- 症状改善与血清抗体滴度下降有关。

病理生理学

抗 NMDAR 抗体识别细胞外抗原表位，因此可能具有致病性。培养的大鼠海马神经元研究显示，来自抗 NMDAR 脑炎患者的抗体通过抗体介导的内化导致表面 NMDAR 快速和可逆性丢失，使 NMDAR 介导的突触传递受损。NMDAR 功能下降如何导致临床表现尚不清楚，但有学者提出，由于表达 NMDAR 的 GABA 能中间神经元的募集受损，脑内多个区域的通路被解除抑制，或与之有关。这可能是导致本病出现神经精神异常（额叶纹状体区），运动障碍（脑干）和自主神经紊乱（多巴胺能，去甲肾上腺素能和胆碱能系统）等症状的原因[10]。

✪ 学习要点：抗 NMDA 受体脑炎的辅助检查

- MRI 可见一个或多个脑区 FLAIR/T2WI 高信号，但与患者症状无明显相关。
- EEG 通常可见全面性或额颞叶为主的慢或无序活动（δ-θ），不伴有痫样放电，符合脑病。部分患者可见"δ 刷"（δ 波基础上叠加 β 快活动）（图 17.1）
- CSF 可见明显的细胞数增多并出现寡克隆带。更具体地说，现在可以检测鞘内生成的 NR1 抗体。

不同于典型的 PLE，作用于细胞表面抗原的抗体相关脑炎，例如 ANMDARE，对免疫抑制治疗有反应，或自发好转，并不一定合并肿瘤。然而，如果发现肿瘤存在，将其切除可加速恢复并能减少复发次数。一项研究表明，80%的肿瘤患者（主要是畸胎瘤）在肿瘤切除和一线免疫治疗后症状明显改善，而不合并肿瘤的患者只有 48%在一线免疫治疗后具有相似的改善程度，且经常需要二线免疫治疗。总的来说，二线免疫治疗可使 65%的患者有实质性的改善[10]。虽然缺乏随机试验证据，图 17.2 总结了疑似 ANMDARE 患者的诊断和治疗流程。本病复发率为 25%，特别是未发现肿瘤或接受非最佳免疫抑制治疗的患者[1]。

我们科室的 ANMDARE 病例通常住院时间较长，还需进一步的物理和认知恢复训练数月。建议患者每两年进行一次恶性肿瘤筛查，即使患者神经功能恢复正常。ANMDARE 仍可能会复发，并且可能与隐匿性肿瘤的存在，第一次发作期间免疫治疗不足或终止免疫抑制等有关[1]。

僵人综合征（SPS）

SPS 的特征为轴性和下肢近端肌肉波动性强直和僵硬，伴叠加的痛性痉挛及肌电图上可见的连续运动单位活动。其在英国发病率是每百万人 1~2 例。目前 Dalakas 标准可以用来诊断潜在的 SPS[11]。

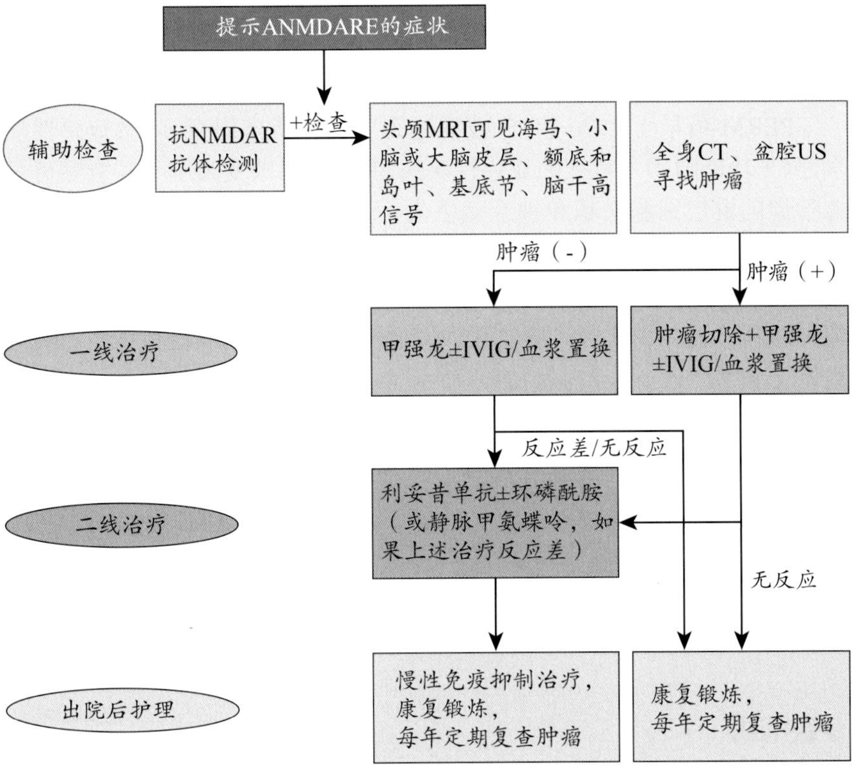

图 17.2　ANMDARE 诊治的推荐流程。
Adapted from *Curr Opin Pediatr* 22(6), Florance-Ryan N, Dalmau J, Update on anti-N-methyl-D-aspartate receptor encephalitis in children and adolescents, pp. 739–44, © 2010, with permission from Wolters Kluwer Health.

临床提示:SPS 的诊断

- 轴性肌肉僵直(主要为腹部和胸腰椎旁肌肉,导致固定畸形或脊柱过度前凸)
- 可由未预料的声响,情绪压力,触觉刺激引起叠加性痛性痉挛
- 通过肌电图明确主动肌和拮抗肌存在连续运动单位活动
- 缺乏其他可以解释僵直的神经或认知缺损
- 免疫细胞化学法、免疫印迹或放射免疫测定血清 GAD65(或 amphiphysin)自身抗体阳性。约 60%~80% 的病例伴 GAD 抗体
- 对地西泮治疗有反应

SPS 的治疗包括对症和免疫干预。苯二氮䓬类药物(GABA-A 激动剂)、巴氯芬(GABA-B 激动剂)和抗癫痫药物例如左乙拉西坦(有 GABA 能作用)可用于改善症状[12]。IVIG、血浆置换或利妥昔单抗可考虑用于调节免疫过程。

SPS 变异型

伴强直的进行性脑脊髓炎(PERM)

PERM 最早于 1976 年[13] 被描述为一种以肌肉僵直，刺激敏感性痉挛，脑干功能障碍为特征的亚急性疾病，其病理学改变为脑干和脊髓可见血管周围淋巴细胞淤积和神经元丢失，而皮层相对保留。后期的病例报道还发现僵硬可伴全面性肌阵挛，过度惊骇，小脑性共济失调和自主神经功能障碍。在 2008 年，甘氨酸受体抗体被证实存在于典型的 PERM 患者体内，此后又有 10 例病例被报道[14]。脑脊液检查可见细胞数增多。管理类似于 SPS。

副肿瘤性 SPS

副肿瘤变异型占 SPS 患者的 5%，主要累及颈部和上臂的僵硬，与典型的 SPS 受累部位分布不同[12]。可伴随乳腺癌，结肠癌，肺癌和胸腺恶性肿瘤以及霍奇金淋巴瘤，症状偶尔在发现肿瘤之前出现。可出现抗 Amphiphysin（双载蛋白）和 Gephyrin（桥尾蛋白）的自身抗体。

专家结语

本病例展现了抗 NMDA 受体脑炎的许多典型特点。患者为年轻女性，伴有卵巢畸胎瘤，表现为精神异常，后迅速出现癫痫发作和自主神经功能紊乱，伴特征性的运动障碍。我们在国家神经病学和神经外科医院的神经重症监护病房碰到过大约十几个这种疾病的患者，由于需要长期镇静和辅助通气，患者管理可能变得比较复杂。虽然没有随机临床试验数据，但我们的经验表明，如果能早期识别本病，去除存在的畸胎瘤并积极地进行免疫抑制治疗，患者症状可较快改善。现认为不要推迟使用利妥昔单抗，因为一旦浆细胞建立起来其效果则不显著。

点评专家：Dimitri M. Kullmann

（章殷希 译　赵伟 审）

参考文献

1. Irani SR，Bera K，Waters P，et al. N-methyl-D-aspartate antibody encephalitis：temporal progression of clinical and paraclinical observations in a predominantly non-paraneoplastic disorder of both sexes. *Brain* 2010；133：1655-67.

2. Schmitt SE，Pargeon K，Frechette ES，et al. Extreme delta brush：a unique EEG pattern in adults with anti-NMDA receptor encephalitis. *Neurology* 2012；79：1094-1100.

3. Brierley JB，Corsellis JAN，Hierons R，Nevin S. Subacute encephalitis of later adult life mainly affecting the limbic areas. *Brain* 1960；83：357-69.
4. Corsellis JA，Goldberg GJ，Norton AR. ‘Limbic encephalitis’ and its association with carcinoma. *Brain* 1968；91：481-96.
5. Gultekin SH，Rosenfeld MR，Dalmau J. Paraneoplastic limbic encephalitis：neurological symptoms，immunological fndings and tumour association in 50 patients. *Brain* 2000；123：1481-94.
6. Vincent A，Buckley C，Palace J. Potassium channel antibody-associated encephalopathy：a potentially immunotherapy-responsive form of limbic encephalitis. *Brain* 2004；127：701-12.
7. Zuliani L，Graus F，Vincent A. Central nervous system neuronal surface antibody associated syndromes：review and guidelines for recognition. *J Neurol Neurosurg Psychiatry* 2012；83：638-45.
8. Granerod J，Ambrose HE，Davie NW. Causes of encephalitis and differences in their clinical presentations in England：a multicentre，population-based prospective study. *Lancet Infect Dis* 2010；10：835-44.
9. Dalmau J，Gleichman AJ，Hughes EG，et al. Anti-NMDA-receptor encephalitis：case series and analysis of the effects of antibodies. *Lancet Neurol* 2008；7：1091-8.
10. Dalmau J，Lancaster E，Balice-Gordon R. Clinical experience and laboratory investigations in patients with anti-NMDAR encephalitis. *Lancet Neurol* 2011；10：63-74.
11. Dalakas MC，Fujii M，Li M，et al. The clinical spectrum of anti-GAD antibody-positive patients with stiff-person syndrome. *Neurology* 2000；55：1531-5.
12. Hadavi S，Noyce AJ，Leslie RD，Giovannoni G. Stiff person syndrome. *Pract Neurol* 2011；11：272-82.
13. Whiteley AM，Swash M，Urich H. Progressive encephalomyelitis with rigidity. *Brain* 1976；99：27-42.
14. Stern WM，Howard R，Chalmers RM，et al. Glycine receptor antibody mediated Progressive Encephalomyelitis with Rigidity and Myoclonus（PERM）：a rare but treatable neurological syndrome. *Pract Neurol* 2014；14：123-7.

病例

18 一例罕见的基底部卒中

Fiona Kennedy

病史

患者女性，54 岁，客户经理，凌晨 2 点从睡眠中醒来，出现恶心和眩晕、呕吐。自述整个世界在旋转。发病前一天无不适，晚上 11 点上床入睡感轻度头痛。其爱人发现患者醒后与以往不同，表现为讲话口齿不清，左侧上下肢不能活动，摇晃不稳，而且右半身感觉异常。

既往有高血压、高胆固醇血症、吸烟、双侧腕管综合征，曾因鹿角样结石行肾切除术。药物史包括氨氯地平 5mg 和辛伐他汀 40mg。有卒中家族史，其母亲 68 岁时出现非致命性中风。

✪ 学习要点：后循环卒中的危险因素

- 无法改变的因素：
  - 高龄
  - 男性
  - 种族
  - 卒中和 TIA 家族史
- 可改变的因素：
  - 高血压
  - 吸烟
  - 糖尿病
  - 高胆固醇血症
  - 既往卒中或 TIA 史
  - 心房颤动
  - 动脉粥样硬化
  - 心脏结构异常
  - 饮酒
  - 肥胖
  - 缺乏运动
  - 易栓症
  - 炎症
  - 感染
  - 结缔组织病

她的配偶呼叫了救护车，在清晨6点将其送至当地医院。入院查体：Glasgow昏迷评分（GCS）为14/15。颅神经检查显示向左凝视时有眼球震颤。构音障碍，左侧肌力减弱，肌张力减退。腱反射对称存在，左侧巴宾斯基征阳性，左侧共济失调，Romberg征阳性。感觉检查发现右半身针刺觉减退。鉴于这些症状和体征，患者被转入三级医院急诊科，并被急性卒中科收入院。

到达三级医院时，患者GCS仍然是14分，但数分钟后即下降到3分。体格检查瞳孔散大固定，给予患者插管。全麻下行头部CT扫描及CT血管造影（CTA）。CT显示中脑低密度，延伸向右侧，提示急性梗死。在基底动脉顶端存在急性血管内血栓，延伸到了双侧大脑后动脉（PCA）的P1段（图18.1）。考虑CTA是非侵入性检查，紧急给予患者进行血管造影。血管造影显示基底动脉顶端有大的充盈缺损，几乎闭塞，延伸到双侧大脑后和小脑上动脉（图18.2）。神经介入放射医师尝试用Solitaire ™支架多次抽吸血凝块，并尝试套圈技术并未成功。随后通过成功抽吸血栓恢复了正常动脉管腔血供，血流重建正常（图18.3）。术后复查头部CT排除了出血、新发梗死或脑积水。

术后拔管，患者症状迅速改善，GCS恢复至15/15。患者转至卒中单元进一步明确基底动脉血栓的病因并给予康复治疗。进一步检查尿素、电解质，肝功能和甲状腺功能均正常。白细胞计数（WCC）升至17.44×10^9/L，这在卒中后常见，但也可能提示并发感染。血糖6.3mmol/L，总胆固醇3.6mmol/L。抗核抗体，易栓症筛查和抗磷脂抗体均为阴性。超声心动图检查未发现心源性血栓。心电图（ECG）显示窦性心律，胸部X片（CXR）显示吸入性肺炎，考虑为WCC升高的原因。给予患者阿司匹林75mg和氯吡格雷75mg，并继续服用降压药和降脂药。

患者转回当地卒中单元，并给予理疗。出院时，仍存在轻度左侧肢体无力（MRC 4/5级），左侧共济失调，意向性震颤，向右凝视时复视（左侧第IV颅神经麻痹引起）。患者无须在当地卒中单元继续住院，出院后在当地社区理疗。出院后行头部MRI检查示右侧脑桥旁正中脑梗死，以及右侧大脑脚内、左侧小脑上动脉供血区小梗死灶。双侧椎动脉和基底动脉内均为正常的血液流空影。

之后作为门诊患者，行经食道超声心动图（TOE），未发现卵圆孔未闭（PFO）及明显瓣膜病变。在卒中随访期间，患者能很好地依杖独立行走。继续给予理疗，患者能够重新按时计酬地工作。虽然可独立行走，但仍存在平衡障碍，在户外人多时仍小心谨慎。加用苄氟噻嗪后患者血压控制良好。

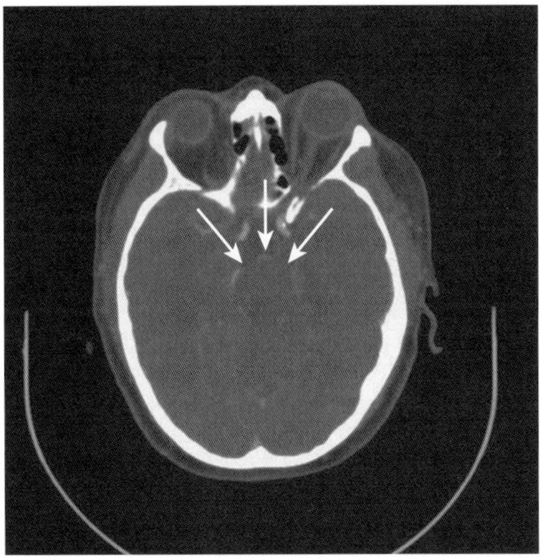

图 18.1　患者有症状醒后约 8h 时行 CTA 检查。白箭头显示基底动脉和双侧 P1 段内血栓，未见造影剂。右侧 P2 段可见正常血流。

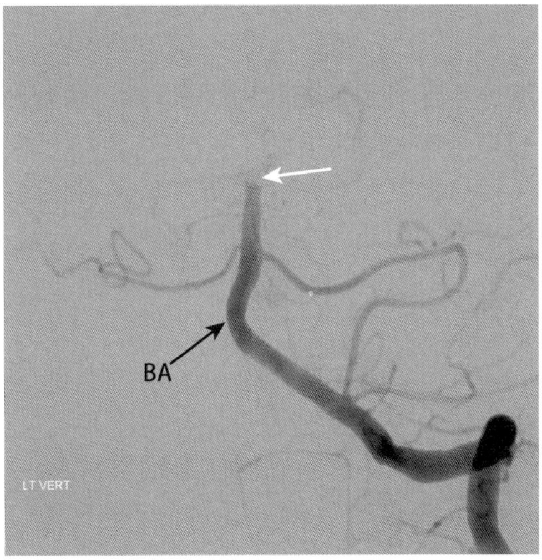

图 18.2　取栓前血管造影显示基底动脉（BA）顶端的血栓（白箭头）。

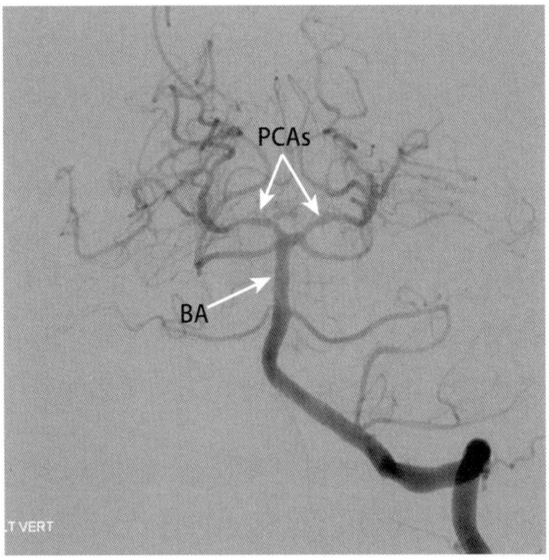

图 18.3　成功取栓后血管造影显示再通的基底动脉（BA）和大脑后动脉（PCA）中的血流。

临床提示：后循环卒中的意识水平下降

出现后循环卒中症状的患者 GCS 快速恶化提醒医师应考虑卒中的机制是基底动脉血栓形成。

学习要点：基底动脉血栓形成的临床表现

基底动脉血栓形成的症状和体征是：

- 嗜睡
- 昏迷
- 头晕
- 共济失调
- 意识模糊
- 头痛
- 偏瘫
- 偏侧感觉障碍
- 闭锁综合征
- 动眼神经麻痹
- 眼球震颤
- 面部麻痹
- 口咽麻痹
- 面部和肢体交叉征
- 同向性偏盲
- 皮质盲。

临床提示：基底动脉闭塞的原因

BAO 的潜在病因：

- 椎基底动脉粥样硬化血栓形成
- 心源性栓塞
- 椎动脉夹层。

讨论

后循环

椎基底动脉系统和大脑后动脉供应的 Willis 环后部。Willis 环连接大脑前后循环。椎动脉起源于锁骨下动脉，穿过颈椎横突孔上行，通过枕骨大孔入颅。在脑桥的下缘，双侧椎动脉汇合形成基底动脉。椎动脉分支供应脑干和小脑。基底动脉及其分支供应丘脑，脑桥，小脑，中脑，枕叶和颞叶皮层。椎基底动脉系统与所有血管一样，可能受动脉粥样硬化，栓塞，血栓形成，夹层，动脉瘤和炎症的影响[1]。这些因素均会导致后循环 TIA 或卒中。椎基底动脉卒中约占所有缺血性脑卒中的 20%[2]。

基底动脉血栓形成是卒中的罕见原因，预后差。据报道，与基底动脉血栓形成相关的死亡率高达 90%[2, 3]。幸存的患者很少能完全恢复功能，且有复发风险[4, 5]。本例患者出现对侧肢体偏瘫和感觉症状，及第 IV 颅神经麻痹和延髓肌肉受累，导致构音障碍。该例患者梗死累及小脑中脚和小脑上动脉供血区域，导致其临床恶化和意识水平下降。

动脉粥样硬化性闭塞在基底动脉潜在的狭窄区域中常见，常发生于椎基底结合处（基底动脉近端）和基底动脉中间部，而在基底动脉远端很少见。颅内大动脉狭窄在非裔美国人和亚洲人群中更常见，在老年人群中更为普遍[6,7]。

来自心脏、主动脉或近端大血管的栓塞占后循环卒中的 45%~54%[8]。在年轻人中更常见的是栓塞而不是动脉粥样硬化性闭塞[6]。研究表明，心源性闭塞在基底动脉的远端更常见。研究还显示，远端基底动脉闭塞（BAO）预后不良，特别是未能再通时[9]。

基底动脉疾病

基底动脉卒中的临床表现随狭窄或闭塞的程度不同而表现不同。60% 以上患者前期出现过椎基底动脉系统供血区的短暂性缺血症状[4, 10]。这些症状包括眩晕和恶心，头痛，复视，构音障碍，同向性偏盲或皮质盲，偏瘫和偏身感觉障碍。出现后循环言语不利症状的患者动脉闭塞的时间很难确定。后循环动脉粥样硬化性闭塞的患者可以出现以下症状：偏瘫，意识水平下降，颅神经麻痹和闭锁综合征。闭锁综合征表现为四肢瘫痪，眼球水平运动不能，意识相对保留。患者只能通过垂直眼动和眨眼与别人沟通。基底动脉近端和中段堵塞时会引起脑桥基底部梗死出现闭锁综合征。

栓塞导致的基底动脉一过性闭塞可出现短暂缺血的症状，包括急性意识丧失和脑干症状。Caplan[11] 描述的“基底动脉尖”综合征可出现一系列症状，包括意识水平降低，运动障碍和感觉异常，视觉和眼球运动异常，嗜睡和幻觉。栓子可移动到供应中脑、丘脑、颞叶和枕叶的大脑后动脉及其分支。一些内侧颞叶梗死的患者可有记忆障碍或遗忘。

学习要点：延髓外侧综合征

延髓外侧综合征是由延髓背外侧梗死导致，也称为 Wallenberg 综合征。

- 病因：小脑下后动脉（PICA），椎动脉或延髓穿支动脉闭塞
- 经典症状：
  - 同侧霍纳综合征
  - 对侧肢体、躯干和同侧面部的痛温觉丧失
  - 眩晕，恶心，呕吐
  - 眼球震颤
  - 同侧共济失调
  - 构音障碍
  - 吞咽困难。

学习要点：闭锁综合征

闭锁综合征的临床表现：

- 认知正常
- 四肢瘫
- 眼球不能水平活动
- 无法说话。

后循环卒中的影像学

CT 对脑后颅窝成像的价值是有限的。然而，CT 血管造影（CTA）是识别后循环大血管狭窄或闭塞的非常有用的方法。CTA 对识别 BAO 和狭窄的敏感性和特异性超过 90%[12]。MRI 对于诊断急性后循环梗死具有更大的价值。磁共振血管造影（MRA）也可用于检测后循环狭窄和闭塞。时间飞跃（TOF）技术和对比－增强 MRA 能够产生高分辨率图像。颅内外多普勒超声可用于检查 BAO，但在技术上受到限制。在对 19 例 BAO 患者进行的一项研究中，超过 50%的病例多普勒超声不能确诊[12]。传统的数字减影血管造影（DSA）仍然是确诊的金标准。然而，血管造影是侵入性的，耗时的，仅限于专科中心，并且相关的卒中风险约为 1%。非侵入性技术正在被广泛应用于诊断，DSA 用作诊断不确定的患者和需要血管内介入治疗的患者。

专家点评

判断后循环梗死时，MRI 比 CT 更敏感。CT 血管造影（CTA），时间飞跃磁共振血管造影（TOF MRA）和对比－增强磁共振血管造影（CE-MRA）对于检测基底动脉狭窄／闭塞和血栓的存在均有价值。数字减影血管造影（DSA）仍然是金标准。多普勒超声也可用于诊断基底血栓／闭塞，但在技术上受到限制。

治疗

基于小样本系列或个案报告中的多数证据支持在 BAO 情况下静脉溶栓，动脉溶栓或血管内取栓。在这一领域尚未完成的随机对照试验（RCT）。甚至急性脑卒中静脉溶栓治疗的 RCT 研究也未纳入众多的后循环缺血患者，也无单独的急性后循环卒中 RCT 研究。颈动脉内膜切除术、支架植入术和血管成形术已经得到广泛的评估，并被证明可以预防近期有症状的颈动脉狭窄患者的卒中复发。然而，椎基底动脉循环狭窄或闭塞没有这样的 RCT 证据。

临床提示：基底动脉疾病血管造影

尽管常规血管造影是诊断基底动脉疾病的金标准，但它却有大约 1% 的卒中风险。

Helsinki 的一项观察性研究报道了 50 例连续接受静脉溶栓治疗的

BAO 患者[13]。60%的心源性栓塞和动脉粥样化血栓形成的 BAO 成功再通，71%的夹层病例成功再通。3 个月时，46%的再通患者生活自理，未再通患者生活均不能自理。这项观察性研究报告的并发症有颅内出血，多灶性出血，蛛网膜下隙出血，脑实质出血和无症状出血转化。

对 40 例急性 BAO 患者动脉溶栓治疗的研究表明，80%的患者基底动脉再通[14]。NIHSS 评分低和再通是预后良好的预测因子，6 小时内治疗的患者在获益优于治疗延迟的患者方面具有非显著性差异。在 3 个月时，35%的患者预后良好 [改良 Rankin 评分（MRS）≤ 2]，23%的患者预后不良（MRS 3-5），42%的患者死亡。该研究表明，BAO 患者选择性进行动脉内溶栓治疗可能有益。

对已发表的病例序列进行系统分析，比较静脉溶栓（IVT）或动脉内溶栓（IAT）[15] 治疗基底动脉血栓形成的差异，发现患者死亡率或残障是相同的（78% IVT 比 76% IAT，p =0.82）。两组的生存率，良好预后的百分比和并发症的发生率也相同。IAT 比 IVT 有更高的再通率（65% 比 58%，p=0.05）。在这项分析中，无再通者良好预后的可能性“接近零”。

一些血管内的机械装置和技术已经被用来从脑血管中取栓或溶解血栓。包括使用血块抽吸，激光，超声波，血管成形术，支架置入，微导丝碎栓，圈套器和最新的 MERCI 取栓装置[16-20]。

一项小型研究进一步证实了再通改善临床结局的论据，并提供了在某些 BAO 患者中可以考虑机械取栓的证据[17]。

专家点评：已发表的病例系列的证据总结

- 在发病后 6 小时内用 IA 溶栓治疗的患者优于 6 小时后治疗的患者。
- 基线 NIHSS 评分低，良好的侧支血管和实现再通是预后良好的预测因素。
- 可以通过静脉溶栓，动脉溶栓和取栓来实现再通。
- 可以使用抽吸，激光，超声，血管造影，支架置入，微导丝碎栓，圈套器和 MERCI 血栓回收装置来实现取栓。
- 无再通的良好预后的可能性“接近零”。

理论基础

基底动脉国际合作研究（BASICS）是针对放射学确诊的 BAO 患者的一项前瞻性观察性研究[21]。自 2002 年至 2007 年期间共分析了 592 例患者。根据治疗方法分为 3 组：仅抗血栓治疗（AT），先给予静脉溶栓（IVT）随后桥接动脉溶栓或动脉内治疗，包括溶栓，机械取栓，支架置入或这些技术的组合。这项观察性研究没有得出任何证据表明任一治疗组有显著性优势。然而，与其他公布的数据一致，笔者认为再通确实能防止更糟的结局。

将已发表的研究证据汇集在一起，在 6 小时内接受治疗的、基线 NIHSS 评分低，具有良好侧支循环以及影像上缺血性损伤小的患者有良好的预后，但趋势无显著性。因此，在缺乏临床试验证据的情况下，对于具有条件的医院，可以考虑对 BAO 患者应用静脉溶栓或动脉内治疗。

结论

如果血管未再通，良好的恢复几乎不可能发生。PROACTII 试验表明，无再通患者的生存率在 0~20% 之间，而再通患者的生存率为 40%~80%[22]。因此，BAO 有效管理的关键是快速诊断和早期实现血管再通[23]。虽然没有关于基底动脉血栓形成治疗的随机对照证据，但已发表的研究表明，通过基底动脉再通能够达到良好结局。因此，以往面临预后不佳的患者实际上有机会达到良好的康复。在 RCT 结果公布之前，治疗中心将继续对 BAO 患者行权宜治疗，依据个体情况进行个体化治疗。

专家结语

基底动脉血栓形成预后不良，不经治疗死亡率很高。为了改善预后，需要及时行 CTA 或 MRA 明确诊断，以便进行治疗。没有随机对照证据指导医师进行最佳治疗，但已发表的研究显示基底动脉再通可以改善患者预后。这里要表达的关键信息是，未接受动脉再通治疗患者的结局比动脉成功再通患者的结局差。所有患者均应考虑再通治疗，但在 RCT 结果获得之前，必须在个人基础上，以多学科的参与为基础做出最优治疗的决定。

点评专家：Martin M. Brown

（赵伟 译　赵莲花 审）

参考文献

1. Voetsch B，DeWitt D，Pessin MS，Caplan LR. Basilar artery occlusive disease in the New England Medical Centre Posterior Circulation Registry. *Arch Neurol* 2004；61：496–504.

2. Baird TA，Muir KW，Bone. I. Basilar artery occlusion.*Neurocrit Care* 2004；1：319–30.

3. Wijdicks EFM，Scott JP. Outcome in patients with acute basilar artery occlusion requiring mechanical ventilation.*Stroke* 1996；27：1301-1303.

4. Hornig CR, Lammers C, Buttner T, et al. Long-term prognosis after infratentorial transient ischaemic attacks and minor *stroke*. Stroke 1992; 23: 199–204.
5. Archer CR, Horenstein S. Basilar artery occlusion: clinical and radiographic correlation.*Stroke* 1977; 8: 383–91.
6. Levy E, Firlik A, Wisniewski S, et al. Factors affecting survival rates for acute vertebrobasilar artery occlusions treated with intra-arterial thrombolytic therapy: a meta-analytical approach. *Neurosurgery* 1999; 45: 539–45.
7. Gorelick B, Caplan LR, Hier DB, et al. Racial differences in the distribution of posterior circulation occlusive disease. *Stroke* 1985; 16: 785–90.
8. Caplan L. Vertebrobasilar disease and thrombolytic treatment. *Arch Neurol* 1998; 55: 450–1.
9. DeWitte TC, Moran CJ, Akins PT, et al. Relationship between clot location and outcome after basilar artery thrombolysis. *Am J Neuroradiol* 1997; 18: 1221–8.
10. Ferbert A, Bruckman H, Drunmen R. Clinical features of proven basilar artery occlusion. *Stroke* 1990; 21: 1135–42.
11. Caplan LR. ‘Top of the basilar’ syndrome.*Neurology* 1980; 30: 72–9.
12. Brandt T, Knauth M, Wildermuth S, et al. CT angiography and Doppler sonography for emergency assessment in acute basilar artery ischaemia. *Stroke* 1999; 30: 606–12.
13. Lindsberg PJ, Soinne L, Tatlisumak T, et al. Long-term outcome after intravenous thrombolysis of basilar artery occlusion. *JAMA* 2004; 292: 1862–6.
14. Arnold M, Nedeltchev K, Schroth G, et al. Clinical and radiological predictors of recanalization and outcome of 40 patients with acute basilar artery occlusion treatedwith intra-arterial thrombolysis. *J NeurolNeurosurg Psychiatry* 2004; 75: 857–62.
15. Lindsberg PJ, Mattle HP. Therapy of basilar artery occlusion: a systematic analysis comparing intra-arterial and intravenous thrombolysis. *Stroke* 2006; 37: 922–8.
16. Gobin YP, Starkman S, Duckweiler GR, et al. MERCI I: a phase 1 study of mechanical embolus removal in cerebral ischaemia. *Stroke* 2004; 35: 2848–54.
17. Mayer TE, Hamann GF, Brueckman HJ. Treatment of basilar artery embolism with a mechanical extraction device: necessity of flow reversal. *Stroke* 2002; 33: 2232–5.
18. Leary MC, Saver JL, Gobin YP, et al. Beyond tissue plasminogen activator: mechanical intervention in acute stroke. *Ann Emerg Med* 2003; 41: 838–46.
19. Kerber CW, Barr JD, Berger RM, Chopko BW. Snare retrieval of intracranial thrombus in patients with acute stroke. *J Vasc Interv Radiol* 2002; 13: 1269–74.
20. Nedeltchev K, Remonda L, Do DD, et al. Acute stenting and thromboaspiration in basilar artery occlusions due to embolism from the dominating vertebral artery. *Neuroradiology* 2004; 46: 686–91.

21. Schonewille WJ，Wijman CAC，Michel P，et al. Treatment and outcomes of acute basilar artery occlusion in the Basilar Artery International Cooperation Study（BASICS）：a prospective registry study. *Lancet Neurol* 2009；8：724–30.

22. Furlan A，Higashida R，Wechsler L，et al. Intra-arterial prourokinase for acute ischaemic stroke. The PROACT II study：a randomized controlled trial. Prolyse in acute cerebral thromboembolism.*JAMA* 1999；282：2003–11.

23. Ford GA. Intra-arterial thrombolysis is the treatment of choice for basilar thrombosis. *Stroke* 2006；37：2438–9.

病例

19 "医生，我还能重新走路吗？"

Sara Ajina

病史

患者女性，26 岁，因从 1 楼阳台坠落后通过当地医院转诊至三级神经病学中心，发病前和朋友一起饮酒，依靠的栏杆突然倒塌，导致患者从 5 米高空坠落。

急救医疗人员记录现场 GCS 评分是 15 分，按照高级创伤生命支持（ATLS）标准进行搬运，并予以高流量吸氧，建立静脉通路，迅速开始复苏。考虑患者不仅处于脊髓损伤（SCI）的持续状态，而且可能存在不稳定脊柱骨折。急救医疗人员做了基础体格检查，包括头、胸、腹部、骨盆和四肢等可提示多发创伤的体征检查。结果显示腹式呼吸和患者下肢出现迟缓性瘫痪，并且出现上胸椎变形伴随后部及颈部重度疼痛。

患者可以谈话，并且可以维持呼吸，仰卧位（脊髓固定最佳方案），应用沙袋制作的刚性颈托固定颈部，后转运至医院。最初阶段的防护装置对脊髓损伤至关重要，并且大流量吸氧和循环建立是最佳的方案，为神经复苏创造条件。

临床提示：紧急脊柱固定

因为 SCI 可能是多阶段的损伤，因此，固定整个脊柱是急性期管理极其重要的。按照 MASCIP 指南（www.mascip.co.uk/guidelines），由 5 个人同时移动头部，始终保持一定弧度，尽量减少脊髓位移。

患者到达医院后，监测显示血压持续偏低，心率约为 55 次 / 分，这种状态病因是神经源性，而不是循环性休克。这一阶段的管理包括持续的积极液体复苏。避免使用心肌收缩力药物，已证明对维持脊髓灌注无效[1]。根据目前的指南建议[2]，患者没有应用激素类药物。

专家点评

神经源性休克在颈髓损伤患者中约占 1/5，而胸髓损伤患者发生神经源性休克约有 1/10。且最严重的损伤是胸 1 水平以上，因为完整的交感神经传出通路被打断[3, 4]。该患者应该符合高位胸髓损伤，至少部分损伤，从而影响外周血管张力和静脉回流。

患者病情稳定，进行了影像学检查，包括全脊柱的 MRI 扫描（图 19.1a）。结果显示 T9 椎体骨折，T8/9 不稳定及脱位，椎管显著受损，T6 以下脊髓损伤。医疗决策为脊柱稳定术，患者在伤后两天接受 T6~T11 后路固定手术。图 19.1b 显示术后影像学。

第 1~4 周：早期康复：

评估和康复计划

术后 18 天，患者被转移至脊髓损伤中心（SCIC）进行康复治疗。康复小组的所有成员仔细询问了伤者的病情细节和随后的管理，对患者进行了全面的评估。

“ **专家点评**

目前尚无证据推荐大剂量甲泼尼龙治疗急性脊髓损伤，而此方案可能增加早期死亡率和致残率[5]。

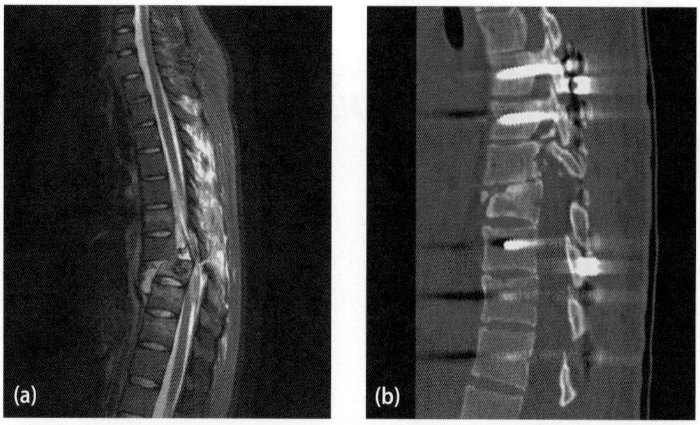

图 19.1 脊柱固定前后的 MRI 和 CT 图像：(a)MRI T2 加权显示脊髓损伤，与 T8/9 骨折脱位相关，伴明显椎管损伤；(b)CT 扫描显示 T6~T11 后固定术后影像。

除了手术部位轻微疼痛外，患者在气压床垫上感到很舒适。因为 T6 以上 SCI 病变，收缩压的正常范围通常下降到了 90~110mmHg，所以有必要在她的监护中调整相应的警报数值。神经评估（图 19.2 和图 19.3）显示 T5 水平：AIS A（神经功能损伤分级评分 A 级），部分胸髓功能保留（T6~T8）。下肢肌张力较弱，无反射，运动范围不受限制。

ASIA 损伤程度分级量表(AIS)

□ **A 级 = 完全性损害**。骶段(S4~S5)无任何运动及感觉功能保留。

□ **B 级 = 不完全损害感觉型**。神经损伤平面以下包括骶段 S4~S5[轻触觉、S4~S5 针刺觉或肛门深部压觉(DAP)]感觉功能保留，但身体两侧无任何运动功能。

□ **C 级 = 不完全损害运动型**。神经损伤平面以下运动功能保留 **，50% 以上的关键肌群肌力小于 3 级(等级 0~2)。

□ **D 级 = 不完全损害运动型**。神经损伤平面以下运动功能保留，50% 以上的关键肌群肌力大于或等于 3 级。

□ **E 级＝正常**。ISNCSCI 测试的所有脊髓节段的感觉和运动功能均正常，并且患者有先前的缺陷，那么 AIS 等级是 E。无脊髓损伤的患者不进行 AIS 等级评分。

注：** 对于评分为 C 级或 D 级患者，即不完全损害运动型，必须有(1)自主肛门括约肌收缩或(2)骶部感觉保留，而该侧运动损伤平面以下大于 3 个节段存在随意运动功能。此时的标准甚至允许超过 3 个节段非关键肌肉的功能低于运动水平，用于确定运动不完全状态(AIS B 级与 C 级鉴别)。

注：评估损伤平面以下的运动功能，在区分 AIS B 和 C 时，任何一侧的运动功能符合相应分级的标准即可确诊分级；而区分 AIS C 和 D(基于关键肌群肌力 ≥ 3 级的比例)，可以使用单一肌群的功能进行评价。

图 19.2 美国脊髓损伤协会（ASIA）损伤量表用于分类脊髓损伤和评估预后。
Reproduced with permission from the American Spinal Injury Association.

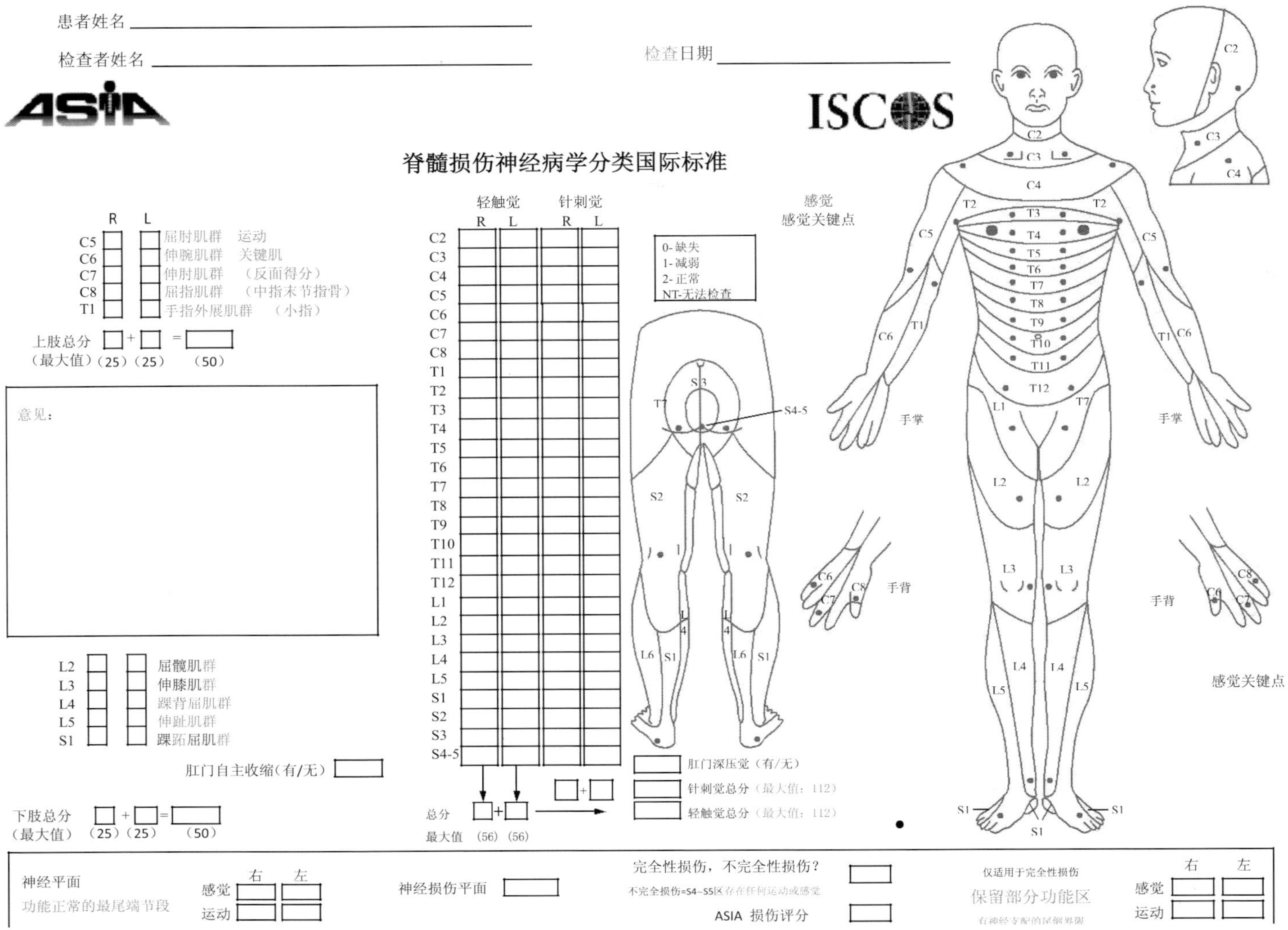

This from may be copied freely but should not be altered without permission from the American Spinal Injury Association.

图 19.3 ASIA 评分表使评估员清楚地展示脊髓损伤的感觉和运动水平，以及其严重程度。此评估应在入院时立即进行，如有任何恶化迹象，需要定期进行复查。Reproduced with permission from the American Spinal Injury Association.

临床提示：ASIA 分级评价

分类和评估脊髓损伤预后的最重要工具之一是基于脊髓损伤后神经分类的国际标准（ISNCSCI），通常称为 ASIA 评估。通过评估双侧 10 组肌肉的运动功能（0~5）和 C1 以下的每个脊髓节段的感觉功能（0~2）来确定运动、感觉和神经损伤节段。感觉评估用轻触、尖锐刺觉及钝刺觉测试，并且需要对于每一个脊髓水平（即当应用轻触摸对比无触摸，或针刺对比钝刺觉）进行精确的不同刺激，以获得尽可能精确的评价。应该在躯干和四肢的前部和后部都进行感觉评估。这还必须包括自主肛门收缩、肛门深部压觉和骶部感觉的评估，这对于确定从 AIS A 到 E 的总体损伤等级（见图 19.2 和图 19.3）是必不可少的。如果完全损伤，也有必要确定部分保留带，表示神经平面以下保留了部分神经支配。

该类患者常规处理计划概括在学习要点中：在康复开始时，要考虑的关键问题是行胸部 X 线检查（图 19.4）。告知患者以前脊髓损伤的“非常基本”的信息，以及将来的预后，但是她意识到她可能不会再走路了（参见 SCI 中的表 19.1）。一旦获得她的胸片和（或）其他影像，将举行会诊。讨论的问题有：患者的诊断，短期和长期的预后，以及对她有益的支持治疗。如果患者同意，鼓励和家人一起参加会诊，此次会诊将展示患者脊柱损伤的照片，最好是在远离病房的会诊室里进行。在她为期 12 周的康复期（表 19.2）中，需要额外提供每周评价一次的 SCI 患者功能评价量表，这是实现独立和自我管理的关键[6]。还将由职业治疗师、理疗师、护士和医疗团队成员安排每周两次的目标计划评估。

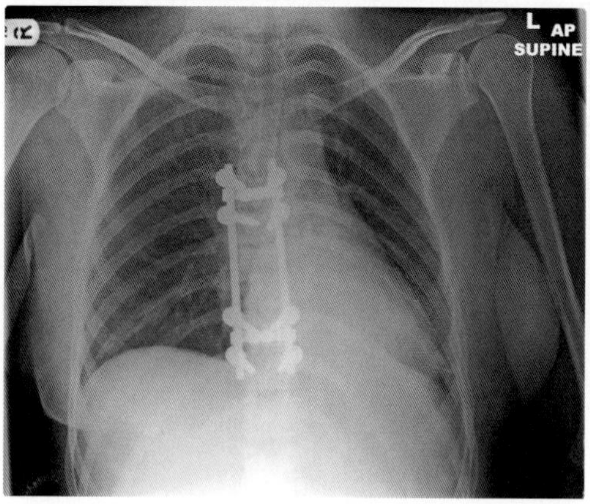

图 19.4 在入住 SCI 单元时胸片显示无明显的胸部损伤，原位脊柱内固定。

表 19.1 完全性脊髓损伤的功能恢复预期

水平	神经支配的肌肉	功能恢复
C1~C3	胸锁乳突肌、颈椎旁肌、颈部辅助呼吸肌。可能控制颈部屈曲、伸展和旋转	依赖呼吸机,定期抽吸清除分泌物。需要全职护理人员。应该具有言语独立性。用头和口驱动电动轮椅和控制环境
C4	上斜方肌、膈肌、颈椎旁肌。可能控制颈部屈曲,伸展,旋转,吸气,肩耸肩	能使用膈肌独立呼吸。呼吸储备可能较低,仅次于肋间肌瘫痪。依据损伤 C1~C3 水平而定
C5	三角肌,肱二头肌,肱桡肌,长斜方肌,前锯肌(部分)。可能控制肩屈曲和外展、肘屈曲和旋后	坐起需要完全帮助,用腕托等辅助工具可以独自进行饮食和基本梳洗。可以短距离驱动手动轮椅,或通过手摇杆控制电动椅。需要全职护理人员
C6	桡侧腕长伸肌,前锯肌,背阔肌。可能控制前臂旋后、腕关节伸展和一些水平内收	可以使用手指屈肌张力替代手指抓握能力。借助辅助工具可以独立进行饮食和上身护理。虽然大多数患者可以执行 ISC,但需要人帮助护理下半身(大小便)。可以在平面上独立转移。独立驱动轻型轮椅。能用手控制驾驶自动车。需要兼职护理人员
C7~C8	背阔肌、胸骨胸肌、肱三头肌、旋前方肌、尺侧腕伸肌、桡侧腕屈肌、指深屈肌和浅表屈肌、屈肌 / 伸肌 / 拇外展肌、蚓状肌(部分)。可能控制肘关节伸展,尺骨 / 腕部伸展,腕屈,手指屈曲和伸展,拇指屈曲,伸展,外展	独立进行日常活动。能够独立地穿脱衣服,有灵活地仰头和伸展动作。可以独立移动包括错层之间的移动,虽然在轮椅和地板之间需要帮助。可以掌握先进的轮椅技能
T1-T9	手部,内外肋间肌,竖脊肌,蚓状肌。上肢完全完好,上躯干稳定性有限	肋间神经支配可提高呼吸肌的耐力和肌力。各方面均能独立。不用滑板可以独立转移。依靠站立支架独立站立。在 T6 以下,不存在自主神经反射障碍的风险(虽然发生的损伤与 T8 一样低)
T12-L1	完整肋间肌,外斜肌,腹直肌。呼吸功能完好,躯干稳定性好	在前臂拐杖、助行器或 KAFO 协助下进行一些功能性步行。为了更方便地移动可能仍然需要手动轮椅
L2-S5	完整的腹部和躯干肌肉。髋关节屈肌、伸肌、外展肌和内收肌、膝屈肌、伸肌、踝背屈肌和足底屈肌的程度,取决于水平	良好的躯干稳定性。部分自如地控制下肢。可能需要支具或拐杖(L3~5)和 AFO 帮助脚部间隙运动(L3)。S1 以下可有独立行走

ISC:间歇性自我导尿,AFO:踝足矫形器,KAFO:膝踝足矫形器。

表 19.2 康复预期时长 *

呼吸肌辅助呼吸治疗 AIS A-C	20 周
C3~C5 AIS A-C	12 周
C6~C8 AIS A-C	15 周
完全性 AIS D	16 周
少数 AIS A-C	12 周
不完全 UMN 少数 AIS D	12 周
非卧床的马尾	6 周

*Example from a UK SCIC.

学习要点：康复开始时要考虑的关键点

- 在 24h 内进行最新的 ASIA 评分。
- 痉挛状态评估：考虑全身和（或）局部应用抗痉挛药物。
- 血液检查：全血计数、尿酸和电解质、肝功能、血钙、血糖、无机磷、血镁、C 反应蛋白、甲状腺功能、维生素 B_{12}、叶酸、铁蛋白、维生素 D，特别是预防抗利尿激素分泌过多的早期低钠血症和制动性高钙血症。
- 全脊柱 MRI 扫描：检查多个 SCI 节段，未发现的骨折 / 脱位，外伤后脊髓空洞症。
- 明确脊柱管理：确定脊柱稳定性，限制脊柱运动，需要脊柱外科医师的矫形器。
- 回顾外伤性 SCI 患者的所有损伤节段，并制订最佳的治疗方案。
- 头部损伤：病史中有意识丧失、短暂性遗忘、颅内压升高的证据。如果认知异常，则用六项认知功能测试和更详细的工具来评估认知。如有风险，必须复查或行头颅 CT 扫描。
- 低分子肝素和 TED 弹力袜：血栓栓塞高风险的患者，从 72h 起开始应用，持续应用 12 周，除非有禁忌。
- 抗胆碱能药物：若骶上脊髓损伤，10mg 奥昔布宁 XL，早期开始应用。
- 质子泵抑制剂：所有患者 12 周内应用。应激性溃疡风险为 2%~20%，第 9 天发病率达高峰。
- 麻黄碱或（和）氟氢可的松：必要时处方应用，如果 SCI 患者存在直立性低血压的风险，可应用于 TED 弹力袜和腹带。
- 硝苯地平：如果 T6 以上的 SCI 发生自主神经反射障碍，必要时应给予 10mg。
- 要求 SCI 术后 4~8 周行尿动力学检查和泌尿系超声检查。
- 皮肤完整性评估，提供气垫，并定期调整以适应当前的灵活性（高风险患者，每 2~3 小时调整 1 次）。
- 评估患者对现状、期望和文化信仰的理解。

学习要点：SCI 的预后

表 19.1 完整的描述了不同节段脊髓损伤可能的功能缺损，通常会提供一个非常准确的预测因子。然而，继发的并发症或合并症可能影响全部功能的恢复。患者在恢复方面的进展是难以预测的，但遵循特定模式，临床检查可作为预测因子。数据来自观察研究，可以作为预测预后的指导，但值得关注的是个体的预后不可能准确预测。

完全脊髓损伤

恢复和改善通常是非常有限的。在四肢瘫痪患者中，70%~80% 的患者在康复期后将改善 1 个级别。小于 1% 的患者将获得下肢功能性肌力。如果上肢肌群的初始肌力为 1/5~2/5，则预期可以改善到 3 级。在完全截瘫的患者中，只有 25% 的患者神经功能有所改善，肌群的改善能从 1/5~2/5 提高到 3/5。一般情况下，马尾神经病变的预后优于脊髓病变。

不完全脊髓损伤

不完全性截瘫，超过 90% 的患者神经功能预期能改善一个级别。特别是，患者的年龄和针刺觉是评价预后的有用指标。如果在上肢中保留针刺觉，大多数患者将在相应的肌节中肌力超过 3/5 级。如果骶骨和（或）下肢保留针刺觉，患者更可能在一年内行走，超过 50% 的人会从 ASIA 分级 C 转为 ASIA 分级 D。在不完全截瘫中，大约 85% 的患者肌肉在一年内会有 1/5~2/5 到 3/5 之间的改善。0/5 级的肌肉有 26% 的概率提高到 3 级。总体而言，所有年龄组 76% 的患者可以回归社区。

专家点评：TN 的发病机制理论

在住院期间每周（或每两周）的目标规划会议，要求患者与康复团队一起设定明确的长期和短期目标。使用脊髓独立性评定（SCIM）记录当前的功能水平，同时可客观的测量患者的功能水平，类似于非特异性神经疾病的 FIM-FAM[7]。

呼吸功能

这是早期康复治疗和护理干预的重点。高位胸髓和颈髓病变患者特别容易发生呼吸系统并发症，SCI 患者在伤后第一个月的发生率为 67%。T5 水平的病损可使肋间肌和腹部肌自主收缩障碍，后者在呼气期间产生咳嗽中非常重要。因此，应进行预防性胸部治疗，包括深呼吸练习、拍背和辅助咳嗽。这包括当患者试图咳嗽时，可向下肋骨或上腹部的两侧施加向上和向内的压力，从而产生额外的胸腔内压力。

膀胱

患者仍然需要导尿管排尿。早期损伤后可以作为监测出入量平衡的方法，但很容易成为感染源。与脊髓圆锥和马尾病变导致的直接压迫性膀胱不同，骶上脊髓病变时，膀胱的好转可能需要数周或数月。逼尿肌可与远端括约肌同时收缩，导致排尿障碍，称为“远端括约肌协同失调”（DSD）。其可能导致逼尿肌压力增高，引发急性自主神经反射障碍。如果不及时治疗，膀胱压力升高可导致逼尿肌肥大、膀胱输尿管反流和肾积水，以及膀胱排空不完全引起反复尿路感染和肾盂肾炎。因此，通常在损伤后 6~8 周内必须进行膀胱结构、功能和压力评估。该患者的评估结果如图 19.5 所示。应至少每年进行一次泌尿系超声检查，每 12~18 个月进行一次尿动力学检查。

临床提示：神经源性膀胱的管理

虽然病情可能会演变，但是由于可以从 SCI 的节段及严重程度，上肢灵活性以及患者习惯方面预测可达到的目标，应早期给予膀胱治疗。最终的目的是改善症状和预防并发症。在这种情况下，间歇性自我导尿联合抗胆碱能药物是长期管理的最佳方法之一[8]；因此，在入康复中心时就开始使用奥昔布宁 XL 10mg。奥昔布宁 XL 减少收缩力并增加膀胱容量，有助于降低神经源性膀胱逼尿肌压力，防止插管期间尿失禁。有了这两种技术，患者应该能够避免应用尿失禁垫或尿液引流装置，这对于年轻患者非常重要。要学会间歇性自我导尿的前提是，患者必须能够坐起来，最初由护理人员执行导尿操作，直到患者本人能够完全自行操作导尿。目的是保持膀胱容积在 400mL 左右，每隔 4~6h 进行一次导尿，如果患者有感觉的话，可以行紧急导尿；或者适应他们的日常生活，因为患者本人能够预测膀胱充盈时间。

临床提示：自主神经反射障碍

发生率

自主神经反射障碍（AD）是一种可能危及生命的并发症，影响 48%~85% 的 T6 水平及以上的脊髓损伤患者，脊髓休克后发病。这是完全性脊髓损伤患者最普遍的并发症，虽然它也发生于不完全性脊髓损伤患者中。

发病机制

自主神经反射障碍的发生是由于脊髓交感神经通路的中断，脊髓交感神经通路在损伤平面将脊髓上的心血管中枢与周围的交感神经联系起来。其结果是，在病变下方的感觉触发引起大量不平衡反射性交感神经放电，其确切机制尚不确定。相关的假说有：感觉通路或交感神经系统去抑制，交感节前神经元的反射改变，脊髓间质神经元的神经支配，以及去神经性超敏反应。

触发因素

常见诱因包括空腔器官（通常是膀胱和肠道）扩张，插管，尿路感染，尿动力学，伤害感受器的激活，性活动，增加痉挛，功能性电刺激，骨异位和骨骼骨折。

体征和症状

患者可能会出现突发性头痛，与收缩压突然升高有关（≥20%）。病变水平以上的皮肤潮红和出汗，可能会出现鼻腔充血、恶心，说明损伤水平以上原来平衡的副交感神经活动失能。如果持续严重的高血压，可导致视网膜 / 脑出血，心肌梗死和癫痫发作。

管理

让患者坐起来，去掉任何可能的诱发因素，必要时用快速起效且持续时间短的抗高血压药物，如 10mg 硝苯地平（嚼服和快速舌下含服）或应用硝酸甘油。

肠道

正如预期的那样，该患者出现排便冲动障碍和无法自主控制肛门括约肌。大便时，她通常都不知道，床单经常被弄脏。这对她来说极其痛苦，因对这种情况的发生缺乏理解导致症状恶化。受伤后，应尽快启动肠道管理。遗憾的是，直到患者进入 SCIC 才被关注。

结合详细的教育计划，该患者肠道护理的原则是在反射性介导性尿失禁发生前常规引起排便的先发制人的策略。在反射亢进的肠道中，虽然自主控制受损，但是脊髓和结肠以及肌间神经丛之间的连接保持完整，因此粪便可通过反射活动排出。在餐后 15~30 分钟内刺激结肠可以进一步刺激胃结肠反射。最初，该患者需要短期的通便药，因为便秘（可能是由术后止痛药引起，SCIC 管理可减少其发生）引起直肠扩张和尿失禁。然后，开始每天用甘油或比沙可啶栓（比甘油更刺激）的甘油栓剂，等待 5 至 15 分钟，然后尝试用手指刺激直肠，促进充分排便。通常，用手指刺激持续 30 秒至 1 分钟，之后在数秒到数分钟内出现蠕动活动和粪便排出。这最初是由护理人员完成的，不过后期患者可自行操作。

体位管理和物理治疗

鉴于高胸段脊髓损伤有直立性低血压的风险，患者暂未下床活动。此外，四肢瘫痪或高位截瘫患者仰卧可明显改善肺活量，这主要是由于重力对腹部内容物的影响，导致直立时潮气量减少。为了减少此影响，只要患者直立，工作人员就应采用腹带。增加腹内压力，使膈肌处于更有效的休息姿势。

最初，躯干控制能力很差，虽然平衡能力在学习独立行走时起着关键作用。我们还需要研究她非瘫痪的上肢 / 肩胛带肌肉的力量，这对提供支撑非常重要。一旦可以自行驾驶普通的轮椅，则可以通过当地的轮椅店订制的轻质支具。患者可以在病房间自行移动，这很快提高了她的独立性。虽然仍然需要帮助才能转移到椅子上，但她可以自己去健身房或餐厅。关于增加轮椅使用对皮肤完整性的影响，请参阅临床提示。

临床提示：皮肤损伤和压力缓解措施

长时间坐在轮椅上会导致皮肤破裂，增加坐骨压疮风险，因此，建议花数天时间逐渐增加坐轮椅的时间。提供正确的垫子也同样重要（在这种情况下，Jay 2 坐垫有高的皮肤破裂风险），并且教患者如何通过向前倾斜来减轻压力。因为这关乎患者自身健康，所以应尽力强调其重要性。大多数指南建议坐在轮椅上每 60 分钟减压两分钟。

患者还开始了一项支持性的站立计划。除了显著的心理益处外，定期站立可以帮助防止挛缩，减少痉挛，并有助于肠道功能。她在每次训练前给予麻黄碱 15~30mg 预防性治疗直立性低血压。然后她可以一次躺在倾斜的桌子上 15 分钟，垂直角度随着每次训练的增加而增加。到了第 5 周，她可以一次站在 Oswestry 站立架上 30 分钟。

第 5~8 周：中间康复

大约在入院中期，患者及家人和康复小组之间召开了一次会议。并邀请当地的工作人员参加，以便了解出院后可能的健康和社会需求。这次会议为每个人提供了一个机会，让其了解最新进展，值得关注的领域，

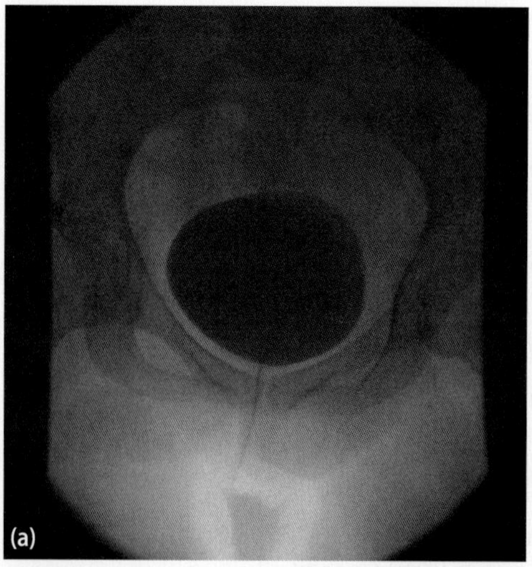

膀胱测压

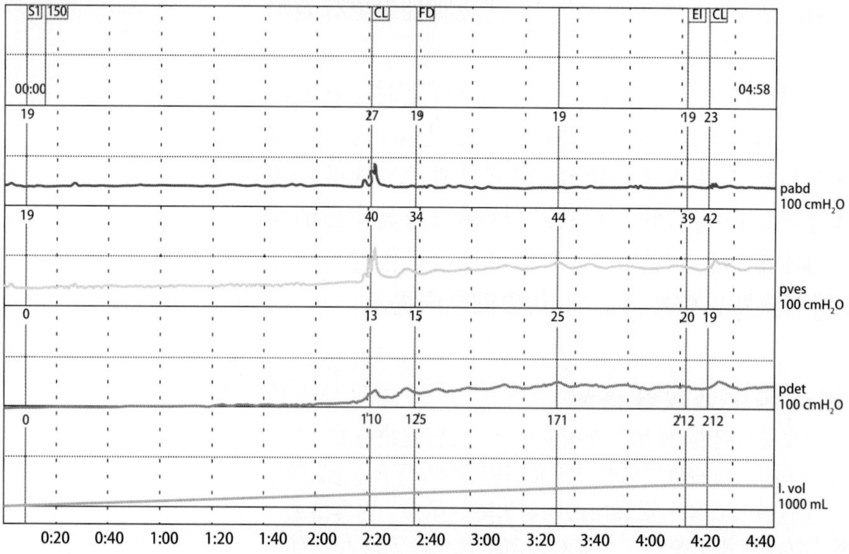

	初尿意容量	正常尿意容量	正常尿意容量	急迫尿意容量		最大压力	注入容量
膀胱压	34 cmH2O	- - cmH2O	- - cmH2O	- - cmH2O		59	112
腹压	19 cmH2O	- - cmH2O	- - cmH2O	- - cmH2O		43	112
逼尿肌压力	15 cmH2O	- - cmH2O	- - cmH2O	- - cmH2O		26	212
尿道压	- - cmH2O	- - cmH2O	- - cmH2O	- - cmH2O		--	--
尿道闭合压	- - cmH2O	- - cmH2O	- - cmH2O	- - cmH2O		--	--
注入容量	125 mL	- - mL	- - mL	- - mL			
顺应性	8 mL/cmH$_2$O	- - mL/cmH$_2$O	- - mL/cmH$_2$O	- - mL/cmH$_2$O			

注入介质	对比剂	膀胱最大容量	- - mL	最大输注容量	212 mL
滴速	50 mL/min	最小 Valsalva漏尿点压力（最大漏尿点压）	cmH2O	最小膀胱漏尿点压力（逼尿肌漏尿点压）	cmH$_2$O
检查体位	仰卧位	肌电信号协调:		肌电活动	
膀胱感觉	正常	膀胱顺应性		逼尿肌	反射亢进
无抑制性尿道松弛		无抑制性收缩			
导管类型		诱发			
肌电图电极类型		肌电图电极位置			
备注	残余尿量450mL				

图 19.5 在第 8 周的膀胱检查显示充盈量正常，无膀胱－输尿管反流或逼尿肌肥大的早期征象。膀胱测压显示与逼尿肌压力增加有关的膀胱顺应性轻度下降。

以及预期的目的和出院日期。这也是一个让患者说出任何特殊的关注或问题的机会，例如，她对为其提供再次行走机会的“研究机构”的兴趣等。

“ 专家点评：接近“研究组织”的伦理

在这个案例中，治疗患者脊髓损伤时，她开始对电辅助行走装置和神经系统“再激活”的研究产生了浓厚兴趣。这是非常常见的，因为患者、家庭和朋友试图找到解决方案，随着互联网的发展和生物医学工程的重大进步，导致许多公司声称能使其恢复功能。一个有效的方法是安排会议，公开讨论当前治疗标准和治疗不到位的地方。应该解释严谨研究的重要性，以及世界上许多提供所谓的治愈中心缺乏证据并可能有危害。如果您自己的单位从事任何研究，则可以提供当前项目的摘要，如可用的文本材料，并提供在相关项目出现的情况下传递患者的详细信息。患者也可以从网站上（<http: //www.escif.org> 和 <http: //www.closerlookatstemcells.org>）获取信息，这些网站提供医学机构关于未经证实的治疗科学声明和当前状态的详细信息。

痉挛状态

到目前为止，患者的治疗进展顺利。然而，在第 5 周和第 6 周左右，治疗师注意到患者下肢痉挛和阵挛增加，开始影响患者的转运板转移，以及她在轮椅上的姿势。此时，没有发现明显的触发痉挛发作的诱因，并且认为痉挛是脊椎休克的自然代偿（见表 19.3 的痉挛分级）。已经尝试过物理干预，因此有必要考虑其他的方法来与拉伸结合。患者开始使用巴氯芬 5mg，每日 3 次，如果副作用不严重，每隔数天进行一次上调，同时还进行功能性电刺激。

表 19.3 修正的 Ashworth 量表 *

级别	评定标准
0 级	无肌张力增加
1 级	肌张力轻微增加，受累部分被动屈伸时，在关节活动之末时出现突然卡住，然后呈现最小的阻力或释放
1+ 级	肌张力轻度增加，表现为被动屈伸时，在关节活动后 50% 范围内出现突然卡住，然后均呈现最小的阻力
2 级	肌张力较明显增加，关节活动时大部分范围内肌张力均明显增加，但受累部分的活动仍算容易
3 级	肌张力严重增高，被动活动困难
4 级	僵直，受累部分被动屈伸时呈现僵直状态

* 可用于痉挛分级，以监测和评估随着时间推移的疗效，如肉毒杆菌毒素注射。这也是一个客观和普遍认可的评定量表。

Reproduced from *Phys Ther* 67(2), Bohannon RW, Smith MB, Interrater reliability of a modified Ashworth scale of muscle spasticity, pp. 206–7, © 1987, with permission from the American Physical Therapy Association.

学习要点：痉挛状态

定义

痉挛的特点是速度依赖性强直性牵张反射增加和α-运动神经元兴奋性提高。痉挛是由于多突触反射去抑制而产生，并且可以通过拉伸或神经末梢、有害的或内脏传入而诱发。相比之下，增高的张力是通过Ia和IIa纤维传入对静息状态下肌肉拉伸应答的增强和延长，这可能与结缔组织变化和异常的协同收缩有关。

评估

这是一个多学科的方法，评估痉挛的模式，其严重性（表19.3），明显的诱因，以及它的减少会有什么影响，特别是对肌力的影响。常见或重要的触发因素包括疼痛、便秘、感染、皮肤刺激、异位性骨化和脊髓椎管的发育。因此，将评估作为一种识别潜在问题的方法是很有用的，其治疗可以纠正痉挛，而不需要全身性的药物治疗。

管理

可以分为物理疗法和药物疗法，包括全身治疗、区域治疗和局部治疗。

1. 全身治疗 可以通过巴氯芬，加巴喷丁，苯二氮䓬类药物的作用于GABA受体。或者，具有中枢作用的α-去甲肾上腺素激动剂，如替扎尼定和可乐定，可以靶向抑制谷氨酸和天门冬氨酸的释放。外周作用药物包括抑制细胞内钙释放的丹曲林和大麻素类药物。虽然没有一致的关于药物选择的指南，但是在一般模式的痉挛中都是有益的，并且它们的作用很容易逆转。缺点包括一系列副作用，如嗜睡（大多数药物），直立性低血压和肝毒性（替扎尼定）和无力。

2. 区域治疗 以传入或传出途径为靶向。传入的靶点选择包括局部麻醉，功能电刺激，硬膜外脊髓刺激，外科神经阻滞。传出靶点选择包括鞘内巴氯芬或罕见情况下鞘内注射苯酚，导致蛋白快速变性。然而康复阶段很少考虑，鞘内注射的剂量约为口服剂量的1%，可有明显的靶向性且全身副作用最小。虽然它需要外科操作，价格昂贵，需要仔细的护理和监测并发症，但有相当多的证据表明该方法的疗效和获益。患者通过腰椎穿刺术缓慢注射给药，试验剂量为巴氯芬25~100μg。使用痉挛评分量表在数小时后评估肌张力和功能，如修改后的Ashworth量表（表19.3）[9]。

3. 局部治疗 包括快速周围神经阻滞，以实现整个肌群的集中放松，或肉毒毒素注射，其效果在4周达到高峰，持续时间长达3个月。肉毒毒素可以非常有效地针对单个肌肉，具有单一的运动效果，尽管剂量有限制，特别是在下肢治疗时（最大400单位的BOTX® 或1000单位DyStPro®）。患者可能由于抗体形成，而随着时间的推移而产生耐药性。

学习要点：功能性电刺激（FES）

FES通过在神经支配的远端施加安全的电流来引起肌肉收缩。物理治疗师可利用FES帮助肌力恢复，改善运动范围，短暂得抑制痉挛，并促进不完全性脊髓损伤的自发性运动功能。对于四肢瘫痪的患者，FES也可用于恢复手的抓握和伸展。对于截瘫患者，如该患者，FES可用于心脏调节，改善下肢静脉回流，以及可能预防骨质疏松症，虽然证据是等级不高。该患者每周使用两次FES辅助自行车各30分钟，可以获得特殊的心理和心血管益处。这是通过计算机控制装置，用一系列表面电极来依次刺激双侧股四头肌、腘绳肌和臀肌。其效果是使下肢完全瘫痪的患者能够协调和控制双腿的运动。

（待续）

（续）

虽然明显有益，但仍有一些问题需要考虑。首先，T5 以上病变可能由于交感神经控制受损而丧失某些心血管益处，从而使身体增加心率、搏出量和心排血量的能力受限。其次，使用 FES 来恢复由于神经损害而丧失的功能性运动相对不常见且价格昂贵，不能常规使用。

神经源性膀胱和复发性尿路感染

在此阶段，由康复治疗师帮助患者每隔 6h 进行间歇性导尿，每次尿量为 200~300mL，尽管这增加了尿失禁的概率。在此病例中，导尿之后每天有数次不自觉地反射性地排空。评估完她的泌尿系统后（见图 19.5），证实她的逼尿肌压力增高，伴轻度括约肌末端运动异常。尿量没有明显的增加，这将导致膀胱症状加重。因此她的抗胆碱能药物应（奥昔布宁 XL）由起始剂量增加到 20mg。目前还认为巴氯芬可以治疗其全身痉挛，并可能有助于盆底横纹肌协调运动可能改善膀胱症状。如果还不能缓解症状，可以使用胆碱能二线药物[10]，然后考虑局部治疗，如膀胱内肉毒素治疗。

药物调整证明是有效的，但数星期后，她开始抱怨容易疲劳并且出现下肢痉挛和尿失禁症状加重。她表现出尿路感染的迹象，因此口服呋喃妥因和增加口服药物的剂量。然而，在治疗第一天结束时，她的症状明显恶化，频繁的寒战，心率 130 次 / 分，血压为 85 / 60mmHg，体温为 39.5℃。给予高流量吸氧和液体复苏之后，转移至急诊监护室。并根据建议，将抗生素调整为静脉注射哌拉西林 / 他唑巴坦，并留置导尿管。尽管她对治疗反应良好，她也在康复期间出现了两次泌尿系感染和一次脓毒血症。

临床提示：泌尿系感染

临床上神经源性膀胱患者易发生尿路细菌定植。这种风险在留置导尿管的患者中（细菌感染可能性 98%）特别高，虽然行间歇性导管，仍然有 70% 的概率出现细菌感染，此类患者更容易出现症状性尿路感染。大多数 SCI 患者的尿路感染发作是由肠道共栖菌群引起的，主要是革兰阴性杆菌和肠道球菌。这使患者革兰阴性败血症的重大风险，这种情况可以非常迅速地进展。事实上，败血症仍然是 SCI 发病率和死亡率的常见原因[11]。有趣的是定植菌群通常随性别或 SCI 节段的不同而不同；例如，女性 SCI 患者中，大肠杆菌和肠球菌占尿路感染的 2/3 以上[12]。因此，临床医生在做出治疗决策时必须因感染的症状或体征的不同而选择合适的抗感染药物。在多重细菌生长的情况下，很难确定具体哪种细菌属于感染的致病菌群。在这样的情况下，患者全身不适，针对所有菌群应用广谱抗感染治疗是合理的。

第 8~12 周：晚期康复

本阶段，患者决定短期内出院回父母家，随后准备去自己的公寓。目前治疗的重点是出院前最大限度地提高其独立性。这包括能够正确自我治疗，独立清洁导尿和肠道管理，不同楼层的自行转移，并每天检查自己的皮肤，以防早期压疮或皮损。在这个阶段，同样重要的是考虑成功重返社会，如高级轮椅技能、帮助返回工作岗位、驾驶合适的车辆、鼓励重拾以前喜欢的爱好或运动，给予与亲戚、家人和朋友社交的机会。提供性功能、身体形象和人际关系方面的咨询。

学习要点：经肛门灌肠

肛门灌洗系统，如 PelsStun®，可以一种保守肠管理的合理替代，并已显示可改善脊髓损伤患者的便秘、大便失禁的症状，提高其生活质量[13]。对其他神经源性肠功能障碍也有效，它的原理是可以有效地使降结肠排空，这样患者则不会出现大便失禁，并且排便周期也可以延长。肠穿孔相关的风险虽然罕见，但肠穿孔可以使大便失禁在短期内恶化。因此，重要的是考虑禁忌证，如活动性肠炎，排除后才能考虑这一治疗选择。

生育和性功能

由于该患者 20 多岁，有必要主动地提及其受孕和怀孕的话题，以避免因误解而产生焦虑，并提供一个基本的想法。大多数有脊髓损伤的育龄妇女可以成功地怀孕和分娩，但会有潜在的并发症，因此应有脊髓损伤专家对其生育过程进行监督。

专家点评：脊髓损伤患者的性生活和生育功能

脊髓损伤对女性 SCI 患者的卵巢功能的影响比对男性睾丸功能小，男性脊髓损伤会使其精子的数量、活性有所下降，形态也会出现异常。这意味着男性可能需要通过振动射精、电射精或直接从睾丸抽吸精子以获得用于人工授精的活性精子。T6 以上的脊髓损伤必须小心，因为应用硝苯地平通常会发生自主神经反射障碍或射精障碍。在女性中，生殖功能本身通常不受影响，但是需要在怀孕期间保持身体健康和调整安全的轮椅位置；例如，复杂的尿道感染、血栓栓塞和皮肤破裂的概率增加。在分娩过程中，由于子宫的传入神经来自 T10~L1，25% 的女性无法检测到胎动。子宫收缩神经传入也发生于 T10~T12，因此女性（包括该患者）在 T10 以上的脊髓损伤应该有有效的宫缩，使分娩正常进行，尽管缺乏自主的腹部收缩导致辅助分娩（钳夹或负压吸引助产）的发生率略高。然而，人们会认为腹肌痉挛会缩短产程。大多数 T6 以上 SCI 女性都有子宫自主神经反射障碍的风险，并可能对母亲和婴儿造成生命威胁。在分娩开始时将脊髓或硬膜外麻醉延伸至 T10 可以防止这种情况，如果还不够，则必须用抗高血压药或硫酸镁治疗，或加速分娩[14]。

神经源性异位骨化

在出院前 2 周，患者右下肢肿胀，发热，体温为 38℃。血液检查显示炎症标志物 CRP 234 和 CK 2700，但全血计数、肝脏功能和肾功能正常。由于该组患者血栓栓塞风险高，紧急多普勒超声正常。症状继续恶化，加重了下肢痉挛和僵硬。进行 MRI 扫描（图 19.6），显示右侧臀部和大腿周围有明显的肌肉水肿，其特征与进展性异位骨化（HO）一致。

HO 诊断需要结合临床、血液学和放射学发现，通常缺乏早期钙化的

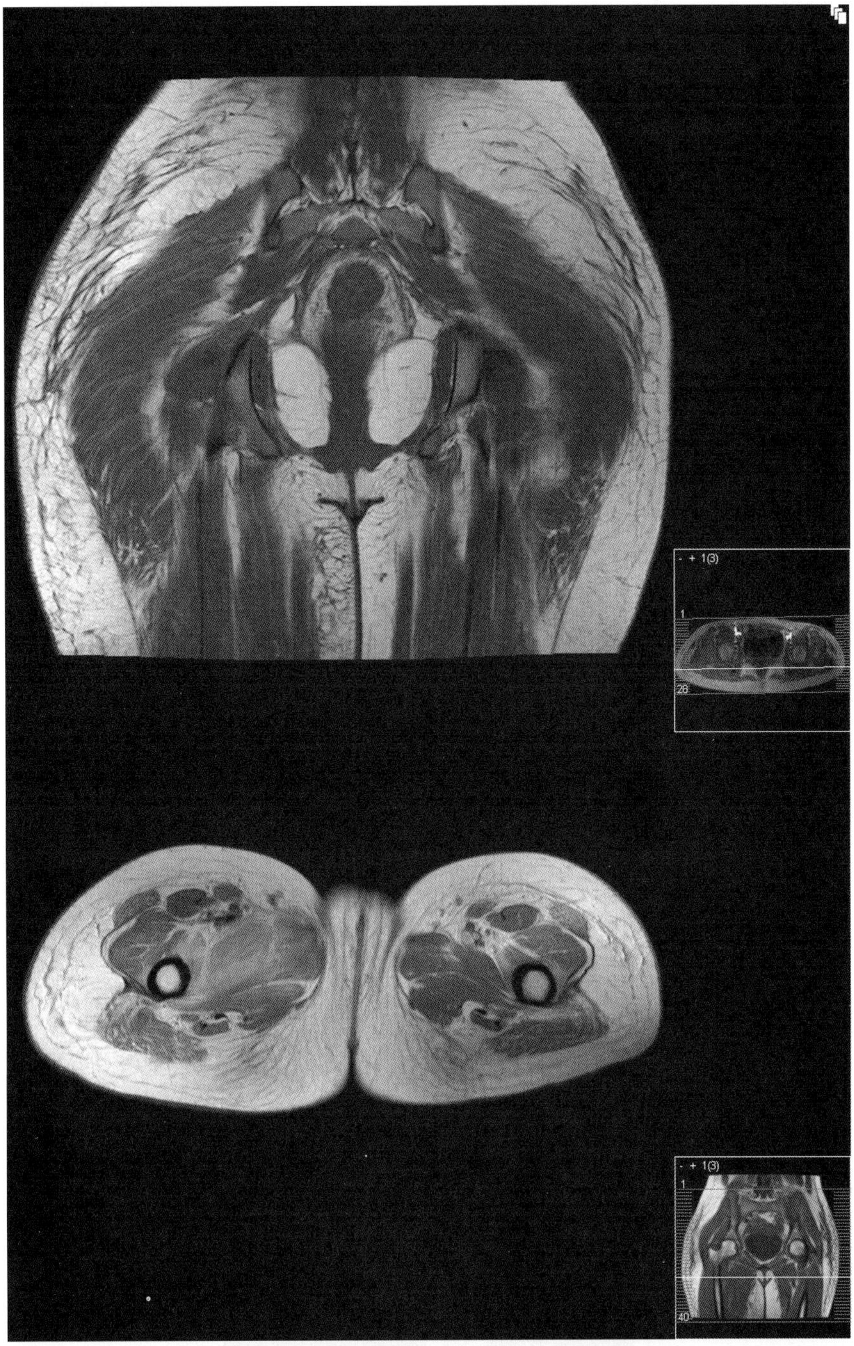

图 19.6 MRI T1WI 冠状位和轴位图像显示早期神经源性异位骨化。有明确的证据显示，右侧臀部和大腿近侧肌肉水肿，主要累及臀中肌和臀小肌、髂肌和内收肌群。可见双侧筋膜周围积液，左侧臀大肌远端和左侧股骨近端腰大肌周围轻度水肿。

X 线征象。在这种情况下，炎症标志物急剧升高，特别是碱性磷酸酶的增加（见学习要点：神经源性 HO 的病理生理学基础）。早期使用超声有助于诊断，但其价值取决于放射科医师的经验，对排除重要的鉴别诊断很有用，如深静脉血栓形成，血肿，或肿瘤。骨扫描是早期诊断的金标准。然而，越来越多的医师选择 MRI 检查，在急性发作期水肿，肌肉，筋膜，皮下组织表现为信号增加 [15]。骨扫描后的第 2 至 6 周，可以在平片上见到软组织钙化（图 19.7），这对于 HO 具有很高的特异性。

✪ 学习要点：神经源性异位骨化

神经源性 HO 是指在关节周围软组织中形成新的层状骨，是脑损伤和脊髓损伤的主要并发症，见于 16%~53% 的患者。通常损伤后 1~4 个月发生，并且在靠近神经系统的关节附近的软组织中呈现肿胀、红斑和发热，伴随运动范围减少和低热。病理生理学上，有异常分化的间充质细胞与骨前体细胞，导致成骨细胞活性异常，其早期阶段可有血流量增加、水肿和类骨形成。数周后出现骨样钙化，约 18 个月后逐渐重塑和成熟为骨小梁。HO 的病因尚不清楚，虽然局部组织损伤可能是重要的病因，且所有脊髓损伤患者早期适当的被动运动似乎可以预防 HO。可能出现相应并发症包括疼痛（如果感觉保留），痉挛增加，周围神经卡压，运动范围减少导致功能受限，姿势和坐姿困难，以及增加压疮风险。

对于 HO 的管理，没有具体的药理学指南，但急性期应避免关节剧烈运动，因为这可能加重骨形成。在大多数医疗中心，药物治疗主要采用非

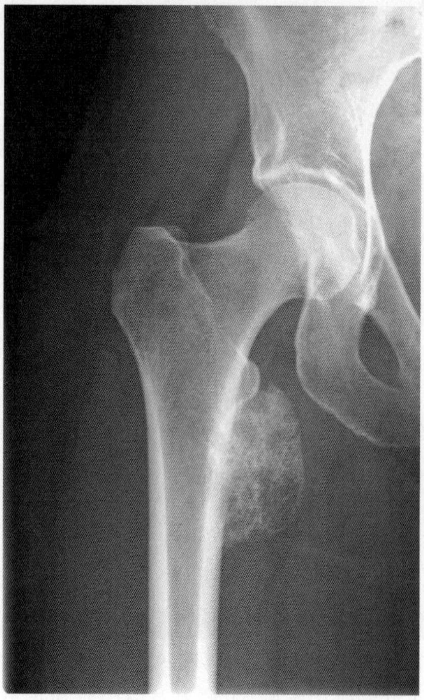

图 19.7 晚期神经源性异位骨化的影像学改变 显示右侧股骨小转子周围钙化。当严重时，可能会发展到关节僵硬、运动受限和痉挛，并造成明显的不适。

甾体抗炎药（NSAID），有时使用双膦酸盐类药物，尽管两者均缺乏大型随机对照实验研究支持，NSAID 仅可阻止 HO 的进展，而不逆转病理改变。双膦酸盐抑制骨样组织的钙化，并可逆转一半的早期病变[16]。该患者开始服用高剂量的依替膦酸钠 [20mg/（kg•d）] 2 周，再继续半剂量应用 10 周。还应用了吲哚美辛及胃黏膜保护药物（质子泵抑制剂），而她的炎症标志物仍然升高。这仅影响其数天内的康复，一周后恢复了正常的活动。直到所有的炎症指标均恢复，她一直未使用 FES 自行车。

出院时，患者已达到了 SCI 预期的独立水平和教育水平，并了解脊髓损伤的并发症。其在家里成功度过数次周末，出院后患者可以进入社区联络小组，并在 3 个月后进行随访。

专家结语

从 SCI 的长期管理来看，临床医生必须警惕与发生率和死亡率增加相关的诸多并发症。包括晚期脊柱不稳和创伤后脊髓空洞症导致的上升性脊髓病（创伤病例中），增加的和早发的心血管疾病，骨质疏松症，呼吸道并发症，以及持续的压疮引起骨髓炎的风险。因此，重要的是定期解决这些问题，以及随着时间的推移，优化和维护功能，监测心理健康，使用患者支持网络，并检查任何进展性症状，如本篇提供的病例。最终康复的目标是优化健康，防止和尽量减少这种情况造成的残疾，并实现最佳的社团参与和维持生活质量。

点评专家：Angela Gall

（徐志强 译　赵伟 审）

参考文献

1. Gilbert J. Critical care management of the patient with acute spinal cord injury. *Crit Care Cli*n 1987；3：549–67.
2. Consortium for Spinal Cord Medicine. Early acute management in adults with spinal cord injury：a clinical practice guideline for health-care professionals. *J Spinal Cord Med* 2008；31（4）：403–79.
3. Gulya HR，Bouamrab O，Leckyc FE. The incidence of neurogenic shock in patients with isolated spinal cord injury in the emergency department. *Resuscitation* 2008；76：57–62.
4. acimiento W，Noth J. What，if anything，is spinal shock？ *Arch Neurol* 1999；56：

1033–5.

5. Short DJ，El Masry WS，Jones PW. High dose methylprednisolone in the management of acute spinal cord injury：a systematic review from a clinical perspective. *Spinal Cord* 2000；38（5）：273–86.
6. Williams S. The role of patient education in the rehabilitation of people with spinal cord injuries. *Int J Ther Rehabil* 2008；15（4）：174–9.
7. Catz A，Itzkovich M，Agranov E，et al. SCIM—spinal cord independence measure：a new disability scale for patients with spinal cord lesions. *Spinal Cord* 1997；35：850–6.
8. Nosseir M，Hinkel A，Pannek J.（2007）Clinical usefulness of urodynamic assessment for maintenance of bladder function in patients with spinal cord injury. *Neurourol Urodyn* 2007；26（2）：228–33.
9. Bohannon RW，Smith MB. Interrater reliability of a modified Ashworth scale of muscle spasticity. *Phys Ther* 1987；67（2）：206–7.
10. Kennelly MJ，Devoe WB. Overactive bladder：pharmacologic treatments in the neuro-genic population. *Rev Urol* 2008；10（3）：182–91RELEASE.
11. Thietje R，Pouw MH，Schulz AP，et al. Mortality in patients with traumatic spinal cord injury：descriptive analysis of 62 deceased subjects. *J Spinal Cord Med* 2011；34（5）：482–7.
12. Bennett CJ，Young MN，Darrington H. Differences in urinary tract infection in male and female spinal cord injury patients on intermittent catheterization. *Paraplegia* 1995；33：69–72.
13. Christensen P，Bazzocchi G，Coggrave M，et al. randomized，controlled trial of transa-nal irrigation versus conservative bowel management in spinal cord-injured patients. *Gastroenterology* 2006；131（3）：738–47.
14. Ghidini A，Simonson MR. Pregnancy after spinal cord injury：a review of the literature.*Top Spinal Cord Inj Rehabil* 2011；16（3）：93–103.
15. Wick L，Berger M，Knecht H，et al. Magnetic resonance signal alterations in the acute onset of heterotopic ossification in patients with spinal cord injury. *EurRadiol* 2005；15（9）：1867–75.
16. Banovac K. The effect of etidronate on late development of heterotopic ossification after spinal cord injury. *J Spinal Cord Med* 2000；23（1）：40–4.

病例

20 左旋多巴无反应的帕金森综合征

Karen M. Doherty

病史

患者女性，57岁，主要症状为左手及手臂震颤、强直和无力。主诉搅拌糕点料和洗头困难，无感觉障碍或疼痛。数月来，症状逐渐发展，无明显诱因或外伤。其他均正常，唯一用药是ACEI类降压药，用以控制其轻度高血压。无神经系统疾病家族史。当她看全科医生时，体检发现左手间歇的静止性震颤、左臂齿轮样肌强直和不对称的反射活跃。她被转诊至神经病专科进行评估和治疗疑似的帕金森病。

在神经科就诊时，主诉有一种内在发抖的感觉，左手偶有摇动。患者右利手，但发现做厨房杂务困难，需要用双手。偶尔左手里的东西掉落。她还描述生动的梦境。她的丈夫诉其夜间睡眠中经常呻吟。查体患者缺乏表情，走路时摆臂减少，步态缓慢。左臂中度齿轮样肌强直，右臂轻微肌强直。双侧快速轮替动作（叩指、手旋前旋后、踏足）的速度和幅度下降，左侧尤为严重。颈屈伸时轴性张力增加。肢体反射均活跃，略不对称（左侧大于右侧），跖反射正常。诊断为疑似帕金森病，开始给予左旋多巴治疗。

数月后她返回诊所，抱怨病情加重。她每天服用左旋多巴的剂量为250mg，但症状无任何改善。她诉整体变缓慢，其丈夫诉患者语言缓慢、平静。患者诉不平衡感及跌倒倾向，特别是在转弯时明显。查体：面部表情缺乏，语音低沉，说话轻度构音障碍。双上肢中度齿轮样肌强直和行动迟缓。在后拉试验中，患者向后退了6步才停稳，未跌倒。有人建议她增加左旋多巴日剂量至少应达600mg。

6个月后患者每天服用左旋多巴800mg，但仍无明显改善。她描述无“开”或“关”波动症状，无肢体运动失调。上楼或从椅子上起来后感到“头晕眼花”。她的全科医生最近停用了她的抗高血压药物，查体时除了注意到其口唇周围有怪相动作外，与之前比较相对无变化。站立两分钟后血压从120/80mmHg降至90/65mmHg。有人认为患者可能为不典型的帕金森综合征，可能是多系统萎缩（MSA）。

回顾发病的3年中，其平衡能力越来越差，倾向于倒向左侧。写字小且模糊难以识别，且逐渐开始出现吞咽困难、颈强直和尿失禁。患者考虑到左旋多巴可能减轻强直症状，一直服用左旋多巴。但服用左旋多巴期间，一直有噘嘴和面部怪相运动。由于口面部的肌张力障碍和直立性低血压，所以左旋多巴的剂量应减至每天 500mg。自觉震颤症状更急促，呈间歇性发作。查体发音低沉，构音障碍，舌运动缓慢。回答问题迟缓，但无认知损害证据。眼球运动和扫视的速度和范围正常，但眼球追踪运动受损（扫视性）。没有眼震，肢体检查无小脑体征。无静止性震颤，但伸出手指有轻微的抖动（多发性微小肌阵挛），偶尔手臂快速抽动（肌阵挛）。

肢体肌张力中度增加，但中轴肌张力更差。叩指和手运动速度慢、幅度小。倾向于保持手屈曲姿势。头向前倾，颈部肌肉增生、僵硬、有力，呈典型的颈项前屈。反射活跃，双侧跖反射伸性。走路驼背并向左侧倾斜，无上臂摆动。从卧位站起时收缩压下降 40mmHg。疑似 MSA，需要行头部 MRI 扫描寻找支持该诊断的特异性证据。给予多潘立酮控制患者直立性低血压。给予索利那新治疗膀胱功能障碍。

✪ 学习要点：MSA 诊断标准 [1,2]

明确的 MSA

神经病理检查见广泛的神经胶质胞质包涵体 α- 突触核蛋白染色阳性，伴有黑质纹状体和（或）橄榄脑桥小脑变性。

很可能的 MSA

散发性、进展性疾病，发病年龄大于 30 岁，伴有自主神经衰竭（尿失禁和男性勃起功能障碍）或直立性低血压和至少下列之一。

- 左旋多巴反应不佳的帕金森综合征
- 小脑病变综合征

可能的 MSA

散发性、进展性疾病，发病年龄大于 30 岁，伴有帕金森综合征和（或）小脑病变综合征

- 至少一项自主神经功能障碍特征
- 至少下列之一：
  - 伸性跖反射，反射亢进
  - 喘鸣
  - 快速进展的帕金森症
  - 左旋多巴治疗无反应
  - 3 年内出现姿势不稳
  - 步态 / 肢体共济失调，小脑性构音障碍，眼球运动功能障碍
  - 5 年内出现吞咽困难
  - MRI 示壳核、小脑中脚、脑桥、小脑萎缩
  - FDG-PET 显示壳核、脑干或小脑低代谢
  - 帕金森症
  - SPECT/PET 显示突触前黑质纹状体多巴胺能失神经支配（DaT 扫描异常）

头部 MRI 可见明显的脑桥中部“十字面包”征（图 20.1a 和图 20.1b）。更明显的是 T2 像上见双侧壳核低信号，壳核外侧缘高信号（“裂隙”征）（图 20.1c）大脑半球和小脑轻度萎缩，矢状位上脑桥容积减少。这些结果，结合临床病史，支持 MSA 的诊断。

✪ 学习要点：支持可疑 MSA 的 MRI 表现 [3-6]

- “十字面包”征（图 20.1a 和 20.1a），T2 像 MRI 显示脑桥中部十字形高信号（认为是脑桥神经元和横向的小脑有髓纤维缺失，但皮质脊髓束未受累）。
- 小脑萎缩（特别是小脑蚓部和双侧小脑中脚）。
- T2 像 MRI 显示“小脑中梗征”—MCP 高信号。
- 脑桥萎缩。
- 壳核萎缩或“裂隙”征（图 20.1c）：T2 像 MRI 显示低信号，伴有壳核外缘高信号（因为神经胶质增生），对于 MSA 具有高特异性，但没有以上特征常见。

发病后 5 年，患者 62 岁，坐轮椅来就诊。她在帮助下仍能够非常缓慢地行走。诉头痛向后颈部放射，平卧时症状改善，提示“衣架痛”。尽管用了抗毒蕈碱药物治疗，尿频、夜尿多、尿失禁等症状越来越重。其丈夫诉患者夜间打鼾、呼吸暂停。患者站立时双腿“跳动”——抽动样上下运动，为阴性肌阵挛表现。双手伸开时手指可见多发微肌阵挛，肩、腿和躯干周围可见广泛的肌阵挛。患者主要通过光学打字机交流。说话、吞咽和流涎伴发“下颌张开”和偶尔“伸舌”样肌张力障碍，需要进一步减少左旋多巴治疗剂量至每天 300mg，并给予局部肉毒毒素注射。直立性低血压再次出现，并诱发头晕。开始应用氟氢可的松 100ug/d 治疗直立性低血压；氯硝西泮 0.5mg，2 次 / 日，治疗全身性肌阵挛。需要进行正规的自主神经功能试验和耳鼻喉（ENT）检查。

尿动力学检查显示膀胱排空障碍，排空后残余尿量为 70mL，混合性压迫性尿失禁。头向上倾斜时出现直立性低血压，心算期间也发生低血压。深呼吸时未出现呼吸性窦性心律不齐，过度通气时心率未增加。Valsalva 动作似乎被阻断。总之无广泛性心血管自主神经衰竭证据。耳鼻喉科检查证实声带矛盾运动，外展差，可能引起呼吸性叹息。进行了耻骨上置入导尿管。

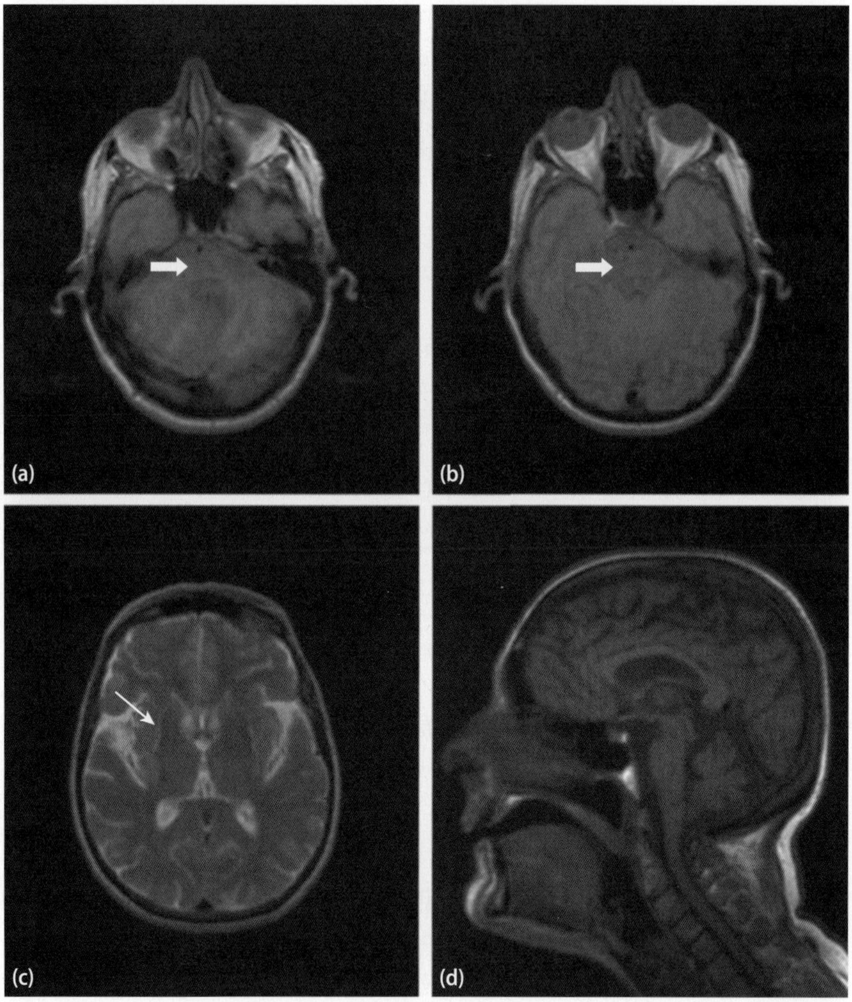

图 20.1 （a，b）脑桥中部水平“十字面包”征（箭头）；（c）“裂隙”征（右侧壳核处箭头）；（d）中脑、小脑和脑桥萎缩。（a）~（c）T2 像轴位；（d）T1 像矢状位。

临床提示：MSA 的自主神经功能检测[7,8]

当存在广泛的严重心血管自主神经功能障碍（在深呼吸、Valsalva 动作和直立倾斜时异常的心血管反射反应）和泌汗功能障碍（体温调节泌汗试验）时，自主神经功能检测能够支持 MSA 的诊断，而不支持帕金森病（PD）。在没有提示 MSA 的其他警示征的帕金森病中，心血管自主神经功能障碍可以像 MSA 一样，由伴有自主神经功能障碍的 PD 引起。

心脏 MIBG 闪烁扫描术，应用 123 间碘苄胍识别心肌去甲肾上腺素神经末梢，先前被提倡用于可靠鉴别 PD（心脏交感神经节后纤维支配减少）和 MSA（摄取正常）。最近发现其作为鉴别点不太可靠，因为一些研究发现 MSA 患者中摄取也减少。因此，心脏 MIBG 不再作为疾病间的鉴别诊断要点。括约肌 EMG 用于诊断 MSA 是值得讨论的，不应再作为常规检查。

患者 64 岁时卧床不起，不能用光打印机，缄默不语。需要泥状饮食，经常发生肺感染，但患者拒绝放置肠内营养管。尿便失禁。有时直立位出现抽动，后出现头晕，提示缺氧性发作（又叫晕厥），氟氢可的松和多潘立酮合用米多君 7.5mg，3 次 / 日，控制体位性低血压。其爱人描述患者夜间持续性的呼吸暂停，因此行多导睡眠图，显示频繁的陈斯氏模式（Cheyne-Stokes）中枢性呼吸暂停。患者应用持续正压气道压力（CPAP）管理太困难，建议夜间吸氧。

最后一次临床检查发现患者双手有屈曲样挛缩、颈项前屈，噘嘴反射及口鼻反射阳性。认知似乎未受损，但患者非常抑郁。第二年（MSA 症状出现后 8 年），患者死于吸入性肺炎，最后临床诊断修正为 MSA-P。死后尸检在壳核、黑质、脑桥基底部发现广泛的神经胶质胞质包涵体，小脑白质受累程度较小。神经元丢失和神经胶质增生明显，主要在黑质纹状体区，小脑皮层受累较轻，得出 MSA 的病理诊断，以纹状体黑质变性为主。

临床提示：MSA 特点

- 疑似 MSA 时应询问的症状：
  - 尿频、尿急、尿失禁
  - 勃起功能障碍
  - 从床上、座位起来时或爬楼时出现头晕
  - 晕厥
  - 手足发凉、变色
  - “衣架”痛（头、颈后部和肩部疼痛，平躺时缓解）
  - 生动的梦境、不安腿、睡眠中乱动（提示快速眼动期睡眠行为异常）
  - 睡眠时严重的打鼾、喘鸣、呼吸停止
- 疑似 MSA 时应寻找的体征
  - 帕金森综合征：静止性震颤、运动迟缓、肌强直（经常比 PD 更对称）
  - 早期姿势不稳：后拉试验阳性（后退）
  - 微小肌阵挛：手指多发微小肌阵挛，广泛的肢体或躯干“闪电”样肌阵挛，双腿“跳动”样阴性肌阵挛
  - 姿态性畸形，如颈项前屈、斜颈、脊柱侧弯或后侧凸（侧弯和前屈的混合）
  - 小脑体征（眼震、眼扫视跟踪运动、辨距不良 / 指鼻试验共济失调 / 跟膝胫试验共济失调）
  - 锥体束征（反射亢进、病理反射，如 Babinski 征）
  - 原始反射：噘嘴反射、强握反射、掌颌反射
  - 发音困难、构音障碍、语音微弱
  - 直立性低血压（从卧位到站位后 2 分钟内血压下降至少 30/15mmHg）
  - 左旋多巴治疗出现口面部运动障碍 / 肌张力障碍
- 可能排除 MSA
  - 明显的认知损害 / 痴呆
  - 嗅觉受损
  - 幻觉
  - 凝视麻痹

临床提示：MSA 的管理[9–12]

大约 1/3 的 MSA 患者对左旋多巴有一定程度的反应，所以在任何疑似 MSA 的患者中，均建议对左旋多巴进行试验性治疗。出现严重的直立性低血压和(或)口面肌张力障碍可能限制了左旋多巴的治疗，大多数患者不能用到每天 600mg 以上的剂量。有时试用其他抗帕金森药物治疗，包括多巴胺激动剂、单胺氧化酶抑制剂和金刚烷胺。保守治疗措施，如增加液体和盐摄入、夜间头抬高、穿弹力袜最初应该用来治疗直立性低血压。用于治疗直立性低血压的药物有氟氢可的松(增加钠潴留)、麻黄碱(一种拟交感神经药，因加重震颤可能应用受限)、米多君和屈昔多巴。应用抗毒蕈碱药物或间断自行导尿对膀胱功能障碍有帮助。早期勃起功能障碍应用西地那非可能有帮助，其比海绵窦内注射罂粟碱更简单。氯硝西泮有助于全身性肌阵挛的治疗。肉毒毒素用于治疗多涎、眼睑痉挛、睁眼失用和肢体、口周肌张力障碍，预防慢性严重的手足肌张力障碍姿势挛缩。许多患者会有抑郁，应用抗抑郁药物和认知行为治疗有帮助。如果睡眠呼吸暂停和(或)喘鸣样呼吸引起夜间呼吸困难，有必要持续气道正压通气或夜间吸氧。MSA 患者的长期管理也要讨论关于应用耻骨上导尿术，PEG 管进食，决定长期护理和不尝试复苏的医嘱。

专家结语

MSA 诊断困难，患者经常伴有 MSA 的提示征，随时间的推移而快速进展。对于任何药物治疗反应差的帕金森综合征患者和迟发快速进展的共济失调患者都要考虑 MSA。早期膀胱功能受累是一个关键特征。

MSA 的管理是复杂的，涉及多个系统，需要配备有临床护理专家的专科诊所进行多方面的支持和协调。随着疾病发展，应密切随访患者，识别和最好地治疗 MSA 症状。

点评专家：Henry Houlden

（由成金 译　赵伟　审）

参考文献

1. Gilman S，Wenning GK，Low PA，et al. Second consensus statement on the diagnosis of multiple system atrophy. *Neurology* 2008；71(9)：670–6.
2. Trojanowski JQ，Revesz T. Proposed neuropathological criteria for the post mortem diag-nosis of multiple system atrophy. *Neuropathol Appl Neurobiol* 2007；33(6)：615–20.
3. Massey LA，Micallef C，Paviour DC，et al. Conventional magnetic resonance imaging

in confirmed progressive supranuclear palsy and multiple system atrophy. *Mov Disord* 2012；27（14）：1754–62.

4. Kraft E，Schwarz J，Trenkwalder C，et al. The combination of hypointense and hyperintense signal changes on T2-weighted magnetic resonance imaging sequences：a specific marker of multiple system atrophy？ *Arch Neurol* 1999；56（2）：225–8.
5. Ling H，Lees AJ. How can neuroimaging help in the diagnosis of movement disorders. *Neuroimaging Clin N Am* 2010；20：111–23.
6. Lang AE，Curran T，Provias J，Bergeron C. Striatonigral degeneration：iron deposition in putamen correlates with the slit-like void signal of magnetic resonance imaging. *Can J Neurol Sci* 1994；21（4）：311–18.
7. Kimpinski K，Iodice V，Burton DD，et al. The role of autonomic testing in the differentiation of Parkinson' s disease from multiple system atrophy. *J Neurol Sci* 2012；317（1-2）：92–6.
8. Riley DE，Chelimsky TC. Autonomic nervous system testing may not distinguish multiple system atrophy from Parkinson' s disease. *J Neurol Neurosurg Psychiatry* 2003；74（1）：56–60.
9. Kollensperger M，Geser F，Ndayisaba JP，et al. Presentation，diagnosis，and management of multiple system atrophy in Europe：final analysis of the European multiple system atrophy registry. *Mov Disord* 2010；25（15）：2604–12.
10. Mathias CJ，Kimber JR. Postural hypotension：causes，clinical features，investigation，and management. *Annu Rev Med* 1999；50：317–36.
11. Rajrut AH，Uitti RJ，Fenton ME，George D. Amantadine effectiveness in multiple system atrophy and progressive supranuclear palsy. *Parkinsonism Relat Disord* 1997；3（4）：211–14.
12. Colosimo C，Tiple D，Wenning GK. Management of multiple system atrophy：state of the art. *J Neural Transm* 2005；112：1695–1704.

病例

21 非惊厥性癫痫持续状态

Jan Novy，Krishna Chinthapalli

病史

患者女性，70 岁，因昏迷入院[1]。患者烟瘾很大（大于 100 盒 / 年），3 年前患膀胱癌，未发现转移，应用回肠膀胱术进行了膀胱完全切除。

入院前 5 个月，家人发现患者行为逐渐改变，具有攻击性，间断出现奇异行为，并有两次无诱因全身性痉挛发作，未看医生。无其他病史或癫痫家族史。

患者在国外度假期间，言语和书写理解方面逐渐出现障碍。且再次出现全身惊厥性癫痫发作并导致肋骨骨折，遂被送往当地医院。头颅 CT 扫描显示左侧颞叶与血管分布不符的亚急性低密度病灶。开始给予氯硝西泮 1mg/d 治疗。腰椎穿刺结果显示淋巴细胞增多（10 个 /μl），蛋白轻微增加（50.1mg /dL，正常范围为 15~46mg/dL）、血糖正常。单纯疱疹病毒（HSV）的实时定性 PCR 检测示 HSV-1 阴性，HSV-2 阳性。HIV 血清学阴性。头颅 MRI 扫描显示外侧颞叶 T2 高信号，以左侧明显。另外血液检查无代谢或电解质紊乱。开始给予静脉注射阿昔洛韦 [30mg/（kg·d）] 3 周。在治疗期间，患者病情逐渐恶化，出现嗜睡，并出现几次头眼向右凝视。给予加量氯硝西泮并联合应用苯妥英（450mg/d）治疗。怀疑患者为非惊厥性癫痫持续状态，数月后将患者转移到三级医疗中心。

✪ 学习要点：癫痫持续状态的分类

从电临床观点来看，癫痫持续状态（SE）可以分为局灶性癫痫持续状态和全身性癫痫持续状态，及惊厥性癫痫持续状态和非惊厥性癫痫持续状态。全身惊厥型（运动性惊厥运动是双侧的）是最严重的亚型，因为它很快导致广泛的代谢紊乱和永久性脑损伤，因此应该非常积极地处理。如果不尽早治疗，它会发展成为一种“细微”的癫痫持续状态，临床表现症状轻微（细微的抖动，抽搐或眨眼），但脑电图仍然显示出广泛的癫痫活动。最终演变成完全电机械分离，患者没有任何临床提示症状下持续昏迷。局灶性惊厥持续状态（部分癫痫持续状态）由局部阵挛性（通常不规则）肌肉抽搐组成。全身性非惊厥性癫痫持续状态主要包括失神发作及其变异型。在失神发作时，患者表现出从轻度缓慢到昏迷的不同程度的认

（待续）

（续）

知障碍；这与全身（亚）连续 3Hz 棘波放电有关。根据癫痫病灶的位置，局灶性非惊厥状态可出现不同的症状和不同程度的认知障碍。局灶性非惊厥状态是非惊厥性癫痫持续状态的最常见形式。运动和口面自动症以及自主神经的变化经常出现，意识也会受到不同程度的影响。颞叶外侧发作表现形式多样，伴有不同程度的认知障碍（例如，主要出现在额叶非惊厥性状态中的淡漠症状和言语障碍）。这些症状通常是波动的。

入院时患者昏迷，格拉斯哥评分为 9/15，伴短暂性右侧凝视和头部扭转发作及间歇性颊周肌阵挛。神经系统检查未发现局灶性体征。脑电图证实为非惊厥性癫痫持续状态，双侧多灶性癫痫发作此起彼伏（图 21.1）。先后给予左乙拉西坦及托吡酯，并在数天内分别快速滴定至每日 2000mg 和每日 200mg，症状无改善。

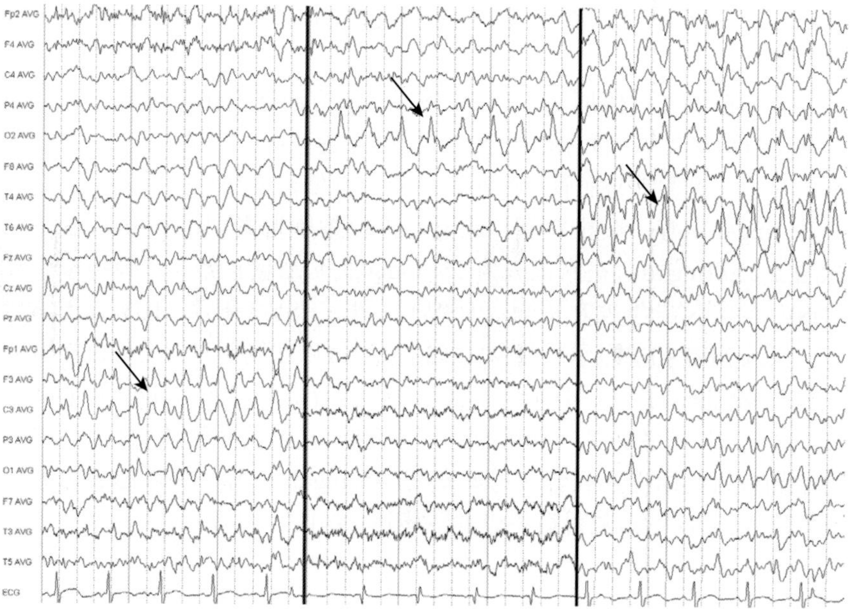

图 21.1 左额叶中央部（左图），右枕部（中间）和右颞部（右图）的 3 个连续 EEG 记录（30mm / s；70μV/ cm；HFF 70Hz；LFF 0.5Hz）显示持续的癫痫样放电（箭头）。Reproduced from *BMJ Case Rep*, Novy J, Carota A, Eggimann P, et al., Encephalitis with herpes simplex-2 in the cerebrospinal fluid and anti-RI (ANNA-2) antibodies: an infectious or a paraneoplastic syndrome? © 2009, with permission from BMJ Publishing Group Ltd.

临床提示：非惊厥性癫痫持续状态 EEG

非惊厥性癫痫持续状态诊断需脑电图进行确认。脑电图结果可能并不总是那么简单，试验性治疗有助于确定诊断。本试验通过在 EEG 监测下，给予低于常规一线治疗药物剂量的 IV 苯二氮䓬类药物（参见治疗部分），出现明显的临床和电生理改善（癫痫发作或节律性放电消失）强烈支持非惊厥性 SE 的诊断。然而，EEG 的改善不一定支持 SE 诊断：在给予苯二氮䓬类药物后，三相波可能消失，给人改善的错觉，但由于镇静，患者可能会变得更加嗜睡。情况不明时，需要应用非镇静抗癫痫药（AED）如苯妥英，丙戊酸盐，左乙拉西坦或拉考沙胺进行更长时间的治疗试验，这可能需要经常复查 EEG。

同时进一步复查腰穿检查，显示淋巴细胞轻微增多（6 个细胞 /μl），蛋白质含量增高（69.8mg / dL），葡萄糖正常。血清学检测显示 HSV，巨细胞病毒（CMV），EBV 和 VZV 免疫抗体阴性。血清学 HIV 病毒复查均为阴性。一般血液检查，包括甲状腺功能无异常。抗核抗体滴度升高（1：1280），但抗核蛋白双链 DNA 和抗中性粒细胞胞浆抗体均阴性。复查头颅 MRI 证实双侧颞叶 T2 高信号，延伸到左顶叶，无增强（图 21.2）。这些异常病灶广泛累及半球的一侧，但避开了内侧颞叶。弥散加权序列和 MRA 无异常。对 HSV-2 的初始阳性 PCR 的进一步分析表明，PCR（定性）在 35~37 个周期后才变为阳性，表明病毒 DNA 载量很低。

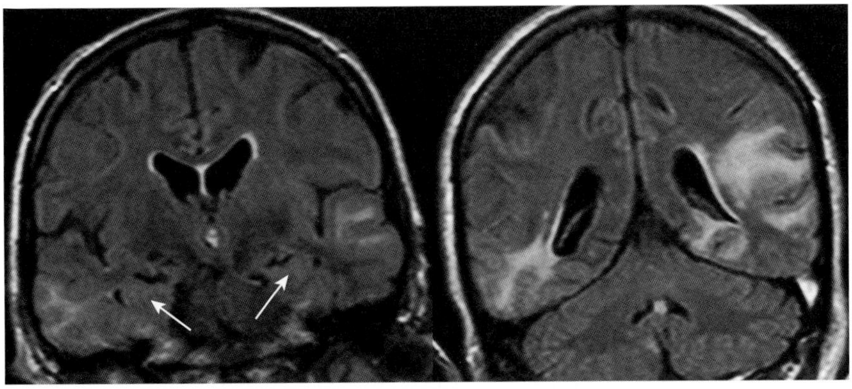

图 21.2 MRI FLAIR 序列显示双侧颞叶外侧病变，未累及内侧（箭头）。
Reproduced from *BMJ Case Rep*, Novy J, Carota A, Eggimann P, et al., Encephalitis with herpes simplex-2 in the cerebrospinal fluid and anti-RI (ANNA-2) antibodies: an infectious or a paraneoplastic syndrome? © 2009, with permission from BMJ Publishing Group Ltd.

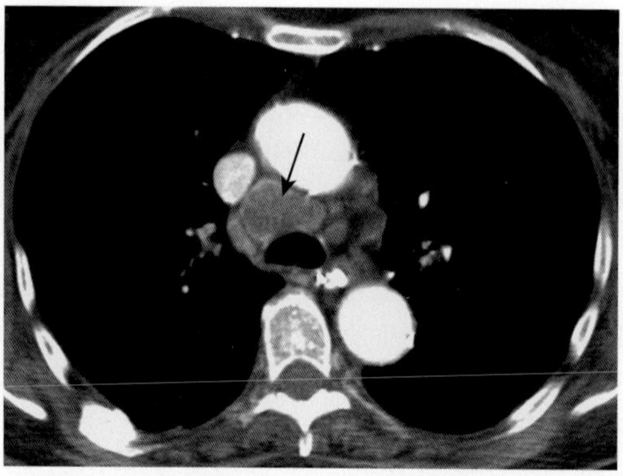

图 21.3 增强胸 CT 扫描显示气管前直径 3cm 的占位(箭头)。
Reproduced from *BMJ Case Rep*, Novy J, Carota A, Eggimann P, et al., Encephalitis with herpes simplex-2 in the cerebrospinal fluid and anti-RI (ANNA-2) antibodies: an infectious or a paraneoplastic syndrome? © 2009, with permission from BMJ Publishing Group Ltd.

由于联合应用四种药物也难以控制癫痫持续状态,在气管插管后给予患者药物镇静。使用硫喷妥钠治疗爆发 - 抑制模式,首剂静脉推注 5mg/kg,随后在 EEG 监测下给予 5mg/(kg·h)。联合类固醇(甲泼尼龙 125mg /d)冲击治疗。在药物镇静期间,分别增加左乙拉西坦和托吡酯的剂量(分别为 3000mg/d 和 400mg/d)。胸腹 CT 扫描显示气管前占位(图 21.3),并行纵隔镜活检检查,诊断为浸润性小细胞肺癌。经 48h 的药物镇静后,逐渐减量硫喷妥钠。4 天后,脑电图再次显示持续性多灶性癫痫放电。住院期间患者出现发热,胸片显示双侧肺炎,给予患者静脉注射抗生素。

✪ 学习要点:癫痫持续状态的病因

确定癫痫持续状态的潜在病因对于治疗至关重要。潜在病因是决定耐药[2]和最终结局的主要因素[3]。对于无明确病因的新发癫痫持续状态患者,应进行全面的检查,包括全套电解质 / 代谢检查,影像(紧急给予 CT 扫描,如果 CT 扫描无法确诊,应进一步 MRI 检查)。在癫痫持续状态发作之前出现卒中症状或癫痫持续发作期间出现新发神经功能缺损的情况下,应进行血管检查。在未明确病因的情况下,应进行腰椎穿刺以寻找感染性,炎症性或肿瘤性证据。这可能需要镇静和插管。在癫痫持续状态情况下,细胞轻微增多并不罕见,但是大于 10 个细胞 /μl 以上常被认为异常。根据结果,后续检查还应包括抗 VGKC,抗 NMDA,抗 GABA,抗 AMPA,抗 GAD 和其他副肿瘤(神经系统肿瘤)抗体等自身抗体。寻找隐匿性癌症应该行相应影像学检查。最后,根据临床情况,可考虑对线粒体疾病,遗传 / 染色体异常,退行性疾病(特别是痴呆)和先天性代谢异常的检查。无论何种情况都应尽早治疗潜在病因。在这个特殊的病例中,在先前治疗的感染复发或存在污染的情况下,检查变得更加复杂。在治疗后患者病情仍加重的情况下,需要重复检查并最终找到可能的原因。

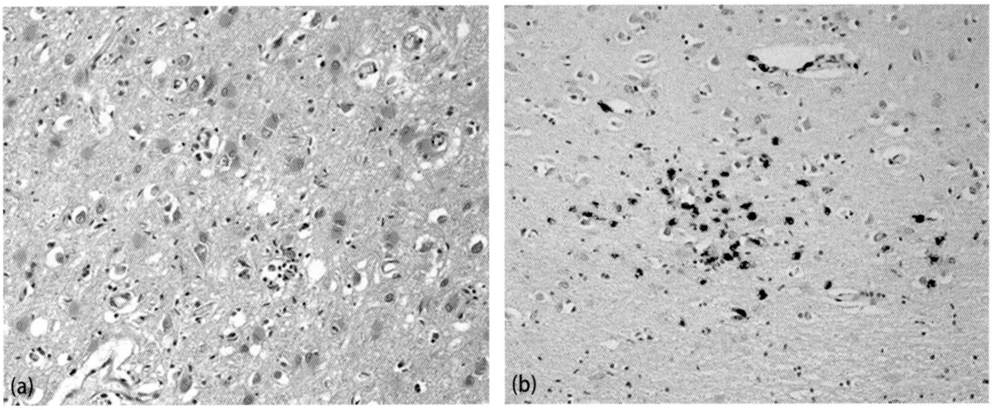

图 21.4 （a）大脑皮层（扣带回）的组织学显示神经元丢失，反应性胶质增生和淋巴细胞浸润（H & E，200x）；（b）免疫组织化学显示主要由 CD8 T 细胞组成的淋巴细胞浸润（CD8，100x）。（见彩插）
Reproduced from *BMJ Case Rep*, Novy J, Carota A, Eggimann P, et al., Encephalitis with herpes simplex-2 in the cerebrospinal fluid and anti-RI (ANNA-2) antibodies: an infectious or a paraneoplastic syndrome? © 2009, with permission from BMJ Publishing Group Ltd.

在患者不能耐受肺癌切除和虚弱的情况下，无法判断患者能否耐受更积极的免疫抑制剂或化疗，根据其家属的意愿，决定不再进一步治疗。数日后患者死亡。

患者死亡后，副肿瘤自身抗体检测回报抗 -Ni（ANNA-2）阳性，而抗 Hu（ANNA-1）、抗 Ma2（Ta）、抗交联蛋白和抗 CV2（ CRMP-5）均阴性。尸检证实存在局部浸润的小细胞肺癌。脑部检查显示广泛的与副肿瘤性脑炎相一致的炎症病灶。病变主要位于额顶颞叶皮层，岛叶，扣带回和脑干，病理可见神经元缺失，反应性胶质增生和主要由 CD8 T 细胞组成的多发广泛淋巴细胞浸润（图 21.4a-b）。无 HSV 感染的形态学或免疫组织化学证据。

讨论

癫痫持续状态是癫痫发作不能自发停止的状态，在大多数情况下需要紧急干预。经典的定义为癫痫发作持续至少 30 分钟（或癫痫发作并未完全恢复时再次复发），主要是因为这一持续时间在动物模型上历来显示与全身代谢紊乱 [4] 和神经元丢失相关 [5]。但实际上不应该依据这个时间来决定什么时候开始治疗：建议 5 分钟为界限 [6]，因为持续时间超过 5 分钟的癫痫发作，只有 40％的病例在 30 分钟内自发停止。其可操作性定义主要与全身惊厥性 SE 有关。

非惊厥性癫痫持续状态的诊断很困难，因为它依赖于脑电图。既往诊断为癫痫、长时间的人格变化、近期发作的精神错乱或发作 20 分钟以上意识混乱的患者，应该进行脑电图检查，以排除非惊厥癫痫持续状态。

流行病学和分类

尽管有 39%~50% 的患有 SE 的人知道自身患有癫痫，但他们通常表现出一种全新的神经系统表现。在欧洲和北美洲，其年发病率在 6~41/10 万不等，其总死亡率在 7%~39% 之间 [7]。

脑血管病（急性或慢性），感染性脑炎，脑肿瘤，头部创伤，药物（药物戒断，药物滥用，抗癫痫药物血药浓度水平低），代谢紊乱和缺氧是引起惊厥性 SE 和非惊厥性 SE 的主要原因，更罕见的可发生于遗传，线粒体，代谢，自身免疫或副肿瘤疾病 [8]。特别是抗神经元受体 [例如 NMDA，AMPA 和 GABA（b）受体] 自身抗体的自身免疫性疾病，离子通道 [例如电压门控钾通道（VGKC）] 或酶 [例如谷氨酸脱羧酶（GAD）] 引起的 SE 报道的越来越多，并且可能在“隐源性”SE 中占相当大比例（高达 SE 的 10％）[2]。在一般的重症监护病房，高达 9％的重症昏迷患者可能存在非惊厥性 SE；在急性和重度脑损伤患者（如脑缺氧）中，该比例可能会更高。

专家点评

非惊厥性癫痫持续状态的典型临床疾病见于：

- 新生儿和婴幼儿癫痫性脑病
- 睡眠起病的非惊厥性持续状态
- 惊厥性癫痫持续状态后遗症
- 严重疾病

大多神经科医师（特别是住院医生）很少遇到前两种情况，因为它们代表典型的癫痫病症。住院医生必须意识到，特殊癫痫综合征的特征是癫痫持续状态风险不同，其中一些特征是非惊厥性癫痫持续状态的反复发作，在某些情况下通常是发生在睡眠中（例如 Lafora 病，Unverricht-Lundborg 病，Rett 综合征，Dravet 综合征，Landau-Kleffner 综合征）。

在重症监护室中，除了非惊厥性癫痫持续状态，还可能经常遇到肌阵挛性癫痫持续状态。该术语已被用来描述各种临床电生理表现。它是一种全身性惊厥状态的亚型，并且对于无癫痫史的患者，常常出现严重脑损伤的症状（例如缺氧脑损伤，副肿瘤和代谢性脑病，包括肾衰竭，败血症，低钙血症，药物或重金属中毒）。它常伴有昏迷，预后差。不要将此疾病与 Lance-Adams 综合征或慢性缺氧后肌阵挛混淆，因为治疗和预后不同。

诊断

SE 的诊断依赖于 4 个主要标准：发作持续时间，临床表现，EEG 阳性发现和对治疗的反应（必要时进行试验性治疗）。

由于长期非癫痫发作引起的心因性非癫痫性状态很可能是 SE 最常见的模仿者 [9]。患者无意识的明显地睁眼抵抗及长期的抽搐动作期间仍有连贯呼吸有助于鉴别。对明显的全身惊厥性 SE 患者，在肌酸激酶（CK）

和乳酸不升高时也应怀疑非癫痫的病因。尽管两者在非常严重和长时间的非癫痫发作时可能会升高。

在非惊厥性 SE 脑电图上没有统一共识。一般来说，在具有已知癫痫性脑病的患者中，主要的脑电图特征是平常癫痫活动的异常或频率增加，静脉注射苯二氮䓬类或 AED 后症状改善。

专家点评

第一种方法是区分患者有无昏睡或昏迷[10]。在无昏迷患者中，有可能确定 3 个主要群体：典型的失神发作（3Hz 棘波癫痫样放电），非典型失神发作（2.5Hz）和局部非惊厥状态（<2.5Hz 有或无节律性 δ 活动；> 2.5Hz）。

在没有已知癫痫性脑病的患者中，连续性癫痫放电必须与周期性放电区别开来。目前，周期性单侧癫痫样放电（PLED）的相关性仍然存在不确定性。一般来说，它们表明存在严重的局灶性实质性损伤或脑外伤。一些专家认为这种放电代表持续的发作活动，应该被治疗。然而，鉴于 PLED 的众多病因，只有在其他证据显示癫痫发作时，将它们视为癫痫病治疗似乎是合理的。

病理生理学

总体来说，我们有大量关于全身惊厥性 SE 的资料，并且认为分为数个阶段[4, 11]。最初的复发性不连续癫痫发作（<30 分钟）逐渐融合（30~60 分钟）。全身性惊厥被肌阵挛替代后逐渐消失（“细微的状态”）。与此同时，脑电图记录显示，最初的复发性不连续癫痫发作合并成连续的猝发放电，逐渐与平坦的周期混合在一起，并演变成一种电机械分离，在平坦的背景活动中周期性放电。这种演变带来了不良结局。在早期阶段（<30 分钟）代偿机制是有效的但后来逐渐无效，导致代谢需求和供应之间不匹配，从而导致脑损伤。全身性因素，如惊厥性运动和呼吸困难仅是损害的部分原因。SE 自我维持的机制可能是多元并行的。反复发作主要是通过 GABA（a）受体的内化减少对 GABA（大脑中主要抑制性神经递质）的反应。这种内化被认为是苯二氮䓬类药物耐药的主要原因，但目前还不清楚为什么 SE 对其他治疗具有抗药性。其他内源性抗惊厥通路（腺苷能，大麻素和肽能）的功能障碍也可能起到加重作用。在 SE 发作 60 分钟后，兴奋性 NMDA 受体也越来越外化至突触。炎症介质在病理生理学中也很重要。

在全身性惊厥性 SE 中，脑损害发生较早；影像显示海马水肿随后出现萎缩。死后检查时在海马以及小脑中都有神经元丢失。神经元死亡可能是神经元过度兴奋（兴奋性毒性）的最终结果。目前还不清楚非惊厥性 SE 本身对大脑的损害有多大，因为由潜在病因引起的内在损伤很复杂。动物模型显示，边缘系统 SE 在海马区引起的神经元丢失比全身性

SE 更轻，但这些发现可能不适用于人类。临床上，与潜在原因无关的局灶性 SE 与脑损伤存在相互矛盾的证据。失神状态因无令人信服的证据表明神经元损伤而认为无害。

治疗

治疗应和诊断同时进行。SE 被认为是一种急症，随着其发病率和死亡率的增加，随着治疗时间的延长，对治疗的反应会减弱。应根据需要首先进行紧急心肺复苏。最新的治疗指南适用于全身性惊厥性癫痫持续状态（图 21.5）[12]。

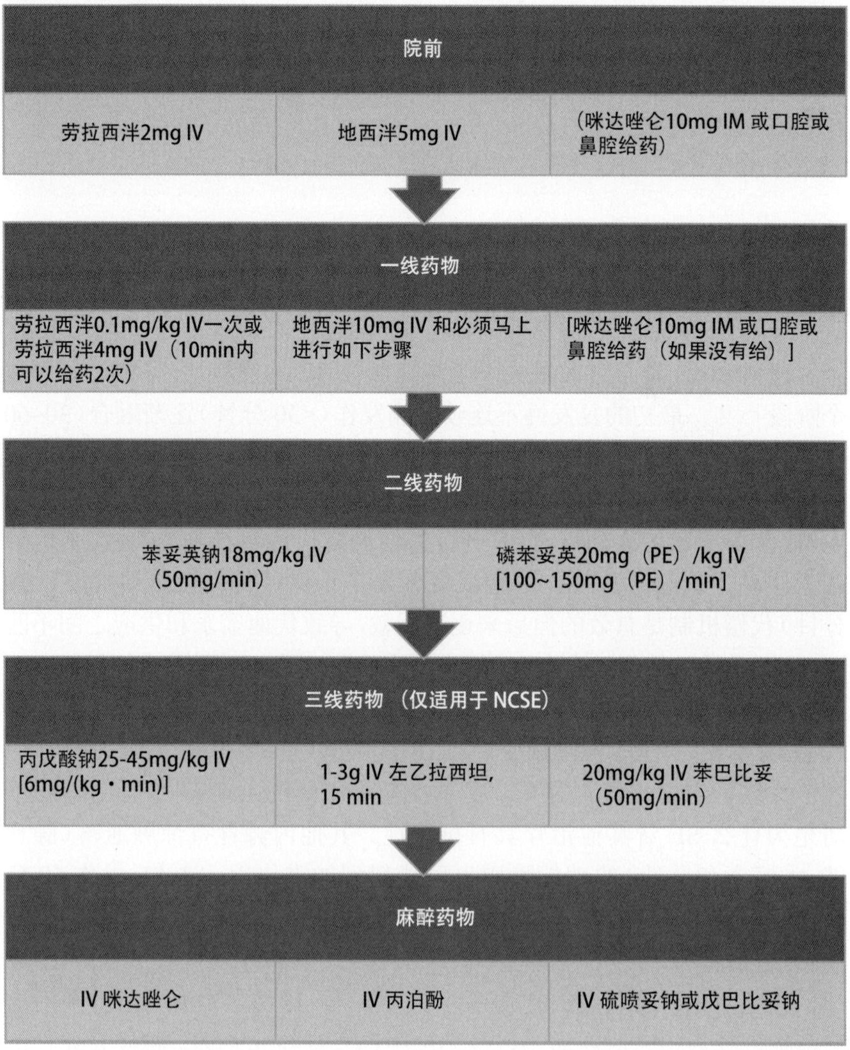

图 21.5 基于欧洲神经学学会指南的癫痫持续状态治疗方法[12]。（IM，肌注；IV，静脉注射；NCSE，非惊厥性癫痫持续状态）。肌内注射咪达唑仑不作为指南中的一线治疗药物，但在这里提到了随后的 RAMPART 临床试验中有效证据[15]。尽管口腔或鼻内给予咪达唑仑被广泛使用，但是这方面的数据仍然很少。

一般管理包括气道管理和通气，ECG 和血压监测，动脉血气分析确定是否存在需要立即治疗的代谢性酸中毒或缺氧。其他初步措施还包括血糖、硫胺素、尿素、肌酐、血清电解质、镁离子水平、全血计数和肝功能检查。对已确诊癫痫并长期使用抗癫痫药物的人群，应检验血药浓度以评估依从性。

目前欧洲指南一线治疗是静脉注射劳拉西泮 0.1mg/kg，单次给药对 80% 的患者有效 [12]。如果劳拉西泮无效，则可给予地西泮 10mg 静脉注射或直肠给药，随后静脉注射苯妥英钠 18mg/kg。如急救药物治疗院前研究所示，成人肌内注射 10mg 咪达唑仑可能与劳拉西泮具有相同的疗效 [15]。苯妥英钠应该以 50mg/min（老年人 20mg/min）的速度迅速给药。静脉注射苯妥英钠应始终在心脏监护下进行，并禁用于心律失常患者。苯妥英钠溶液对注射部位刺激性大，甚至可能导致紫色手套综合征（广泛的皮肤炎症和静脉血栓形成）。苯妥英钠具有非线性药代动力学和肝酶诱导特性。

在这方面，特别需要强调的是静脉输注安定和苯妥英钠需要 40 分钟，而劳拉西泮只需要 5 分钟。虽然普遍认为该治疗方法不如全身性惊厥持续状态所采用的那样积极，但此方法也可用于部分持续性癫痫和非惊厥性癫痫。

“ 专家点评：转移瘤的影像学特征

对于 Lennox-Gastaut 综合征患者，通常典型的失神状态（连续或频繁的慢波 <2.5Hz）对苯二氮䓬类药物耐药，因为该药可以诱发强直性癫痫持续状态，所以应避免应用。

理论基础

在美国，3 项重要的研究已经证实苯二氮䓬类药物作为全身惊厥性 SE 的一线治疗的作用。1998 年，退伍军人事务部癫痫持续状态合作研究小组在 22 家医院发表了癫痫持续状态成人双盲随机对照试验结果 [13]。比较了 4 种药物：地西泮，劳拉西泮，苯妥英和苯巴比妥。在 384 名全面抽搐的成年患者中，劳拉西泮有效率 64.9%，静脉注射苯巴比妥有效率为 58.2%，静脉注射安定随后苯妥英有效率为 55.8%，单用苯妥英钠有效率为 43.6%。劳拉西泮明显优于苯妥英，但与其他两种药物相比无显著差异。

两项双盲随机对照试验研究了苯二氮䓬类药物的院前应用情况。Alldredge 等人 [14] 纳入了 205 位在院前给予地西泮 5mg Ⅳ，劳拉西泮 2mg Ⅳ或安慰剂的成人。劳拉西泮成功率为 59.1%，地西泮为 42.6%，统计学上无显著差异。安慰剂为 21.1%。由于心肺并发症（低血压，心律失常或呼吸功能障碍）的发生率明显低于安慰剂组（10% 比 22%），苯二氮䓬类呈现出更高的院前用药安全性。2012 年的 RAMPART 研究显示，在 893 名儿童和成年人中，73.4% 的患者在抵达医院时已经由医护人员肌内注射咪达唑仑（成人 10mg），63.4% 的患者已经静脉注射劳拉西泮（成人 4mg）[15]。

其他抗惊厥药静脉制剂（如丙戊酸，左乙拉西坦，拉考沙胺）无双盲随机对照试验。2014 年的一项 Cochrane 系统评价表明，左乙拉西坦和劳拉西泮、丙戊酸和苯妥英钠进行对比的研究证据有限 [16]，通常是来自一两个低效能的开放研究。因此急需新的研究[17]。

尽管如此，2012 年美国重症监护学会指南指出，苯妥英钠，苯巴比妥，丙戊酸或左乙拉西坦可作为二线治疗药物[18]。

苯妥英一线治疗难治的全身性惊厥性癫痫持续状态应在重症监护病房进行。

因缺乏被普遍接受的指南、头对头的比较研究以及全身麻醉可能出现的严重并发症，在非惊厥性癫痫持续状态下，通常推荐使用 AED 治疗。

丙戊酸钠无致心律失常的特性，可作为失神和肌阵挛状态的首选药物。可以首次给予 25-45mg/kg 静脉推注，然后以 6mg/kg 的速率静脉点滴。但线粒体疾病时禁用。通常具有良好的耐受性，但它是肝酶抑制剂，血氨升高时经常会诱发肝性脑病。

苯巴比妥的剂量通常为 20mg/kg，速率为 50mg/min。它的半衰期很长（100h）。副作用包括镇静，呼吸抑制和低血压，其广泛的再分布可以延缓副作用的发生。现在苯巴比妥用得较少。它是一种有效的肝酶诱导剂。左乙拉西坦和拉考沙胺的经验较少。左乙拉西坦的静脉推注剂量通常为 20mg/kg，其给药耐受性良好。拉考沙胺静脉推注剂量通常为 400mg，其使用的主要禁忌是 I 度房室传导阻滞。两种药物均无任何相互作用。

在重症监护环境中，并发症的发生率通常较高：合并感染发生率为 50%~66%，严重低血压为 50%。咪达唑仑似乎是最安全的选择，因为它很少诱导大脑活动长时间完全抑制（与巴比妥类药物相比），但通常需要与丙泊酚联合以达到控制发作的目的。在 EEG 监测下，针对爆发 - 抑制模式药物导致的昏迷通常会持续 24~36h，这很容易被识别，而且没有明显的癫痫发作。然后撤掉麻醉剂以评估恢复情况。丙泊酚潜在的严重并发症是以循环衰竭，乳酸酸中毒，高甘油三酯血症和横纹肌溶解为特征的丙泊酚输注综合征（PRIS）。这些主要发生在接受儿茶酚胺和（或）类固醇治疗后并发感染的患者。应避免长时间使用丙泊酚，建议早期检测 PRIS，详细监测血清乳酸，CK 和甘油三酯。

已经报道了几种麻醉剂或药物（异氟醚，氯胺酮，依托咪酯，维拉帕米，利多卡因，镁）以及各种方法（低温，生酮饮食，手术，迷走神经刺激，电休克治疗，经颅磁刺激）治疗难治性 SE 的少数案例。这些大多是小型案例进行报道，都是在所有常规治疗失败后才尝试的。

预后

无论是潜在后果还是疾病本身，SE 均具有很高的死亡率（6%~39%）和发病率。死亡率的主要独立预测因素是潜在病因、患者年龄、意识障碍程度（反映潜在的脑功能障碍）[2]，以及全身性 SE 发作的持续时间。这在非惊厥状态下尤其明显，其中死亡率通常与潜在的脑功能障碍有关。

专家结语

癫痫持续状态是神经科急症。在不同的分型中，非惊厥持续状态仍然缺乏正确的诊断和适当的治疗。SE 作为中风、感染性疾病、代谢性脑病以及危重患者的常见并发症，是神经科医生的常见病。在这些情况下，脑电图应始终是常规评估的一部分。治疗要结合癫痫持续状态的治疗指南，还必须要根据患者的具体情况具体对待。

在已确诊癫痫的患者中，用于急性处理癫痫发作的急救药物越来越普遍。这是由于临床医生、患者、家属和护理人员越来越意识到快速有效地抗惊厥治疗的重要性。而且，卫生系统组织和医疗服务的迅速变化正转向院前实施，特别是针对癫痫等慢性疾病。苯二氮䓬类药物仍然是急性惊厥性发作的一线药物，地西泮和劳拉西泮是成年人和儿童使用最广泛的药物。地西泮通常静脉或直肠给药，而劳拉西泮主要通过静脉、肌肉或经黏膜途径给药。在院外，静脉给药复杂或几乎不可能，使得经黏膜给药颇受欢迎。咪达唑仑通过鼻腔或口腔黏膜进行鼻内或口腔给药提供了一种有吸引力且划算的替代方案，特别是对于院外治疗。在这种情况下，临床医师（特别是专科医生）必须时刻注意院前治疗方案，以避免这些患者使用过量的苯二氮䓬类药物。

点评专家：Marco Mula

（赵莲花 译　赵伟 审）

参考文献

1. Novy J, Carota A, Eggimann P, et al. Encephalitis with herpes simplex-2 in the cerebrospinal fluid and anti-RI（ANNA-2）antibodies: an infectious or a paraneoplastic syndrome? *BMJ Case Rep* 2009; 2009.
2. Novy J, Logroscino G, Rossetti AO. Refractory status epilepticus: a prospective observational study. *Epilepsia* 2010; 51(2): 251–6.
3. Rossetti AO, Hurwitz S, Logroscino G, Bromfield EB. Prognosis of status epilepticus: role of aetiology, age, and consciousness impairment at presentation. *J Neurol Neurosurg Psychiatry* 2006; 77(5): 611–15.
4. Lothman E. The biochemical basis and pathophysiology of status epilepticus. *Neurology* 1990; 40(5 Suppl 2): 13–23.
5. Meldrum BS, Horton RW. Physiology of status epilepticus in primates. *Arch Neurol* 1973; 28(1): 1–9.

6. Lowenstein DH，Bleck T，Macdonald RL. It' s time to revise the definition of status epilepticus. *Epilepsia* 1999；40（1）：120–2.

7. Neligan A，Shorvon SD. Frequency and prognosis of convulsive status epilepticus of different causes：a systematic review. *Arch Neurol* 2010；67（8）：931–40.

8. Tan RYL，Neligan A，Shorvon SD. The uncommon causes of status epilepticus：a systematic review. Epile Psy Res 2010；91（2–3）：111–22.

9. Dworetzky BA，Bubrick EJ，Szaflarski J P，et al. Nonepileptic psychogenic status：markedly prolonged psychogenic nonepileptic seizures. *Epile Psy Behav* 2010；19（1）：65–8.

10. Bauer G，Trinka E. Nonconvulsive status epilepticus and coma.Epilepsia 2010；51（2）：177–90.

11. Treiman DM，Walton NY，Kendrick C. A progressive sequence of electroencephalographic changes during generalized convulsive status epilepticus.*Epile Psy* Res 1990；5（1）：49–60.

12. Meierkord H，Boon P，Engelsen B，et al. EFNS guideline on the management of status epilepticus in adults. *Eur J Neurol* 2010；17（3）：348–55.

13. Treiman DM，Meyers PD，Walton NY，et al. A comparison of four treatments for generalized convulsive status epilepticus. *N Engl J Med* 1998；339（12）：792–8.

14. Alldredge BK，Gelb AM，Isaacs SM，et al. A comparison of lorazepam，diazepam，and placebo for the treatment of out-of-hospital status epilepticus. *N Engl J Med* 2001；345（9）：631–7.

15. Silbergleit R，Durkalski V，Lowenstein D，et al. Intramuscular versus intravenous therapy for prehospital status epilepticus. *N Engl J Med* 2012；366（7）：591–600.

16. Prasad M，Krishnan PR，Sequeira R，Al-Roomi K. Anticonvulsant therapy for status epilepticus. *Cochrane Database Syst Rev* 2014；9：CD003723.

17. Cock HR，ESETT Group. Established status epilepticus treatment trial（ESETT）.*Epilepsia* 2011；52（Suppl 8）：50–2.

18. Brophy GM，Bell R，Claassen J，et al. Guidelines for the evaluation and management of status epilepticus. *Neurocrit Care* 2012；17（1）：3–23.

病例

22 威胁生命的药物反应

Suchitra Chinthapalli

病史

患者女性，64 岁，南亚人，因痛性水疱，广泛皮肤剥脱和疲劳入院。2 天前患者发现躯干和四肢出现直径大约 5cm 的充满流动液体的大疱。且发烧和难以描述的不适感持续 1 周。既往无皮肤病史，家族史无特殊，也无类似事件发生。

2 周前患者从当地医院出院，出院后出现 2 次全面性强直 - 阵挛发作，但具体病因不明。行头颅 CT 显示正常。在急诊室患者接受静脉负荷剂量的苯妥英，随后给予卡马西平 200mg，每天 2 次口服。

既往有糖尿病和高血压病史。5 年前开始一直服用药物二甲双胍 500mg，2 次 / 天；阿司匹林 75mg，1 次 / 天；辛伐他汀 40mg，1 次 / 天；雷米普利 5mg，1 次 / 天。无已知药物不良反应及过敏史。和两个孩子一起居住，日常生活能独立完成。

查体时患者表现出不适。躯干和四肢大面积皮肤已开始脱落，暴露出侵蚀区域（图 22.1）。躯干和四肢红斑基底部有几处大的松弛性水疱，大约 50% 的皮肤受累，Nikolsky 征阳性。口腔和外阴黏膜触诊柔嫩，嘴唇肿胀，皮肤开始脱落（图 22.2）。心血管、呼吸、腹部及神经系统检查均无明显异常。临床观察，包括温度、心率、血压、氧饱和度和呼吸频率均在正常范围内。尿液试纸结果阴性。

临床诊断考虑继发于苯妥英和（或）卡马西平的中毒性表皮坏死松解症（TEN）。患者收住重症监护室单人间接受支持治疗，并行皮肤活检。联系神经内科会诊，停用卡马西平，如果住院期间再次出现癫痫发作，建议开始服用左乙拉西坦 250mg，2 次 / 天。

TEN 的管理以支持治疗为主：保护皮肤和黏膜，充分镇痛以及监测和治疗并发症（表 22.1）

患者的皮肤采用 50% 白色软石蜡 +50% 液状石蜡进行治疗，作为防水屏障，减少流体流失和感染风险，并有助于缓解疼痛和调节温度。患者存在显著的经皮液体流失和口服摄入量减少，因此对液体平衡进行仔细监测。用无黏性敷料覆盖裸露区域，并用高密度聚乙烯伤口敷料包扎或

学习要点：Nikolsky 征

1896 年，俄罗斯皮肤科医生 Pyotr Nikolsky 指出，对天疱疮患者受累皮肤施加侧向压力（通常使用拇指），可导致周围表皮起泡或剥落。后来发现这与一系列的大疱性疾病有关。

临床提示：重症监护室管理

TEN 是一种严重威胁生命的疾病，应收住重症监护病房，而不该因等待组织学确诊而拖延。如出现任何发疱性皮疹，应紧急寻求皮肤科医生会诊。

临床提示：停用任何有潜在诱因的药物

早期识别和停用致病药物非常重要，可降低死亡率。超过80%的TEN病例是由于以下药物所致：别嘌呤醇、卡马西平、拉莫三嗪、苯妥英、苯巴比妥、奈韦拉平、昔康类非甾体抗炎药（例如吡罗昔康）和磺胺类药物。在一些研究中，卡马西平是导致TEN最常见的原因，但这取决于当地的给药方式。

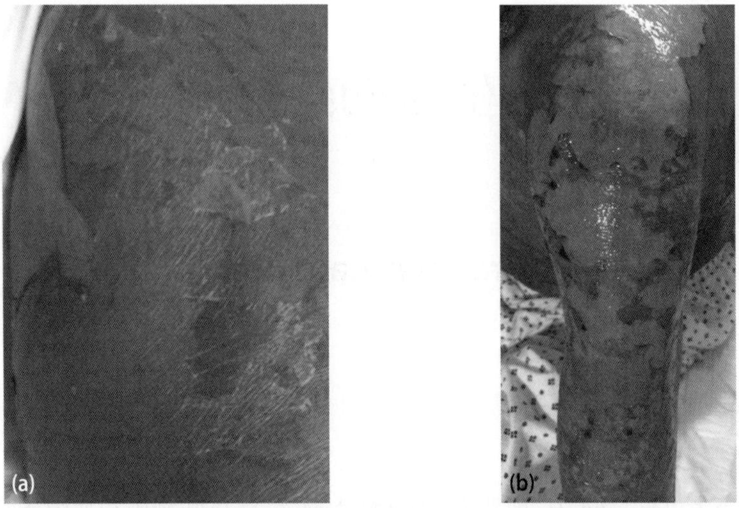

图22.1 中毒性表皮坏死松解症的临床特征：（a）皮肤剥离；（b）裸露的皮肤区域。（见彩插）

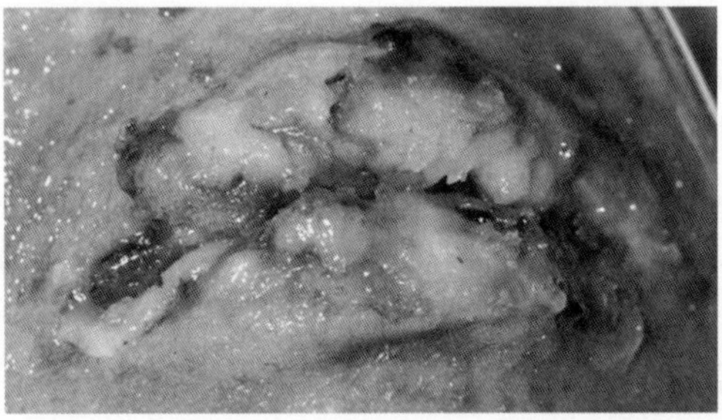

图22.2 中毒性表皮坏死松解症的临床特征：口腔黏膜受累伴唇部皮肤脱落和结痂。（见彩插）
Image courtesy of Professor Rino Cerio, Queen Mary University of London.

覆盖。尽管一旦皮肤被覆盖，疼痛会明显减轻，仍为患者应用了对乙酰氨基酚和短效硫酸吗啡镇痛药物。积极预防静脉血栓。眼科医生检查患者，排除了眼部并发症。给予超过3天的静脉注射免疫球蛋白（IVIG）。

学习要点：眼部症状

TEN或Stevens-Johnson综合征（SJS）急性期患者中有74%可出现眼部受累，是该病最严重的长期后遗症之一[1]。尽早进行眼科检查很重要。症状可能包括眼干、疼痛、视力障碍和畏光。可发生结膜，角膜和眼睑的上皮脱落，并有异常的泪膜。这会引起炎症，并使得角膜瘢痕形成和感染的风险增加，可导致失明。治疗包括局部润滑剂，类固醇激素和抗菌药物。最近，已有临床试验尝试在急性期使用羊膜移植来覆盖眼睑[2]。多达50%的患者可出现长期并发症，如干眼症，其风险与急性期的严重程度无关。

表 22.1 TEN 皮肤缺失的支持管理

皮肤功能	TEN 中的风险	处理
防止水分流失	脱水	尽可能口服摄入 静脉补充（外周或中央） 导尿管
调节温度	低体温	毯子保暖 保持房间温暖
抵抗病原体	败血症	隔离护理 常筛查感染相关指标，低阈值选择抗生素治疗（如临床查体，皮肤拭子，尿培养，血培养，胸部 X 片） 抗菌药水漱口
感觉	疼痛 创伤	使用经过证实的疼痛评分系统 给予足够的镇痛 因胃和肾损伤风险避免服用非甾体抗炎药
营养（黏膜）	营养不良	评估口服摄入的可能性 考虑鼻胃管或全肠外营养 代谢率增加需要更多的卡路里摄入

专家点评

目前尚无改善 TEN 预后的系统性治疗的相关共识。药物选择包括类固醇激素，环孢素和免疫球蛋白。关于口服类固醇激素在疾病早期是否获益尚有争论。类固醇激素可能会缩短疾病进程，但也可导致感染风险增加。免疫球蛋白被认为能够抑制 Fas-Fas 配体结合，从而减少角化细胞的凋亡，而且队列研究发现其可提高生存率。然而，2012 年的一项系统性综述和荟萃分析却并未发现有效的治疗方法[3]。系统性治疗的决定是由皮肤科医生与参与患者护理的其他临床医生共同决定的。

尽管患者此时并未出现并发症，但是使用 2000 年开发的国际公认的预后评分系统 SCORTEN 评估严重程度发现其处于高危风险[4, 5]（见表 22.2 和表 22.3）。根据患者年龄，表皮脱离程度，尿素氮（16mmol / L）和血糖水平（22mmol / L）评分为 4 分，得出其死亡的风险为 58%。

水疱继续形成，接下来的 48h 里皮肤脱落，然后水疱消退。在此期间，部分区域开始出现新的上皮再生皮肤。此时，对皮肤活检结果进行了讨论，其表现符合 TEN（图 22.3）。

第 12 天，患者下呼吸道感染后恢复较好，剥脱的皮肤超过 80% 的上皮已再生。患者又经过 2 周进行康复治疗。出院时，告知患者不应再服用苯妥英钠或卡马西平，患者的药物不良反应已记录在案。并告知其初级保健医师，再次尝试这些药物或其他芳香族抗癫痫药可能会导致更加

表 22.2 关于预后的中毒性表皮坏死松解症疾病严重程度评分（SCORTEN）（在入院 24h 内评估有效）

项目	阈值	评分
年龄	>40 岁	1
恶性肿瘤	存在	1
入院时表皮脱离程度	>10% 的皮肤表面	1
心率	>120 次 / 分	1
碳酸氢盐水平	<20mmol/L	1
尿素氮水平	>10mmol/L	1
糖水平	>14mmol/L	1

Adapted from *J Invest Dermatol.*, 115, Bastuji-Garin S et al., SCORTEN: A Severity-of-Illness Score for Toxic Epidermal Necrolysis, p. 149–153, Copyright (2000), with permission from Nature Publishing Group.

表 22.3 基于 SCORTEN 总分预测死亡率

SCORTEN 评分	死亡概率（%）
0~1	3
2	12
3	35
4	58
>5	90

Adapted from *J Invest Dermatol.*, 115, Bastuji-Garin S et al., SCORTEN: A Severity-of-Illness Score for Toxic Epidermal Necrolysis, p. 149–153, Copyright (2000), with permission from Nature Publishing Group.

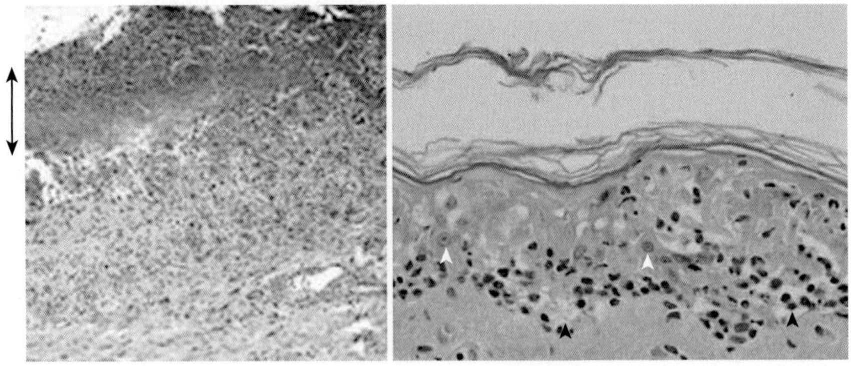

图 22.3 中毒性表皮坏死松解症的组织学。左图：皮肤活检 HE 染色低倍镜下观察可见全层皮肤坏死（双箭头）并伴有表皮分离，部分区域表皮完全缺失。其下真皮层可见水肿，伴有炎性浸润。右图：早期 TEN 病损皮肤的中倍镜观察。在真皮层上方有散在的凋亡角化细胞（黑色箭头）和基底层裂缝（白色箭头），并伴有炎性浸润。免疫荧光呈阴性。（见彩插）

Images courtesy of Professor Rino Cerio, Queen Mary University of London.

严重的反应。出院后开始服用左乙拉西坦，未再出现癫痫发作。6 个月后随访，患者一般情况良好，无持久的后遗症。

临床提示：药物不良反应

关于药物不良反应的流行病学数据有限，因为报告不足。出现药物严重不良反应的患者应向有关机构上报。在英国，药品和保健品管理局（MHRA）运行的黄卡计划（Yellow Card Scheme）负责收集这些数据。上报可以由医生或患者完成，不包括可识别患者身份的数据。建议患者可考虑带手链，卡片或采用其他方法提醒医护人员其对某些药物有不良反应。

讨论

抗癫痫药（AED）是神经科医生常用处方，已被广泛认识到存在各种各样的不良反应，特别是皮疹，见于大约 15%的使用者。因此，了解并最大限度地降低 AED 导致的皮疹风险，同时告知患者其可能会出现该不良反应是很重要的。

AED 相关严重皮肤不良反应（SCAR）的危险因素

2007 年，Arif 等[6]发表了一项纳入 1890 名患者，暴露于 15 种不同抗癫痫药物的回顾性研究，以比较和预测出现的任何皮疹。最常见引起皮疹的药物为苯妥英钠（皮疹风险 5.9%），拉莫三嗪（4.8%）和卡马西平（3.7%）[6]。这与其他已发表的研究结论一致。如果先前已经对某种 AED 有不良反应，则服用另一种 AED 出现皮肤反应的风险就会高 5 倍[6]。

发生皮肤不良反应的最高风险在开始服用 AED 的前 2 个月内，如本例患者[7, 8]。药物初始血药浓度高也可能是一个危险因素[9]。已知较高的 AED 起始剂量和较快的加量与较高的皮肤不良反应风险相关。例如，高起始剂量的拉莫三嗪引起 Stevens-Johnson 综合征在儿童中可高达 1/100（100 例儿童中可有 1 例出现），而当缓慢加量时，1000 例使用者中可能出现不到 1 例[10]。拉莫三嗪导致皮肤反应的风险在联合使用丙戊酸钠时更高，可能与拉莫三嗪代谢受损有关。在服用丙戊酸钠的患者中，拉莫三嗪的起始剂量应低于常规用量。拉莫三嗪单药治疗的合理起始方案是每天 25mg，持续 14 天，随后以每 14 天增加不超过 50mg 的每日剂量加药。如果与丙戊酸钠一起使用，则拉莫三嗪应以隔天 25mg 隔天开始，持续 14 天，改每天 25mg，至少 14 天，然后每 14 天增加不超过 50mg。需核对有关药物剂量的最新国家指南。如果出现皮疹，应该告诉患者紧急就医。

芳香族 AED

卡马西平和苯妥英均为芳香族 AED，这意味着它们的化学结构中含有一个芳香环（表 22.4）。芳香族 AED 的过敏症状出现率是非芳香族 AED 的 2 倍[11, 12]。其也更常伴有免疫球蛋白 E 参与的 1 型过敏反应和 T 细胞介导的 4 型过敏反应[12]。研究还表明，芳香族 AED 之间存在交叉反应，为 40%~58%，而在体外研究中则为 80%[13]。因此，当发生如 TEN 的严重反应时，最好尽可能避免使用其他芳香族 AED。

理论基础

近年来，学者们对遗传因素在皮肤药疹中的作用越来越感兴趣。遗传学研究已经开始鉴定导致出现严重皮肤反应的 HLA 等位基因。2004 年，Chung 等[8]报道了台湾 44 例服用卡马西平汉族患者的 HLA-B * 1502 和 SJS 与 TEN 发生的相关性。研究人员公布了进一步的数据，其中包括 91 名卡马西平皮肤反应患者和 144 名对照组患者。研究发现 98.5%（59/60）的 SJS 或 TEN 患者存在 HLA-B * 1502 等位基因，而对照组为 4.2%（6/144）（优势比 1357；95% CI=193.4-8838.3）[14]。此后，其他研究也证实了上述结果，并且在其他人群中也有类似发现[15,16]。

HLA-B * 1502 等位基因可见于至少 10% 的亚洲人群（包括中国，泰国，马来西亚，印度尼西亚和菲律宾等），而南亚人群中占 2%~4%，高加索人群中占 1%~2%，而日本和韩国人群中不到 1%[8, 14-16]。英国 MHRA 以及美国食品和药物管理局（FDA）目前建议亚裔人群在开始使用卡马西平之前应接受相关筛查[17]。如果等位基因检测阳性，那么只有当获益大于风险时才可给予该药。但等位基因无法预测其他皮肤反应的风险。现已明确 HLA-B * 1502 等位基因与苯妥英相关的严重皮肤反应之间存在较弱相关性，在苯妥英和磷苯妥英给药之前也可进行筛查。

2011 年发表的一项全基因组关联研究确定了 HLA-A * 3101，在高加索人群中占 2%~5%，可作为北欧血统人群中卡马西平过敏反应的预测指标[18]。这一相关性也可见于其他人群。据估计，日本，南印度和美国原住民人群中 HLA-A * 3101 可能高达 15%。一些专家目前也推荐在所有卡马西平初治患者开始用药之前对 HLA-A * 3101 进行检测[19]。

表 22.4 芳香族抗癫痫药

卡马西平	奥卡西平
艾司利卡西平	苯巴比妥
非尔氨酯	苯妥英
磷苯妥英	扑米酮
拉莫三嗪	唑尼沙胺

Stevens-Johnson 综合征（SJS）和中毒性表皮坏死松解症（TEN）

SJS 和 TEN 构成以表皮坏死松解为特征的罕见疾病谱。每百万人每年大约发生 2 例。根据处方数量或每日剂量，卡马西平，拉莫三嗪，苯巴比妥和苯妥英新用药患者的风险估计为 1/10000~10/10000，而丙戊酸相对更低些[20]。尽管罕见，但 SJS 和 TEN 起病急，危及生命，如 TEN 的死亡率超过 30%[4]。随着年龄的增加，患者的发病率和死亡率增高。SJS 和 TEN 的非药物相关危险因素包括 HIV 感染、恶性肿瘤、系统性红斑狼疮（SLE）和女性。

患者通常会出现非特异性前驱症状，包括发热，不适和关节痛。在 72h 内，进展为皮肤黏膜受累，如眼睛烧灼感和吞咽困难。红斑疹的出现往往始于躯干和面部，并迅速融合。同时，黏膜（眼睛，口腔和生殖器）出现红斑疹和糜烂（图 22.2）。患者常诉与皮肤病变不成比例的严重疼痛。眼部受累常见，从急性结膜炎到角膜溃疡均可出现。随后，在表皮开始大面积脱落之前，可形成小囊泡和水疱（图 22.1）。Nikolsky 征通常阳性，但并无特异性。SJS 和 TEN 的区别在于皮肤脱落的程度（表 22.5）。

导致 TEN 最常见的原因是药物，在超过 85%的病例中均能发现这一罪魁祸首[21]。诊断基于临床病史和体格检查，皮肤活检组织学发现可予支持（图 22.3）。免疫荧光组织学检查有助于排除其他病因，例如大疱性类天疱疮，寻常型天疱疮，急性全身发疹性脓疱病（AGEP），播散性固定性大疱性药疹和葡萄球菌性烫伤样皮肤综合征。

专家点评

有研究通过使用贴片测试或淋巴细胞药物诱导的干扰素 -γ（IFN-γ）分析来确定致病药物，但其诊断价值尚不明确，因此目前不推荐常规运用。表皮坏死溶解药物因果关系流程（ALDEN）是 2010 年开发的，被证明可作为排除特定致病药物的参考工具[21]。其考虑：（1）给药时间与不良反应开始时间有关；（2）药物在不良反应开始时是否正在使用；（3）先前是否发生过对该药或相关药物的类似反应；（4）如果药物持续使用，不良反应是否继续；（5）是否有研究证明该药物具有导致表皮坏死的高风险；（6）是否有其他更可能导致该症状的药物存在[21]。

药物诱发表皮坏死的发病机制现有许多理论（图 22.4）。

表 22.5　SJS、TEN 和重叠综合征的鉴别诊断

因素	SJS	SJS-TEN 重叠	TEN
受累 BSA	<10%	10%~30%	>30%
药物相关	>50%	50%~95%	95%
死亡率	10%	30%	50%

BSA：体表面积

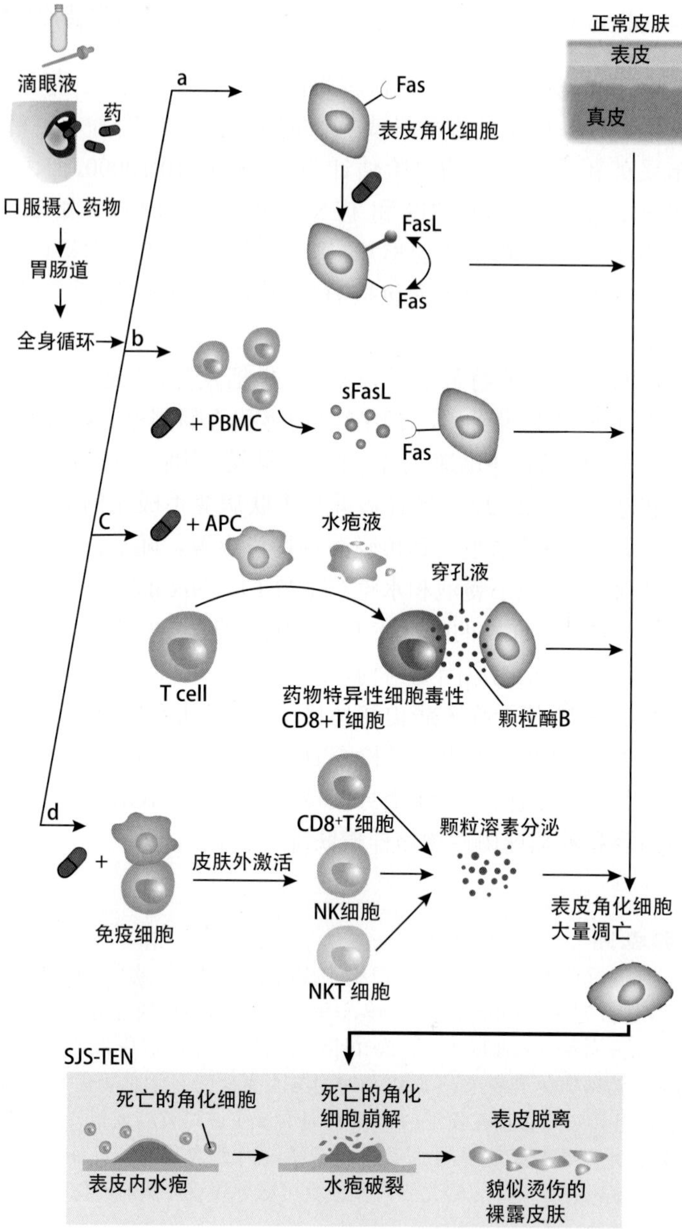

图 22.4 在 SJS 和 TEN 中涉及药物诱导的角化细胞死亡机制。角化细胞表达 Fas 受体，其与 Fas 配体（FasL）结合形成诱导细胞凋亡信号的死亡复合物。药物，如芳香族 AED，可诱导角化细胞和外周血单核细胞（PBMC）分别上调 FasL 和增加可溶性 FasL 的产生，然后与角化细胞 Fas 受体结合导致细胞凋亡（途径 A 和 B）。研究还表明，违规药物与 MHC I 类表达细胞相互作用，导致细胞毒性 CD8+T 细胞在皮肤水疱中激活并积聚。这些 T 细胞随后释放杀伤角化细胞的穿孔素和颗粒酶 B（途径 C）。或者，由于药物诱导的细胞毒性 CD8+T 细胞，自然杀伤（natural killer，NK）细胞和 NK T 细胞的激活，可能出现颗粒溶素的分泌，诱导细胞凋亡（途径 D）。

Reproduced from *Nature Med* 14, Nickoloff BJ, Saving the skin from drug-induced detachment, pp. 1311–13 © 2008, with permission from Nature Publishing Group.

表皮缺失破坏了皮肤的所有功能，包括热量和免疫调节，以及抵御物理伤害的屏障作用（表 22.1）。面对这些患者，需要与皮肤科医生合作，迅速评估，及早认识到在合适环境（常为重症监护病房或烧伤病房）中强化支持治疗的必要性。系统性治疗可能有一定的作用。

多形性红斑

曾被认为是 SJS 和 TEN 谱系疾病的一部分，但现在被认为是一个独立的临床实体。其特点是瘙痒性靶样红斑病变伴有颜色同心变化，伴或不伴黏膜，通常是口腔受累（图 22.5）。病变可见于任何地方，但通常位于肢端部位和伸肌表面。超过 90%的病例因感染所致，主要是单纯疱疹病毒（HSV）。包括 AED 在内的药物病因只占不到 10%。

药疹伴嗜酸性粒细胞增多和系统性症状（DRESS）综合征（包括抗惊厥药物过敏反应综合征）

引起这种严重的特异性药物反应的最常见原因是芳香族 AED，特别是卡马西平。发生率在 1/1000~1/10 000 之间。也可出现于先前耐受药物的重新服用。该病具有多种临床特征（表 22.6）。症状常出现于初始用药后第 2 至第 6 周，首发表现为发热，脸部，躯干和上肢出现斑疹。之

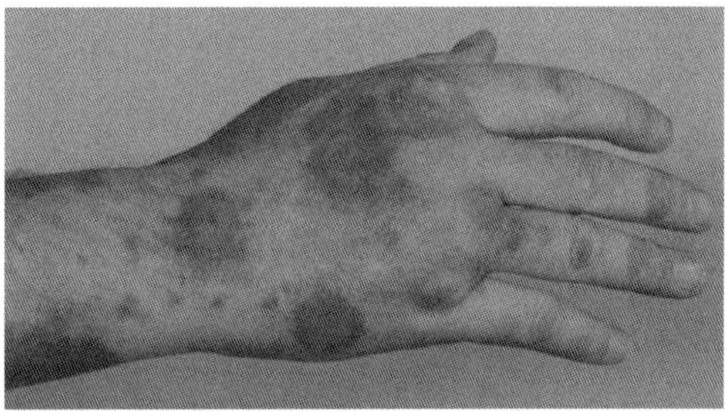

图 22.5 多形性红斑。（见彩插）

表 22.6 DRESS 诊断标准 *

发热 >38℃
急性皮疹
2 个部位淋巴结肿大
至少 1 处内部器官系统受累
血细胞计数异常（淋巴细胞增多或减少或嗜酸性粒细胞增多或血小板减少）
需住院治疗
怀疑为药物相关反应

*7 条标准至少满足 3 条才可诊断 DRESS。

Source data from RegiSCAR Group inclusion criteria: http://www.regiscar.org/Diseases_HSS_DRESS.html

后斑疹演变成丘疹，并蔓延到下肢。脸部常有肿胀。皮疹可能会发展为脓疱性或剥脱性皮炎。伴有淋巴结肿大以及至少一个其他器官系统受累，通常是肝脏，可由异常的血液肝功能检测发现。超过90%的患者有嗜酸性粒细胞增多。其他器官系统受累可导致肾炎，肺炎，心肌炎，心包炎，脑炎，胰腺炎和甲状腺疾病。疱疹病毒，特别是HHV-6和HHV-7的再次激活与本病有关。皮肤活检可见密集的淋巴细胞浸润。管理包括致病药物的识别和停用，以及必要时局部系统性类固醇激素治疗。本病死亡率为10%，通常是因肝脏并发症所致，也可演变为SJS或TEN。

临床提示：败血症或皮疹

DRESS容易被误认为是败血症。虽然需要当心败血症并做相关检查，但应始终考虑可能的药物反应。

假性淋巴瘤药物过敏综合征

这一反应最常见的原因是AED。通常在开始给药物的8周内出现，但也可在5年后发生。顾名思义，这种反应在临床上貌似淋巴瘤，如典型的皮肤T细胞淋巴瘤（也称为蕈样真菌病）。其可表现为孤立的斑块，结节或丘疹，或如片状红斑，或伴广泛的红皮病。病变的组织学有助于其与淋巴瘤的鉴别。通常为良性病程，其管理为停用可疑药物。

继发于AED的其他常见皮肤反应

AED相关的其他常见皮肤反应见表22.7。但并没有包含全部，仍有其他皮肤反应的病例报道。此外，其中许多反应也可见于其他药物的副作用。皮肤活检可以鉴别不同类型的皮疹，也有助于明确病因。如果致病药物无法停用，对轻度皮疹的患者应给予支持性治疗以改善症状。

专家结语

AED的皮肤不良反应非常普遍。可频繁出现，症状较轻，如皮疹，或者危及生命，如TEN。应采取措施降低风险，包括在高危人群中进行HLA基因筛查，从低剂量开始给予AED并缓慢加量，告知患者可能存在皮疹的风险，特别是在用药初的前几个月内。进一步了解严重药物反应的免疫学和遗传学机制，有助于将来对患者进行个体化治疗。

致谢

我们非常感谢伦敦大学玛丽皇后学院Rino Cerio教授在撰写本案时提供图片和建议。

表 22.7　继发于 AED 的其他常见皮肤反应

皮肤反应	皮肤征象	处理
皮疹	这是最常见的反应类型，其临床特征差别很大。可能为斑丘疹，麻疹样疹或红斑疹。躯干通常受累。其与瘙痒，发热和嗜酸性粒细胞增多有关。如果致病药物未能停用，皮疹可能会消退，或者进展为剥脱性皮炎（见下文）。相比之下，病毒性皮疹往往始于面部，且通常存在结膜炎。	致病药物停用后常在数周内好转 定期润肤 肥皂替代物（例如水性乳膏） 定期局部外用类固醇激素 口服类固醇激素（如果症状严重且对上述治疗无反应）
剥脱性皮炎（图 22.6）	可见皮肤皱褶部红斑，剥落和渗出。可迅速扩展至全身。可由皮疹进展而来。	
固定性药疹	给药后 8h 内出现的圆形或卵圆形发痒的红斑，随后每次服用该药后均在同一部位再次出现。新的病变也可见于其他区域。随着病变的消退，该处出现炎症后色素沉着。常见受累部位为手，脚和生殖器。	
血管炎（图 22.7）	血管分布区之上的瘙痒性压之不褪色暗红色病变。可伴系统性受累，尤其是肾脏疾病。	通过检查排除血管炎的其他病因（包括自身抗体筛查，HIV，肝炎，结核，肾脏受累的尿液试纸检测） 皮肤活检 局部外用类固醇激素 如果下肢水肿，压迫绷带
苔藓样药疹（图 22.8）	临床表现与特发性扁平苔藓类似。常为广泛的牛皮癣样紫罗兰色边界清楚的瘙痒性病变。与特发性扁平苔藓不同，其口腔受累罕见。可能分布于光暴露区域。这种反应可能在给药后数月发生，甚至在致病药物停用长达 4 个月后才可改善。	停用致病药物数月内缓解 定期润肤 肥皂替代物（例如水性乳膏） 定期局部外用类固醇 口服类固醇激素（如果症状严重且对上述治疗无反应）
红斑狼疮样综合征	只有 5% 的红斑狼疮病例是由于药物所致，且皮肤改变不常见。其特点包括光敏感和瘙痒性盘状病变。通常也可有狼疮的系统性表现。阳性 ANA 和抗组蛋白抗体具有特征性。抗双链 DNA 抗体通常为阴性，补体水平多正常。不同于特发性狼疮，没有女性或非洲加勒比地区多发倾向。亚急性狼疮常伴有抗 Ro 和抗 SSA 抗体阳性。	防晒 停用致病药物数周内缓解 定期润肤 肥皂替代物（例如水性乳膏） 定期局部外用类固醇
痤疮	面部和上部躯干可见粉刺，丘疹和结节囊性病变。暴发性痤疮是一种严重的急性发作，表现为伴有发热和关节痛的炎性痤疮，罕见发生。	局部给予过氧化苯甲酰抗生素或维 A 酸 口服抗生素 口服维 A 酸（仅限专科医生） 口服类固醇激素（暴发性痤疮）
紫癜	与血小板功能障碍相关的压之不褪色紫癜	除非有症状，否则不需要特殊治疗
光敏感	可见于阳光暴露区，容易晒伤	防晒
毛发变化：毛发过多和多毛症或脱发	苯妥英与毛发过多（早期毫毛变成粗终毛）以及多毛症（男性模式分布的毛发生长）有关。通常见于开始药物后 3 个月内，影响大约一半的使用者，往往在停药后可好转。据报道，丙戊酸可导致短暂的脱发。	自我护理，如剃须，打蜡，使用脱毛膏 激光或电疗 抗雄激素治疗（如复合避孕药）

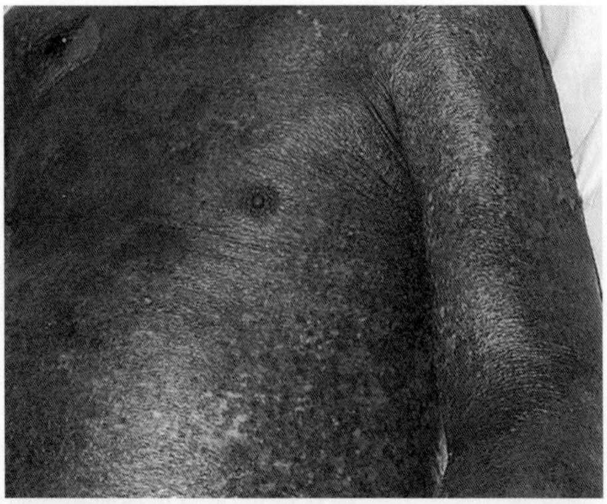
图 22.6 剥脱性皮炎。(见彩插)

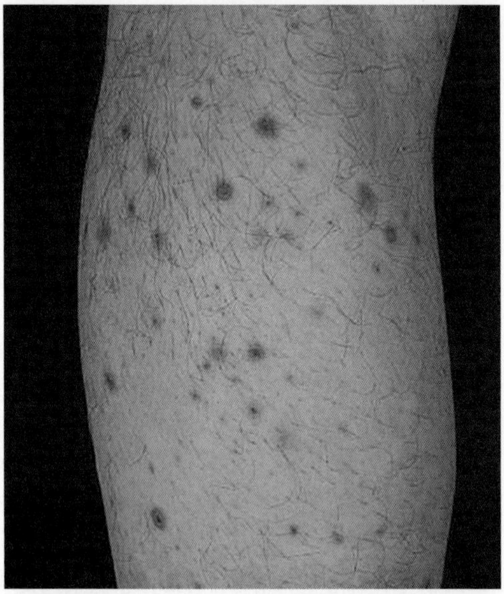
图 22.7 血管炎。(见彩插)

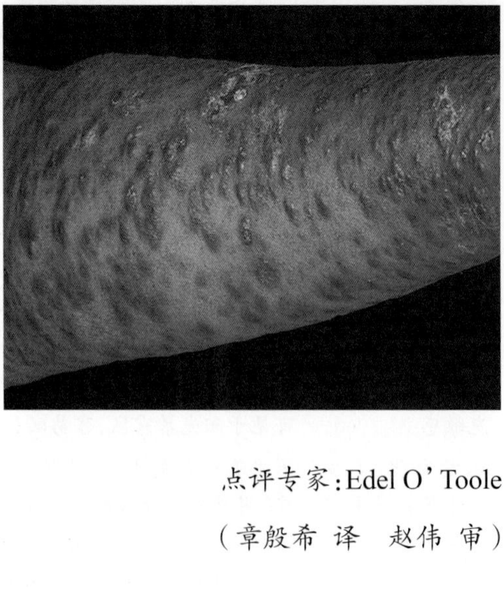
图 22.8 苔藓样药疹。(见彩插)

点评专家:Edel O' Toole

(章殷希 译 赵伟 审)

参考文献

1. Gueudry J，Roujeau JC，Binaghi M，et al. Risk factors for the development of ocular complications of Stevens-Johnson syndrome and toxic epidermal necrolysis. *Arch Dermatol* 2009；145：157-62.
2. Gregory D. Treatment of acute Stevens-Johnson syndrome and toxic epidermal necrolysis using amniotic membrane：a review of 10 consecutive cases. *Ophthalmology* 2011；118（5）：908-14.
3. Huang YC，Li YC，Chen TJ，et al. The effcacy of intravenous immunoglobulin for the treatment of toxic epidermal necrolysis：a systematic review and meta-analysis. *Br J Dermatol.* 2012；167（2）：424-32.
4. Sekula P，Dunant A，Mockenhaupt M，et al. Comprehensive survival analysis of a cohort of patients with Stevens-Johnson syndrome and toxic epidermal necrolysis. *J Invest Dermatol* 2013；133：1197-1204.
5. Bastuji-Garin S，Fouchard N，Bertocchi M，et al. SCORTEN：a severity-of-illness score for toxic epidermal necrolysis. *J Invest Dermatol* 2000；115：149-53.
6. Arif H，Buchsbaum R，Weintraub D，et al. Comparison and predictors of rash associated with 15 antiepileptic drugs. *Neurology* 2007；68：1701-9.
7. Rzany B，Osvaldo C，Kelly J. Risk of Stevens-Johnson syndrome and toxic epidermal necrolysis during frst weeks of antiepileptic therapy：a case control study. *Lancet* 1999；353：2190-4.
8. Chung WH，Hung SI，Hong HS，et al. Medical genetics：a marker for Stevens-Johnson syndrome. *Nature* 2004；428：486.
9. Chadwick D，Shaw MD，Foy P，et al. Serum anticonvulsant concentrations and the risk of drug induced skin eruptions. *J Neurol Neurosurg Psychiatry* 1984；47：642-4.
10. Zaccara G，Franciotta D，Perucca E. Idiosyncratic adverse reactions to antiepileptic drugs. *Epilepsia* 2007；48（7）：1223-44.
11. Wang X，Lang S，Shi X，et al. Cross reactivity of skin rashes with current antiepileptic drugs in Chinese population. *Seizure* 2010；19（9）：562-6.
12. Handoko KB，van Puijenbroek EP，Bijl AH，et al. Influence of chemical structure on hypersensitivity reactions induced by antiepileptic drugs：the role of the aromatic ring. *Drug Saf* 2008；31（8）：695-702.
13. Hyson C，Sadler M. Cross sensitivity of skin rashes with antiepileptic drugs. *Can J Neurol Sci* 1997；24（3）：245-9.
14. Hung SI，Chung WH，Jee SH，et al. Genetic susceptibility to carbamazepine-induced cutaneous adverse drug reactions. *Pharmacogenet Genomics* 2006；16：297-306.

15. Chen P，Lin JJ，Lu CS，et al. Carbamazepine-induced toxic effects and HLA-B*1502 screening in Taiwan. *N Engl J Med* 2011；364：1126-33.

16. Tangamornsuksan W，Chaiyakunapruk N，Somkrua R，et al. Relationship between the HLA-B*1502 allele and carbamazepine-induced Stevens-Johnson syndrome and toxic epidermal necrolysis：a systematic review and meta-analysis. *JAMA Dermatol* 2013；149：1025-32.

17. Ferrell PB Jr，McLeod HL. Carbamazepine，HLA-B*1502 and risk of Stevens-Johnson syndrome and toxic epidermal necrolysis：US FDA recommendations. *Pharmacogenomics* 2008；9（10）：1543-1546.

18. McCormack M，Alfrevic A，Bourgeois S，et al. HLA-A*3101 and carbamazepine-induced hypersensitivity reactions in Europeans. *N Engl J Med.* 2011；364；1134-43.

19. Amstutz U，Shear NH，Rieder MJ，et al. Recommendations for HLA-B* 15：02 and HLAA*31：01 genetic testing to reduce the risk of carbamazepine-induced hypersensitivity reactions. *Epilepsia* 2014；55（4）：496-506

20. Mockenhaupt M，Messenheimer J，Tennis P，et al. Risk of Stevens-Johnson syndrome and toxic epidermal necrolysis in new users of antiepileptics. *Neurology* 2005；64：1134-8.

21. Sassolas B，Haddad C，Mockenhaupt M，et al. ALDEN，an algorithm for assessment of drug causality in Stevens-Johnson syndrome and toxic epidermal necrolysis：comparison with case-control analysis. *Clin Pharmacol Ther* 2010；88：60-8.

缩略语

3,4-DAP	3,4- 二氨基吡啶
A&E	急诊科
ACE	血管紧张素转化酶
ACom	前交通动脉
AD	阿尔茨海默病
ADC	表现弥散系数
ADEM	急性播散性脑脊髓炎
ADPKD	常染色体显性遗传多囊肾病
AED	抗癫痫药物
AFO	踝 – 足矫形器
AGEP	急性全身发疹性脓疱病
ALS	肌萎缩侧索硬化（脊肌萎缩症）
AMPA	α- 氨基 -3- 羟基 -5- 甲基 -4- 异恶唑丙酸
AMTS	简易智力测试评分
ANA	抗核抗体
ANCA	抗中性粒细胞胞浆抗体
ANMDARE	抗 –AMDA 受体脑炎
AQP4	水通道蛋白 –4
ASIA	美国脊髓损伤协会
AT	抗血栓治疗药
ATLS	高级创伤生命支持
AV	动静脉的
AVM	动静脉畸形
BAO	基底动脉闭塞
bd	每天两次
BMI	体重指数
BPPV	良性阵发性位置性眩晕
CAA	脑淀粉样血管病
CADASIL	伴皮质下梗死和白质脑病的常染色体显性遗传性脑动脉病
CBD	皮质基底节变性
CCF	颈动脉海绵窦瘘
CEMRA	增强磁共振血管造影
CI	可信区间
CIDP	慢性炎症性脱髓鞘性多发性神经病
CIS	临床孤立综合征
CISC	清洁性间歇性自我导尿术
CIT	认知损害测试
CJD	克 – 雅病
CK	肌酸激酶
CMAP	复合肌肉动作电位
CMV	巨细胞病毒
CNS	中枢神经系统
CPAP	持续正压气道压力
CRION	慢性复发性视神经病
CRP	C 反应蛋白
CS	海绵窦
CSF	脑脊液
CSW	脑耗盐
CT	计算机 X 线断层摄影
CTA	CT 动脉成像
CTV	CT 静脉成像
CVST	脑静脉窦血栓形成
CXR	胸部 X 片
DBN	下跳性眼震
DCI	迟发性脑缺血
DIND	迟发性缺血性神经功能缺损
DLB	Lewy 体痴呆
DM	肌强直性营养不良（营养不良性肌强直）
DNAR	不复苏遗嘱
DNET	胚胎发育不良性神经上皮肿瘤
DRESS	药疹伴嗜酸性粒细胞增多和系统性症 状

DSA	数字减影血管造影
DSD	远端括约肌协同失调
DVLA	驾驶员和车辆牌照局
DWI	弥散加权成像
EBV	EB 病毒
ECA	颈外动脉
EDS	日间过度嗜睡
EDSS	扩大的残疾状态量表
EEG	脑电图
EMG	肌电图
ENA	可提取性核抗原
ENT	耳鼻喉
EOG	眼动电图
ERT	酶替代疗法
ESR	红细胞沉降率
FAF	眼底自发荧光
FAM	功能评定量表
FBC	全血计数
FDA	美国食品和药品管理局
FDG	氟脱氧葡萄糖
FDG-PET	氟脱氧葡萄糖正电子发射断层摄影
FES	功能性电刺激
FFA	荧光素眼底血管造影
FIM	功能独立评定量表
FLAIR	液体衰减反转恢复序列
FMD	肌纤维发育不良
Fol	叶酸
FSHD	面肩肱型肌营养不良
GABA	γ 氨基丁酸
GBS	吉兰 – 巴雷综合征
GCS	格拉斯哥昏迷评分
GP	全科医生
GRE	快速梯度回波序列
H&E	苏木精 – 伊红染色
HASU	超急性期脑卒中单元
HHV6	人类疱疹病毒 6 型
HIV	人免疫缺陷病毒
HO	异位性骨化
HSV	单纯疱疹病毒
IA	动脉内的
IBS	肠易激综合征
ICA	颈内动脉
ICD	可植入性心脏除颤仪器
ICP	颅内压
ICU	重症监护病房
IEM	先天性代谢异常
IHCD- Ⅱ	国际头痛分类第 2 版
IIH	特发性颅内压升高
IL-6	白介素 –6
IMA	颌内动脉
IPS	岩下窦
ISNCSCI	脊髓损伤神经病学分类国际标准
ITU	重症治疗病房
IV	静脉注射
IVA	动脉血栓形成
IVIG	静脉注射免疫球蛋白
IVT	静脉溶栓
KAFO	膝踝足矫形器
LE	边缘叶脑炎
LEMS	肌无力综合征
LETM	长节段横贯性脊髓炎
LFT	肝功能检测
LGMD	肢带型肌营养不良
LHON	遗传性视神经病变
LMWH	低分子肝素
LP	腰椎穿刺术
LPS	腰大池 – 腹腔分流术
LSD	溶酶体贮积症
MAP	平均动脉压
MCA	大脑中动脉
MCP	小脑中脚
metHb	正铁血红蛋白
MG	重症肌无力
MHRA	药品和保健品管理机构
MIDD	糖尿病和耳聋综合征
MMSE	简易精神状态检查表
MRA	磁共振血管成像

MRC	医学研究理事会
MRI	磁共振成像
MRV	磁共振静脉成像
MS	多发性硬化
MSA	多系统萎缩
MSLT	多次睡眠潜伏期试验
NBIA	神经元脑铁沉积
NG	鼻饲
NHS	国民健康服务
NICU	神经重症病房
NIHSS	国立卫生研究所卒中量表
NIV	无创通气
NK	自然杀伤细胞
NMDAR	N– 甲基 –D–天门冬氨酸受体
NMO	视神经脊髓炎
NRR	神经视网膜
NSAID	非甾体抗炎药
OCB	寡克隆带
OCP	口服避孕药
OCT	光相关性体层摄影术
OH	直立性低血压
ONSF	视神经鞘开窗术
OR	比值比
OSA	阻塞性睡眠呼吸暂停
oxy Hb	氧合血红蛋白
PBMC	外周血单核细胞
PCA	大脑后动脉 / 后部皮层萎缩
PCom	后交通动脉
PCR	聚合酶链反应
PD	帕金森病
PEEP	呼气末正压通气
PERM	伴强直的进行性脑脊髓炎
PET	正电子发射断层显像
PFO	卵圆孔未闭
PICA	小脑后下动脉
PLE	副肿瘤边缘叶性脑炎
PLED	周期性一侧癫痫样放电
PLEX	血浆置换术
PML	进行性多灶性白质脑病
PNET	原始神经上皮瘤
PRIS	丙泊酚输注综合征
PROMM	近端肌强直性肌营养不良
PTC	假性脑瘤
PVR	排尿后残余尿量
QMS	肌无力定量评分
RAPD	相对性瞳孔传入障碍
RBC	红细胞
RBD	快速动眼睡眠行为障碍
RCT	随机对照试验
REM	快速眼动
Rh F	类风湿因子
RNFL	视网膜神经纤维层
RNS	重复神经刺激
SAH	蛛网膜下隙出血
SCA	小脑上动脉
SCAR	严重皮肤不良反应
SCI	脊髓损伤
SCIC	脊髓损伤中心
SCIM	脊髓独立性评定
SCLC	小细胞肺癌
SE	癫痫持续状态
SIADH	抗利尿激素分泌异常综合征
SJS	Stevens-Johnson 综合征
SLE	系统性红斑狼疮
SMA	脊肌萎缩症
SND	纹状体黑质变性
SNRI	五羟色胺去甲肾上腺素再摄取抑制剂
SOV	眶上静脉
SPC	耻骨上导尿术
SPECT	单光子发射计算机断层扫描
SPS	僵人综合征
SSRI	选择性 5- 羟色胺再摄取抑制剂
SVP	自发性静脉搏动
SWI	磁敏感加权成像
TAA	短暂性先兆发作
TCD	经颅多普勒超声
TCH	霹雳样头痛

tds	每日 3 次
TED	血栓栓塞性疾病
TEN	中毒性表皮坏死松解症
TFT	甲状腺功能试验
TIA	短暂性脑缺血发作
TOE	经食管超声心动图
TOF	时间飞跃
TORCH	弓形虫病、风疹、巨细胞病毒和单纯疱疹病毒
TPMT	硫嘌呤甲基转移酶
TSS	横窦狭窄
TTE	经胸超声心动图
U&E	尿素与电解质
UTI	尿路感染
VEP	视觉诱发电位
VGCC	电压门控钙通道
VGKC	电压门控钾通道
VGKC-Abs	电压门控钾通道抗体
VN	前庭神经元炎
VOR	前庭－眼反射
VPS	脑室－腹腔分流术
VZV	水痘带状疱疹病毒
WAISR	韦氏成人智力量表修订版
WBC	白细胞
WCC	白细胞计数
WFNS	世界神经外科联盟

附　录　相关内容分布表

章节	1	2	3	4	5	6	7	8	9	10	11	12	13	14	15	16	17	18	19	20	21	22
1. 一般和专科概念																						
1.1 病史采集	×	×	×	×	×	×	×	×	×	×	×	×	×	×	×	×	×	×	×	×	×	×
1.2 神经系统查体	×	×	×	×	×	×	×	×	×	×	×	×	×	×	×	×	×	×	×	×	×	
1.4 鉴别诊断、研究进展、治疗	×	×	×	×	×	×	×	×	×	×	×	×	×	×	×	×	×	×	×	×	×	×
1.10 神经疾病临床药理学	×	×	×	×	×	×	×	×	×	×	×	×	×	×	×	×	×	×	×	×	×	×
2. 神经病学重要话题																						
2.1 头部外伤																						
2.2 头痛		×			×		×			×		×			×		×					
2.3 意识障碍					×												×	×			×	
2.4 睡眠障碍					×				×		×									×		
2.5 高级功能和行为障碍			×		×				×			×				×	×	×				
2.6 癫痫和意识丧失					×										×	×	×				×	×
2.7 脑血管疾病							×			×					×			×				
2.8 系统性肿瘤神经病学并发症														×			×				×	
2.9 神经系统感染性疾病					×																	
2.10 脑脊液相关疾病	×	×			×					×		×					×					
2.11 脱髓鞘和血管炎	×							×				×										
2.13 帕金森相关疾病						×										×	×			×		
2.14 运动神经元病														×								
2.16 视觉相关疾病	×	×	×				×		×			×										
2.17 颅神经相关疾病	×	×		×			×											×				
2.18 脊柱、脊髓、脊髓根性及脊髓损伤	×											×		×					×			
2.19 周围神经疾病													×	×								
2.20 自主神经系统疾病														×			×			×		
2.21 肌肉疾病									×				×	×								
3. 合并神经系统疾病																						
3.1 临床神经生理学			×		×	×			×		×		×	×	×		×				×	

（待续）

（续）

章节	1	2	3	4	5	6	7	8	9	10	11	12	13	14	15	16	17	18	19	20	21	22
3.2 神经内分泌疾病									×				×								×	
3.3 神经遗传性疾病						×			×				×			×						×
3.4 神经重症学							×							×								
3.5 神经耳科学				×									×									
3.7 神经病理学												×			×							
3.8 神经精神学																×				×		
3.9 神经心理学			×						×							×						
3.10 神经放射学	×	×	×		×		×		×	×		×	×		×	×	×	×	×	×	×	
3.11 神经康复学	×																		×			
3.12 神经外科学		×								×									×			
3.13 神经泌尿学								×											×	×		

× 表示相关内容在章节里有体现。

索 引

A

阿尔茨海默病 28
AQP4 抗体 2
ASIA 损伤程度分级量表 206
Asperger 综合征 85

B

膀胱过度活动症 80
逼尿肌过度活动症 80
闭锁综合征 198
边缘叶脑炎 187
剥脱性皮炎 252
搏动性耳鸣 11

C

成人尼曼－匹克病 177
成人溶酶体 180
痴呆 27
痴笑猝倒 180

D

代谢性疾病 139
单纯疱疹病毒性脑炎 47
癫痫 28
动脉造影 69
多动症 85
多发性硬化 3
多形性红斑 251

E

耳鸣 11
耳源性脑积水综合征 12

F

非惊厥 53

G

格拉斯哥昏迷评分 48

H

横贯性脊髓炎 4
后部皮层萎缩 28
后循环卒中 40

J

肌强直 85
肌张力障碍综合征 61
基底动脉卒中 198
脊髓损伤 80
假性淋巴瘤药物过敏综合征 252
假性脑瘤 17
僵人综合征 190
进行性脑脊髓炎 192
颈动脉海绵窦 65
痉挛状态 77

K

抗体指数 49

L

良性阵发性位置性眩晕 38
颅内钙化 135

M

美格鲁特 178

N

脑电图 27
脑脊液分流术 19

P

排尿日记 78

Q

前庭－眼反射 40
强直性肌营养不良 86
清洁间歇性自我导尿术 80

R

日间嗜睡 85

S

神经源性逼尿肌过度 80
神经源性休克 205
失用症 29
视盘水肿 12
视神经脊髓炎 3
书写痉挛 57

T

特发性颅内压升高 12
特发性全身性肌张力障碍 62
听力图 137
听力下降 11
听神经 41
头脉冲试验 37

X

先天性代谢异常 179
线粒体疾病 139
线粒体综合征 140
血浆置换术 3
眩晕 37

Y

延髓外侧综合征 199

Z

震颤 37
中毒性表皮坏死松解症 243
自主神经反射障碍 211

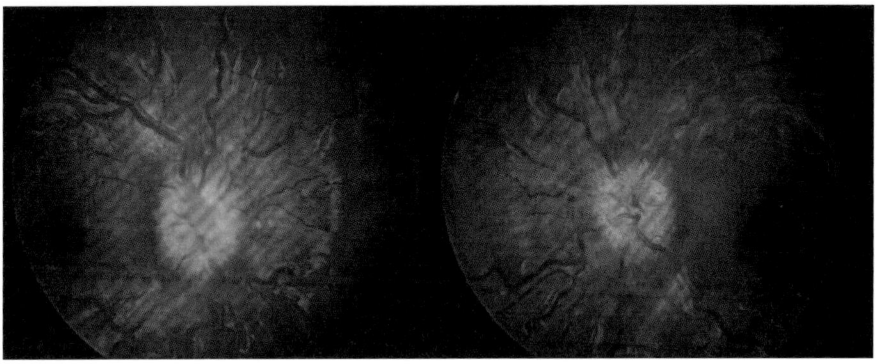

图 2.3

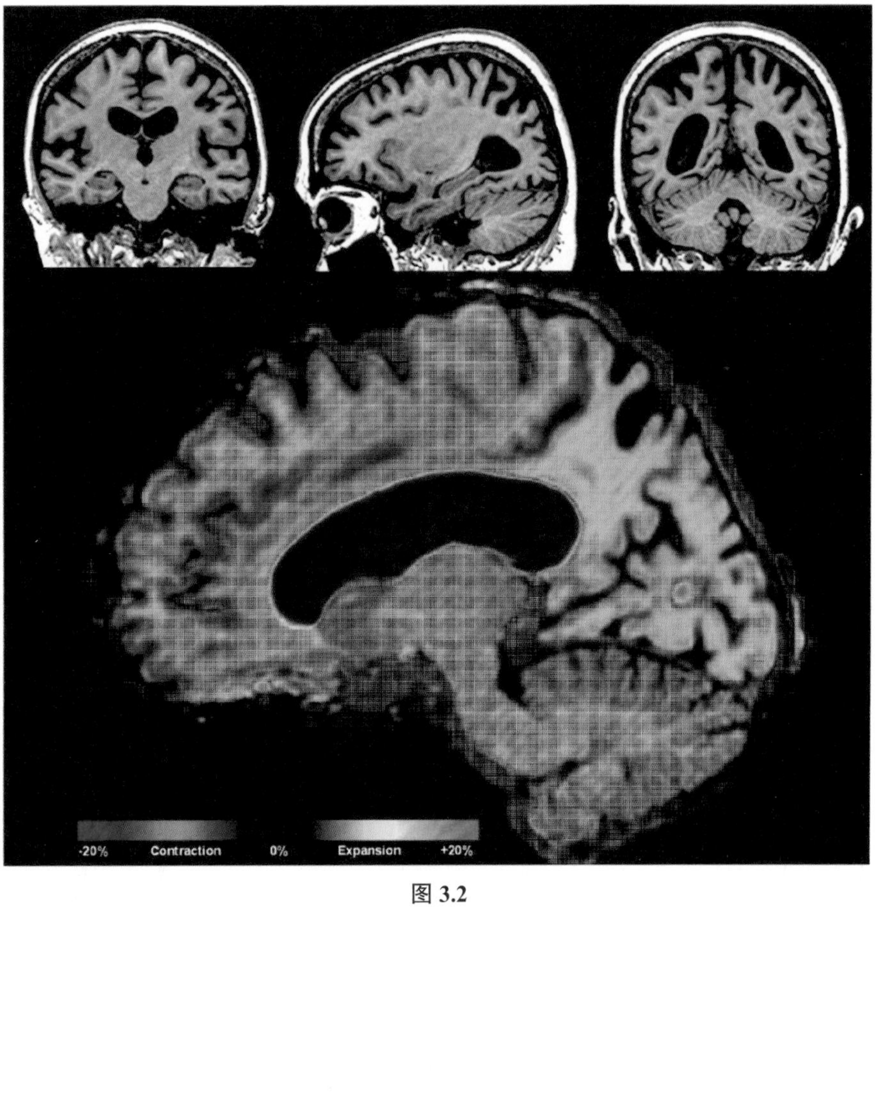

图 3.2

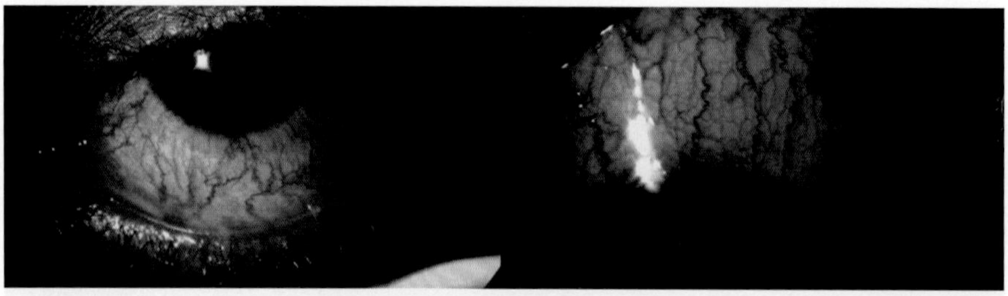

图 7.1

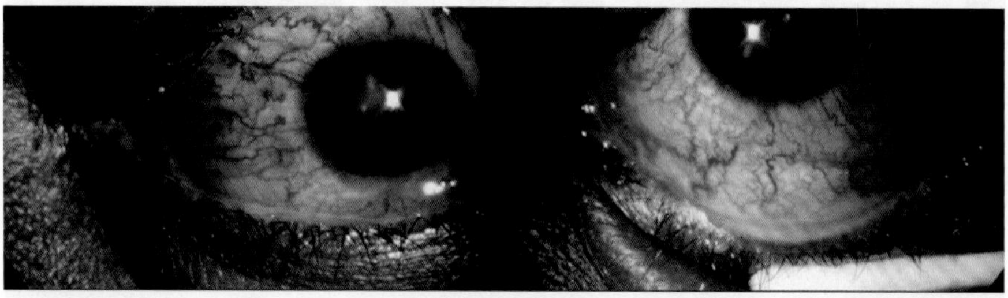

图 7.2

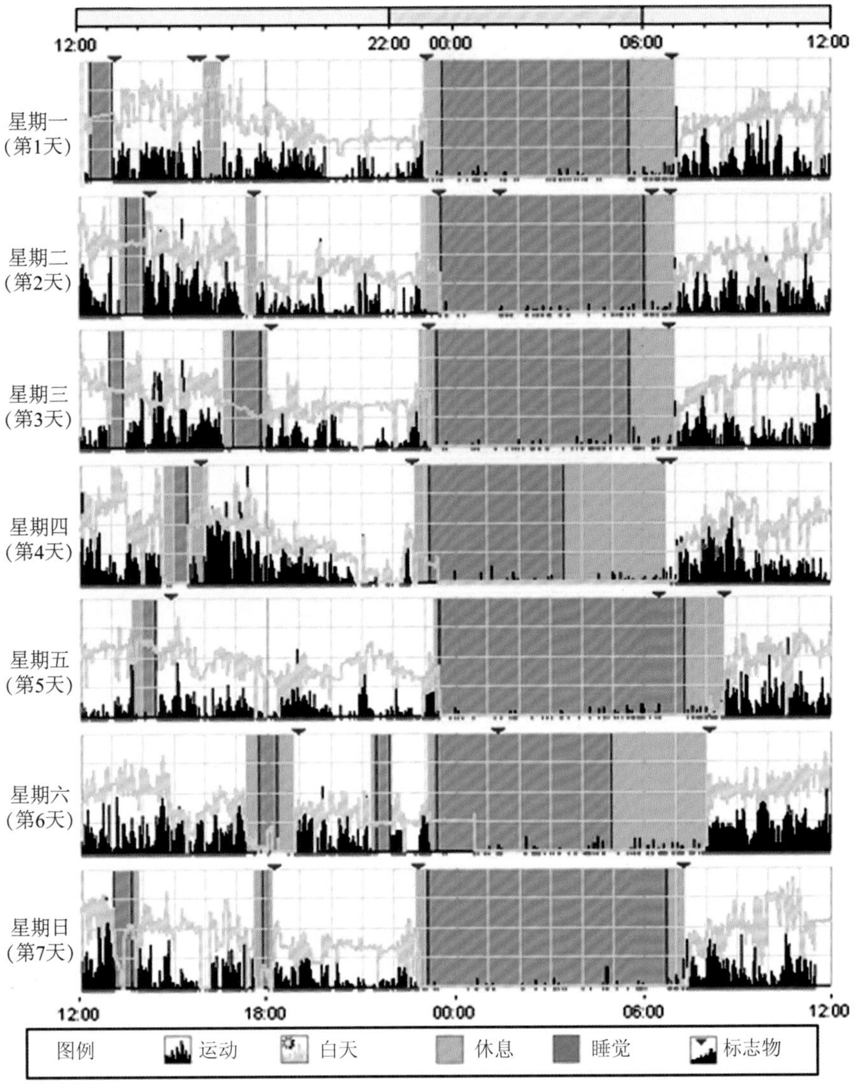
12:00
22:00
00:00
06:00
12:00
星期一
(第1天)
星期二
(第2天)
星期三
(第3天)
星期四
(第4天)
星期五
(第5天)
星期六
(第6天)
星期日
(第7天)
12:00
18:00
00:00
06:00
12:00
图例
运动
白天
休息
睡觉
标志物

图 11.1

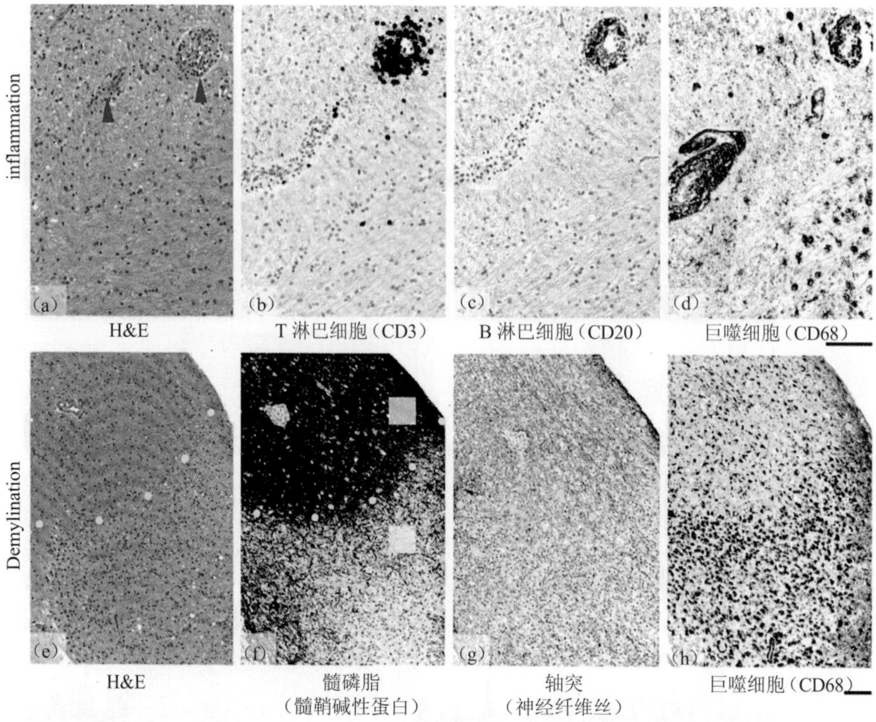
inflammation
(a)
(b)
(c)
(d)
H&E
T 淋巴细胞（CD3）
B 淋巴细胞（CD20）
巨噬细胞（CD68）
Demylination
(e)
(f)
(g)
(h)
H&E
髓磷脂
（髓鞘碱性蛋白）
轴突
（神经纤维丝）
巨噬细胞（CD68）

图 12.2

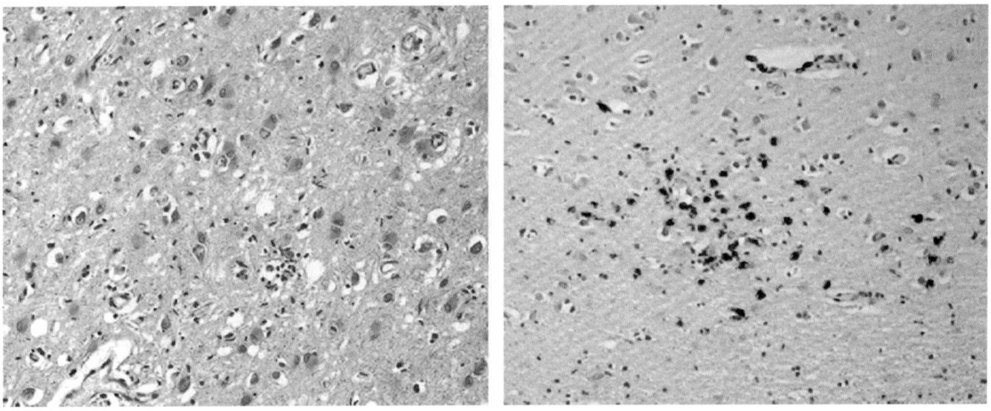

图 21.4

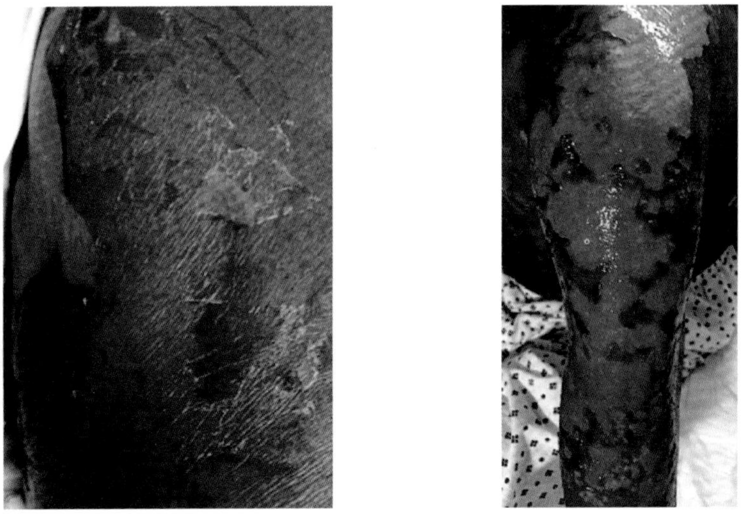

图 22.1

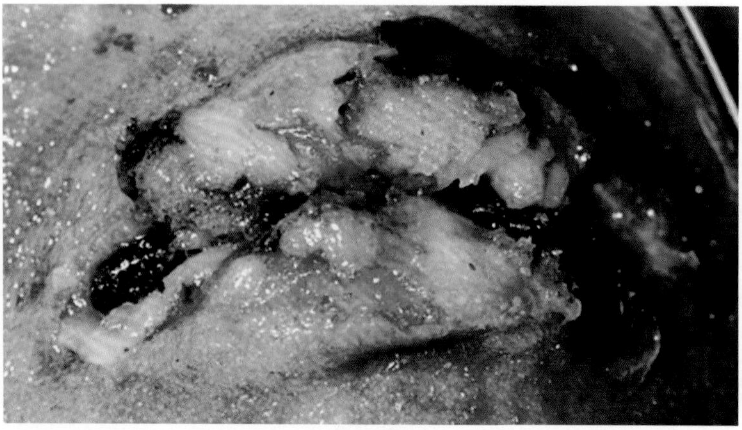

图 22.2

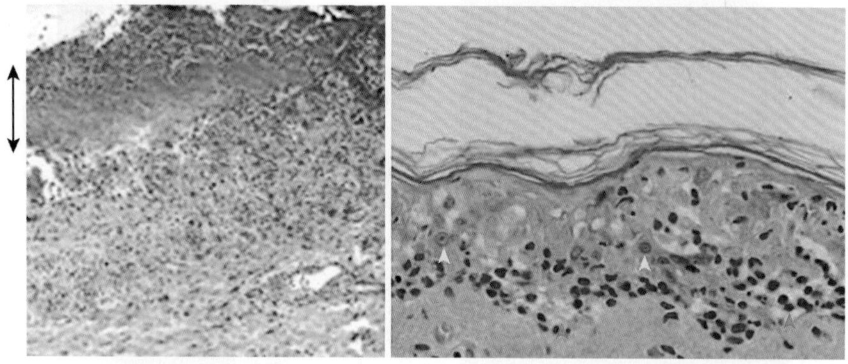

图 22.3

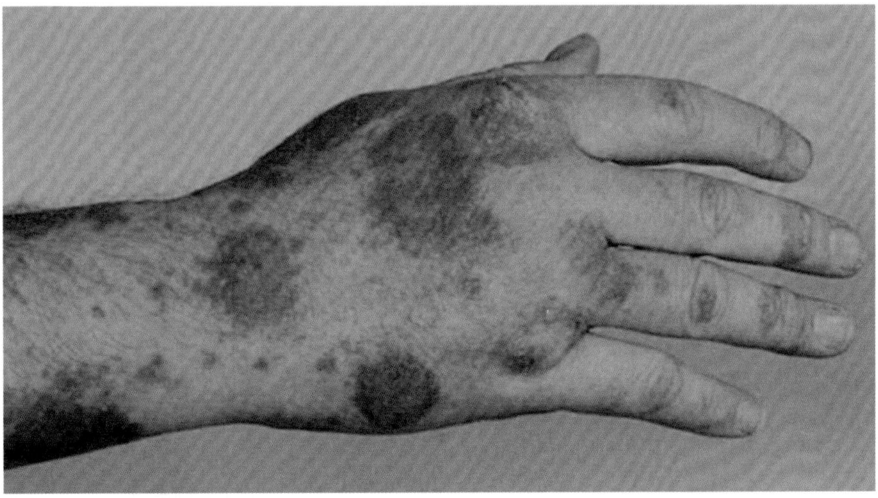

图 22.5

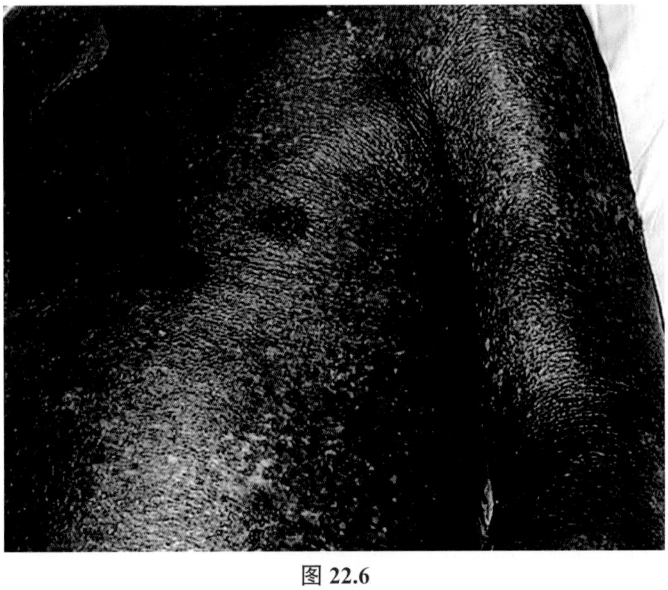

图 22.6

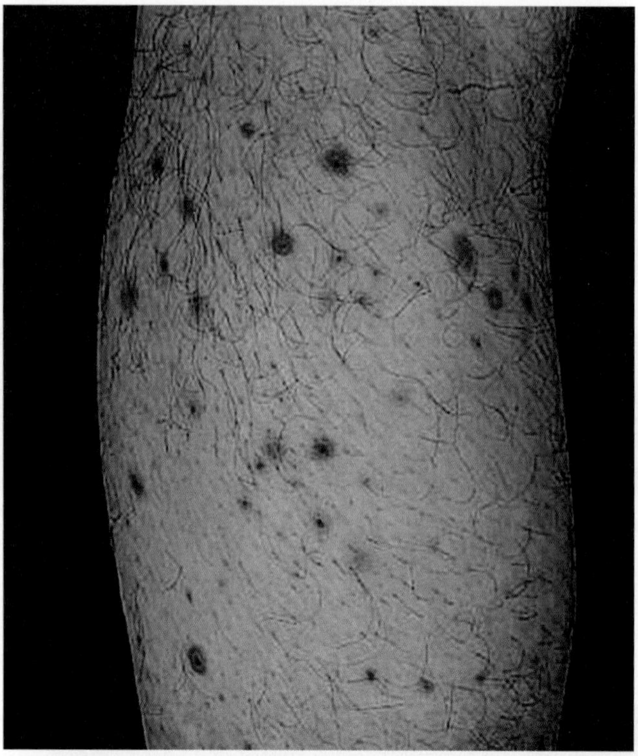

图 22.7

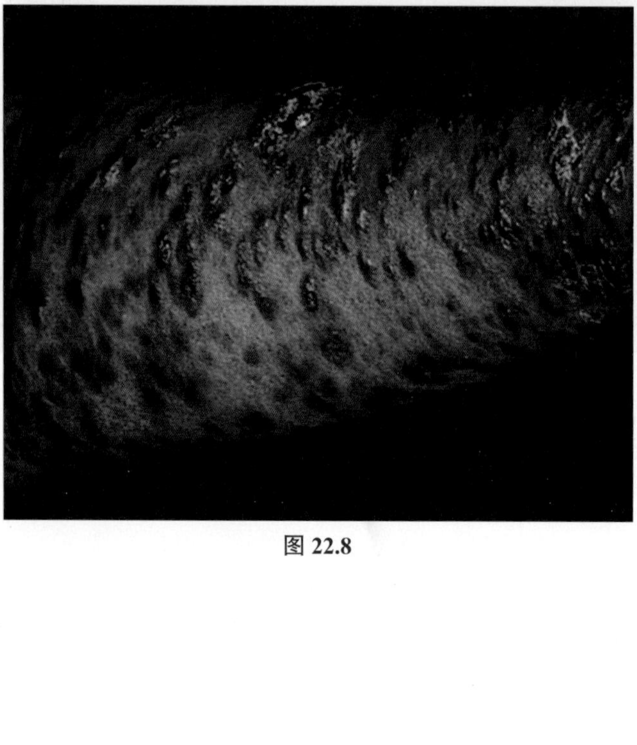

图 22.8